人工智能应用丛书

智能医学
概论

ZHINENG YIXUE GAILUN

娄岩 主编

杨卫华 徐东雨 副主编

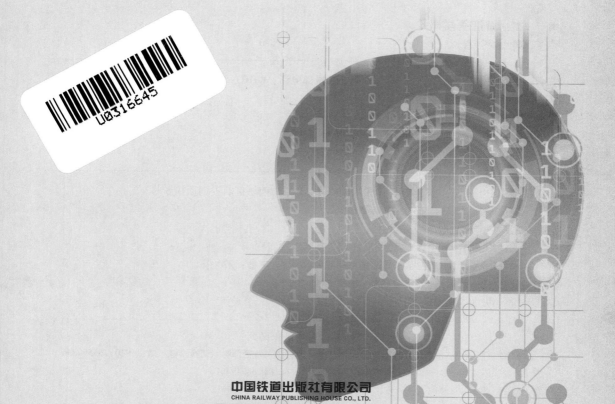

中国铁道出版社有限公司
CHINA RAILWAY PUBLISHING HOUSE CO., LTD.

内 容 简 介

本书全面阐述智能医学相关知识,主要介绍了智能医学的基本理念、基础知识以及在医学诸多领域的应用。本书既注重基础知识的讲解,又关注智能医学前沿技术发展的新趋势,具有很高的前瞻性和适用性。

本书体系完整、逻辑清晰、内容全面、通俗易懂,是智能医学领域普及型教材。本书适合作为普通高等院校智能医学工程专业的基础教材,也可作为有志于智能医学领域研究的教学、科研、管理人员的入门级参考书。

图书在版编目(CIP)数据

智能医学概论/娄岩主编. —北京:中国铁道出版社,
2018.10(2023.12重印)
(人工智能应用丛书)
ISBN 978-7-113-24855-0

Ⅰ.①智⋯ Ⅱ.①娄⋯ Ⅲ.①人工智能-应用-
医学-概论 Ⅳ.①R-058

中国版本图书馆 CIP 数据核字(2018)第 205135 号

书　　名:**智能医学概论**
作　　者:娄　岩

策　　划:周海燕　　　　　　　　　　编辑部电话:(010) 51873202
责任编辑:周海燕　李学敏
封面设计:穆　丽
责任校对:张玉华
责任印制:樊启鹏

出版发行:中国铁道出版社有限公司 (100054,北京市西城区右安门西街 8 号)
网　　址:http://www.tdpress.com/51eds/
印　　刷:三河市航远印刷有限公司
版　　次:2018 年 10 月第 1 版　2023 年 12 月第 5 次印刷
开　　本:787 mm × 1 092 mm　1/16　印张:14.75　字数:270 千
书　　号:ISBN 978-7-113-24855-0
定　　价:49.00 元

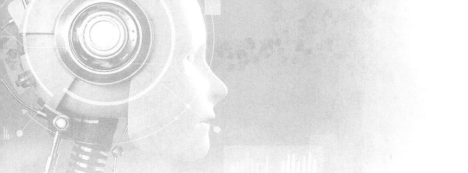

编委会

序　言

自 2016 年 AlphaGo 问世以来，全球掀起了人工智能的高潮，人工智能学科也进入第三次发展时期。由于它的技术先进性与应用性，人工智能在我国也迅速发展，党和政府高度重视，2017 年 10 月 24 日习近平总书记在中国共产党第十九次全国代表大会报告中明确提出要发展人工智能产业与应用。此后，多次对发展人工智能做出重要指示。人工智能已列入我国战略性发展学科中，并在众多学科发展中起到"头雁"的作用。

人工智能作为科技领域最具代表性的应用技术，在我国已取得了重大的进展，在人脸识别、自动驾驶汽车、机器翻译、智能机器人、智能客服等多个应用领域取得突破性进展，这标志着新的人工智能时代已经来临。

由于人工智能应用是人工智能生存与发展的根本，习近平总书记指出，人工智能必须"以产业应用为目标"，其方法是"要促进人工智能和实体经济深度融合"及"跨界融合"等。这说明应用在人工智能发展中的重要性。

为了响应党和政府的号召，发展新兴产业，同时满足读者对人工智能及其应用的认识需要，中国铁道出版社有限公司组织并推出以介绍人工智能应用为主的"人工智能应用丛书"。本丛书以应用为驱动，应用带动理论，反映最新发展趋势作为主要编写方针。本丛书大胆创新、力求务实，在内容编排上努力将理论与实践相结合，尽可能反映人工智能领域的最新发展；在内容表达上力求由浅入深、通俗易懂；在内容和形式体例上力求科学、合理、严密和完整，具有较强的系统性和实用性。

"人工智能应用丛书"自 2017 年开始问世至今已两年有余，已编辑出版或即将出版 12 本著作。

丛书自出版以来受到广大读者的欢迎，为满足读者的要求，丛书编委会在 2019 年组织了两次大型活动：2019 年 1 月在上海召开了丛书发布会与人工智能应用技术研讨会，同年 8 月在北京举办了人工智能应用技术宣讲与培训班。

2019 年是关键性的一年，随着人工智能研究、产业与应用的迅速发展，人工智能人才培养已迫在眉睫，一批新的人工智能专业已经上马，教育部已于 2018 年批准 35 所高校开设人工智能专业，同时有 78 个与人工智能应用相关的智能机器人专业，以及 128 个智能医学、智能交通等跨界融合型应用专业也相继招生。2019 年教育部又批准 178 个人工智能专业，同时还批准了多个人工智能应用相关专业，如智能制造专业、智能芯片技术专业等。人工智能及相关应用人才的培养在教育领域已掀起高潮。

面对这种形势，在设立专业的同时，迫切需要继续深入探讨相关的课程设置，教材编写也成当务之急，因此中国铁道出版社有限公司在原有应用丛书的基础上，又策划组织了"全国高等院校人工智能系列'十三五'规划教材"，以编写人工智能应用型专业教材为主。

这两套丛书均以"人工智能应用"为目标，采用两块牌子一个班子方式，建立统一的"丛书编委会"，即两套丛书一个编委会。

这两套丛书适合人工智能产品开发和应用人员阅读，也可作为高等院校计算机专业、人工智能等相关专业的课程教材及教学参考材料，还可供对人工智能领域感兴趣的读者阅读。

丛书在出版过程中得到了人工智能领域、计算机领域以及其他多个领域相关专家的支持和指导，同时也得到了广大读者的支持，在此一并致谢。

人工智能是一个日新月异、不断发展的领域，许多理论与应用问题尚在探索和研究之中，观点的不同、体系的差异在所难免，如有不当之处，恳请专家及读者批评指正。

"人工智能应用丛书"编委会
"全国高等院校人工智能系列'十三五'规划教材"编委会
2020 年 1 月

前　言

随着虚拟仿真、人工智能、医学机器人、大数据、移动互联网等信息技术与医疗健康相关领域的结合日趋紧密，医工融合已成为未来医学发展的必然趋势。而医学相关人员的定位也随之改变，单纯的冷器械时代将被悄然而至的"信息技术＋医学"，即智能医学（Intelligent Medicine）的新型医学健康发展模态取而代之。

智能医学是新医科、新工科教育综合改革的有益探索，是学科交叉融合和跨界整合的平台。其可以促进医学教育、工程教育、科学教育、人文教育的有机融合，培养出具有国际视野、生态意识和工程伦理并且兼具人文情怀的医工高端复合型和医学拔尖创新人才。

本书全面阐述智能医学相关知识，兼顾医学和工程领域不同专业、不同层次读者的需要，旨在普及推广智能医学的基本理念和基础知识，使之成为医工融合新模态下的一本实用工具参考书。希望通过本书让广大医务工作者、医学院校学生和医学领域的教学、科研、管理人员，包括那些致力于跨界融合的工科人员走进智能医学的大门，感受到智能医学的智慧之光。

本书的编写得到了国内外许多著名专家和学者的鼎力支持与合作。参与本书编写的编委均长期从事医学、药学或 IT 工作，并具备丰富的一线教学经验，为成功编写本书奠定了坚实的基础。

本书由高等学校智能医学教产学研联盟理事长、中国医药教育协会智能医学专委会主任委员娄岩教授任主编，杨卫华、徐东雨任副主编，李然、郭婷婷、刘尚辉、王庭芳、张宁、柳青峰、赵俊强、骆梦倩、齐惠颖、林俊堂、徐永涛、胡咏梅参与编写。本书共 13 章：第 1 章智能医学概述由娄岩编写，主要讲解智能医学的基础知识和内涵扩展；第 2 章人工智能基础理论由徐东雨编写，主要讲解人工智能的概念、研究方法和研究内容；第 3 章临床智能辅助诊断由李然编写，主要讲解医学专家系统和临床决策支持系统；第 4 章医疗大数据分析由郭婷婷编写，主要讲解大数据分析的主要技术；第 5 章医学影像模式识别与图像识别由刘尚辉编写，主要讲解图像识别技术和医学影像辅助决策系统；第 6 章人工智能与药物研发由王庭芳、张宁编写，主要讲解药物研发和药学服务；第 7 章智能健康管理由柳青峰编写，主要讲解健康管理的服务流程和应用案例；第 8 章智能基因测序由赵俊强编写，主要讲解基因测序技术；第 9 章人工智能与精神健康由骆梦倩编写，主要讲解情绪调节和精神疾病的监控；第 10 章医疗智能语音由齐惠颖编写，主要讲解智能语音技术在医疗领域的应用；第 11 章远程医疗由林俊堂、徐永涛编写，主要讲解远程医疗信息系统及远程医疗的发展趋势与展望；第 12 章"人工智能 + 医疗"产业化发展分析由胡咏梅编写，主要讲解人工智能在医疗领域的发展状况；第 13 章智能医学应用与展望由杨卫华编写，主要讲解智能医学的未来发展趋势。

本书由徐洁磐教授主审，同时也得到了领导、同事和有关学生的热情帮助和支持，在此，向他们表示衷心的感谢。

由于时间仓促、编者水平有限，书中难免存在疏漏与不当之处，敬请广大读者和同行斧正，我们将虚心接受您的建议，并加以改进和完善。

编　者

2018 年 6 月

目　录

第1章

智能医学概述

随着虚拟仿真、人工智能、医学机器人、大数据、移动互联网等新技术与医疗健康相关领域的结合日趋紧密,现代医学模式将面临重大变革,智能医学正在成为驱动卫生与健康事业发展的先导力量。

智能医学服务医疗健康产业的潜力巨大,未来全球市场空间预计超过数千亿量级,医工结合背景的相关产业人才需求十分旺盛。而"智能医学"正是顺应这种需求而产生的。

本章系统、全面地介绍了智能医学的基础知识和内涵扩展,包括智能医学的基本概念、智能医学的发展现状、智能医学的应用领域、智能医学产品研究、智能医学的发展趋势等内容。

●●●●●● 1.1 智能医学的基本概念 ●●●●●●

智能医学是医学领域一个全新的概念,是信息化技术与医学相结合的必然产物,下面就对这一新生概念进行全面的诠释。

1.1.1 智能医学概念

智能医学(Intelligent Medicine)是一个全新的理论体系,是一门集工科和医科之大成的交叉融合学科,而非一种简单的技术。其特征是"信息技术+医学","+"是指融合和应用,两者非互相取代的关系。智能医学包括人工智能、虚拟现实、增强现实、大数据、移动互联网等技术+医学,而非人工智能(AI)+医学。

医疗行业长期存在优质医生资源分配不均,诊断误诊、漏诊率较高,医疗费用成本过高,放射科、病理科等科室医生培养周期长,医生资源供需缺口大等问题。随着近些年深度学习技术的不断进步,人工智能逐步从前沿技术转变为现实应用。在医疗健康行业,人工智能的应用场景越发丰富,人工智能技术也逐渐成为影响医疗行业发展、提升医疗服务水平的重要因素。

与互联网技术在医疗行业的应用不同,人工智能对医疗行业的改造包括生产力的提高、生产方式的改变、底层技术的驱动、上层应用的丰富。通过人工智能在医疗领域的应用,可以提高医疗诊断准确率与效率;提高患者自诊比例,降低患者对医生的需求量;辅助医生进行病变检测,实现疾病早期筛查;大幅提高新药研发效率,降低制药时间与成本。

2008年底,IBM提出了"智慧医疗"概念,设想把物联网技术充分应用到医疗领域,实现医疗信息互联、共享协作、临床创新、诊断科学以及公共卫生预防等。根据IBM公司的相关概念、学术界的观念和我国的具体情形,智慧医疗是指利用先进的互联网技术和物联网技术,将与医疗卫生服务相关的人员、信息、设备、资源连接起来并实现良性互动,以保证人们及时获得预防性和治疗性的医疗服务。

智能医学与IBM提出的智慧医学(Smart Medicine)、数字医疗和移动医疗等概念存在相似性,但是智能医学在系统集成、信息共享和智能处理等方面存在明显的优势,是智慧医疗在医学健康领域具体应用的更高阶段。

1.1.2 国内外智能医学发展状况及分析

1. 市场规模及发展趋势

据统计,到2025年人工智能应用市场总值将达到1 270亿美元,其中医疗行业将占市场规模的五分之一。我国正处于医疗人工智能的风口:2016年我国"人工智能+医学"市场规模达到96.61亿元,比上一年增长37.9%;2017年超过130亿元,增长40.7%;2018年有望达到200亿元。投资方面,据IDC发布报告的数据显示,2017年全球对人工智能和认知计算领域的投资迅猛增长60%,达到125亿美元,在2020年将进一步增加到460亿美元。其中,针对医疗人工智能行业的投资也呈现逐年增长的趋势。其中2016年总交易额为7.48亿美元,总交易数为90起,均达到历史最高值。

2. 国内外科技巨头均重视人工智能技术在医疗领域的布局与应用

IBM在2006年启动Watson项目,于2014年投资10亿美元成立Watson事业集团。Watson是一个通过自然语言处理和机器学习,从非结构化数据中洞察数据规律的技术平台。Watson将散落在各处的知识片段连接起来,进行推理、分析、对比、归纳、总结和论证,获取深入的洞察以及决策的证据。2015年,沃森健康(Watson Health)成立,专注于利用认知计算系统为医疗健康行业提供解决方案。Watson通过和一家癌症中心合作,对大量临床知识、基因组数据、病历信息、医学文献进行深度学习,建立了基于证据的临床辅助决策支持系统。目前该系统已应用于肿瘤、心血管疾病、糖尿病等领域的诊断和治疗,并于2016年进入我国市场,在国内众多医院进行了推广。Watson在医疗行业的成功应用标志着认知型医疗时代的到来。该解决方案不仅可以提高诊断的准确率和效率,还可以提供个性化的癌症治疗方案。Watson协助医生阅读X光片,如图1-1所示。

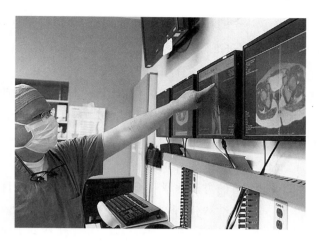

图1-1 IBM Watson 协助医生阅读 X 光片

2014年谷歌收购 DeepMind 公司,开发了知名的人工智能程序 AlphaGo。在基础技术层面,谷歌的开源平台 TensorFlow 是当今应用最广泛的深度学习框架。在医疗健康领域,Google 旗下的 DeepMind Health 和英国国家医疗服务体系(National Health Service,NHS)展开合作,DeepMind Health 可以访问 NHS 的患者数据进行深度学习,训练有关脑部癌症的识别模型。

微软将人工智能技术用于医疗健康计划 Hanover,寻找最有效的药物和治疗方案。此外,微软研究院有多个关于医疗健康的研究项目。Biomedical Natural Language Processing 利用机器学习从医学文献和电子病历中挖掘有效信息,结合患者基因信息研发用于辅助医生进行诊疗的推荐决策系统。

国内科技巨头也纷纷开始在医疗人工智能领域布局,各家公司均投入大量资金与资源,但各自的发展重点与发展策略并不相同。

例如,阿里健康以云平台为依托,结合自主机器学习平台 PAI 2.0 构建了坚实而完善的基础技术支撑。同时,阿里健康与浙江大学医学院附属第一医院、浙江大学第二附属医院等医院、上海交通大学医学院附属新华医院以及第三方医学影像中心建立了合作伙伴关系,重点打造医学影像智能诊断平台,提供三维影像重建、远程智能诊断等服务。

腾讯在人工智能领域的布局涵盖基础研究、产品研发、投资与孵化等多个方面。腾讯在2016年建立了人工智能实验室 AI lab,专注于 AI 技术的基础研究和应用探索。2017年11月,在"2017腾讯全球合作伙伴大会"上腾讯宣布了自己的"AI 生态计划",旨在开放 AI 技术,并结合资本机构孵化医疗 AI 创业项目。2017年4月,腾讯向碳云智能投资1.5亿美元。碳云智能由原华大基因 CEO 王俊牵头组建,致力于建立人工智能的内核模型,并对健康风险进行预警、进行精准诊疗和个性化医疗。在产品研发方面,腾讯在2017年8月推出了自己首个应用在医学领域的 AI 产品腾讯觅影。腾讯觅影把图像识别、深度学习等领先的技术与医学跨界融合,可以辅助医生对食管癌进行筛查,有效提高筛查准确度,促进准确治疗。除了食管癌,腾讯觅影未来也将支持早期肺癌、糖尿病性视网膜病变、乳腺癌等病种的早期筛查。

在国际上权威的肺结节检测比赛 LUNA 中,我国企业参赛队伍阿里云 ET 和科大讯飞均取得了优异的成绩。科大讯飞医学影像团队以 92.3% 的召回率刷新了世界记录。召回率是指成功发现的结节数在样本数据中总节结数的占比。召回率是评测诊断准确率的重要指标,召回率低代表遗漏了患者的关键病灶信息,因此科大讯飞团队采用了多尺度、多模型集成学习的方法显著提升了召回率,同时针对假阳性导致的医生重复检测问题,创新性地使用结节分割和特征图融合的策略进行改善。在诊断效率方面,科大讯飞团队采用 3D CNN 模型来计算特征图,并在特征图上进行检测,并通过预训练大幅提升了检测效率,实现薄层 CT 的秒级别处理。

1.1.3　智能医学人才培养途径

智能医学可分为医学和医疗两个不同领域。在医学领域,首先是智能医学专业的兴起和发展。从国家层面,将完善人工智能领域人才培养体系,加强人工智能领域专业建设,形成"人工智能 + X"复合专业培养新模式,建设"人工智能 + X"复合特色专业,培养人工智能应用领域技术技能人才作为强国梦的战略发展途径。为此,我国教育部组织由基础医学教指委和 9 所部属双一流大学校长的团队进行评审论证,智能医学工程专业正式通过评审,确定了其合理性;随后教育部又颁布了智能医学工程专业代码,智能医学工程专业(专业代码 101011T)属于医学技术类专业。目前国内仅有天津大学、南开大学在 2017 年申报成功;若其他符合条件的高校申报该专业,需通过学校和教育厅评审,在教育部备案即可。

工业和信息化教育考试中心副主任周明透露,我国该领域人才缺口已超过 500 万。以虚拟现实产业为例,2020 年我国虚拟现实市场规模预计超过 550 亿元,人才短缺成为发展瓶颈。我国工程院院士赵沁平表示,目前虚拟现实迎来长足发展,但依旧面临着人才短缺与技术创新乏力的瓶颈。大数据行业面临同样的问题,腾云大学执行校长杨慧在接受记者采访时表示,到 2025 年大数据科学和数据分析方面的人才缺口将达到 200 万。

由此可见,智能医学专业人才需求量大,就业前景好,加强培养智能医学专业人才已是大势所趋。我国急需培养一批具备学科交叉融合特质、创新与实践能力突出的复合型医学领军人才,来引领未来医学发展。现代医学正逐步由基础的"生物医学"向更高层次的"智能医学"发展,新医科的发展对医学教育提出了更高要求。医科专业建设需要医科、工科交叉融合的新模式,在医学院校里办工科,是实现"医工融合"教育新方向的重要路径。

天津大学设立的智能医学工程专业采用本—硕—博贯通式的弹性学制培养,需开设的医学课程、培养计划与方案也在积极论证和完善,走的是医工融合的路子。

中国医科大学将根据自身是医学院校的特点,正在走一条医工融合的新路子。中国医科大学本身就是医学院校,又有生物医学工程学院、计算机中心、信息学院、网络学院等医学工科交叉背景的师资力量,而且同时具有医学和工学授予权。本专业教学将依托于在全国率先并自主构建的翻转课堂教学系统与"互联网＋教学平台"和新配备的现代化机房和高端计算机设备,通过医学教育技术创新与进步,引导、培养和启发本专业学生学习和创新能力。

●●●●●● 1.2 智能医学的应用领域 ●●●●●●

智能医学的应用十分广泛,几乎涵盖医学的所有领域,主要包括虚拟助理、病历与文献分析、医疗影像辅助诊断、智能药物研发、智能基因测序、智能医学语音等。

1.2.1 虚拟助理

虚拟助理是指通过语音识别、自然语言处理等技术,将患者的病症描述与标准的医学指南进行对比,为用户提供医疗咨询、自诊、导诊等服务的信息系统。图 1-2 所示为我国科大讯飞开发的人工智能医学机器人——"智医助理"。

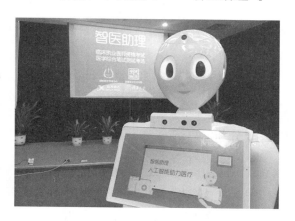

图 1-2 科大讯飞人工智能医学机器人

智能问诊在医生端和用户端均发挥了较大的作用。在医生端,智能问诊可以辅助医生诊断,尤其是受限于基层医疗机构全科医生数量、质量的不足,医疗设备条件的欠缺,基层医疗成为我国分级诊疗发展的瓶颈。人工智能虚拟助手可以帮助基层医生对一些常见病进行筛查,对重大疾病进行预警与监控,帮助基层医生更好地完成转诊工作,这是人工智能问诊在医生端的价值体现。

在用户端,人工智能虚拟助手能够帮助普通用户完成健康咨询、导诊等服务。在很多情况下,用户身体只是稍感不适,并不需要进入医院进行就诊。人工智能虚拟助手可以根据用户的描述定位到用户的健康问题,提供轻问诊服务和用药指导。2017年,康夫子、大数医达等公司研发的智能预问诊系统在多家医院落地应用。预问诊系统是基于自然语言理解、医疗知识图谱及自然语言生成等技术实现的问诊系统。患者在就诊前使用预问诊系统填写病情相关信息,由系统生成规范、详细的门诊电子病历发送给医生。预问诊系统采用层次转移的设计架构模拟医生进行问诊,既能有逻辑地像医生一样询问基本信息、疾病、症状、治疗情况、既往史等信息,也能围绕任一症状、病史等进行细节特征的问诊。除问诊外,预问诊系统基于自然语言生成技术自动生成规范、详细的问诊报告,主要包括:患者基本信息、主诉、现病史、既往史和过敏史五个部分。

此外,语音识别技术为医生书写病历,为普通用户在医院导诊提供了极大的便利。当放射科医生、外科医生、口腔科医生工作时双手无法书写病历,智能语音录入可以解放医生的双手,帮助医生通过语音输入完成查阅资料、文献精准推送等工作,并将医生口述的医嘱按照患者基本信息、检查史、病史、检查指标、检查结果等形式形成结构化的电子病历,大幅提升了医生的工作效率。科大讯飞的智能语音产品"云医声"为了应对医院科室内嘈杂的环境,达到更好的语音处理效果,开发了医生专用麦克风,可以过滤掉噪声及干扰信息,将医生口述的内容转换成文字。目前,讯飞医疗的语音转录准确率已超过97%,同时推出了22种方言的版本,并已在北大口腔、瑞金医院等超过20家医院落地使用。科大讯飞的另一款产品"晓医"导诊机器人利用科大讯飞的智能语音和人工智能技术,能够通过与患者进行对话理解患者的需求,实现智能院内导诊,告诉患者科室位置、应就诊的科室,并解答患者就诊过程中遇到的其他问题,实现导医导诊,进一步助力分诊。"晓医"机器人目前已在安徽省立医院、北京301医院等多家医院投入使用。

1.2.2 病历与文献分析

电子病历是在传统病历基础上,记录医生与病人的交互过程以及病情发展情况的电子化病情档案,包含病案首页、检验结果、住院记录、手术记录、医嘱等信息。其中既有结构化数据,也包括大量自由文本输入的非结构化数据。对电子病历及医学文献中的海量医疗大数据进行分析,有利于促进医学研究,同时也为医疗器械、药物的研发提供了基础。人工智能利用机器学习和自然语言处理技术可以自动抓取来源于异构系统的病历与文献数据,并形成结构化的医疗数据库。大数医达、惠每医疗、森亿智能等企业正是基于自己构建的知识图谱,形成了供医生使用的临床决策支持产品,为医生的诊断提供辅助,包括病情评估、诊疗建议、药物禁忌等。图1-3所示为是与乳腺癌相关的知识图谱。

● 相关词 ○ 相关词的相关词

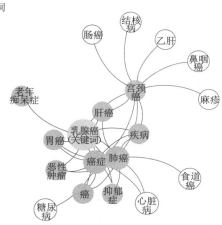

图1-3 乳腺癌相关的知识图谱

构建医疗知识图谱的过程需经过医学知识抽取、医学知识融合的过程。在医学知识抽取过程中,传统的基于医学词典及规则的实体抽取方法存在诸多弊端。首先,目前没有医学词典能够完整地囊括所有类型的生物命名实体,此外同一词语根据上下文语境的不同可能指代的是不同实体,因此简单的文本匹配算法无法识别实体。近年来,深度学习开始被广泛应用于医学实体识别,目前实验结果表明基于 BiLSTM-CRF 的模型能够达到最好的识别效果。由于数据来源的多样性,在医学知识融合的过程中存在近义词需要进行归类,目前分类回归树算法、SVM 分类方法在实体对齐的过程中可以实现良好的效果。

和其他行业相比,分散在医疗信息化各个业务系统中的数据包含管理、临床、区域人口信息等多种数据,复杂性更高,隐藏价值更大。

新华三等企业在 2017 年大力推进利用大数据技术挖掘医疗数据价值,助力人工智能与精准医疗。通过大数据平台充分挖掘各种类型数据的价值,帮助实现辅助诊断、精准医疗、临床科研等多种目标。大数据平台通过自然语言处理技术,对电子病历中的自由文本进行分词、实体识别、依存句法分析、信息提取等操作,实现自由文本结构化。在实现病历结构化的基础上,利用机器学习聚类分析建立诊断建议模型,从而为医生的临床决策提供支持。对电子病历的结构化和数据挖掘,可以帮助一线人员及科研人员挖掘疾病规律,进行疾病相关性分析、患病原因分析、疾病谱分析等,并建立新的研究课题。例如,新华三在协助医院进行关于卵巢癌的相关课题研究时,得出血小板与淋巴细胞的关系对卵巢癌诊断具有重要价值。

1.2.3 医疗影像辅助诊断

医疗影像数据是医疗数据的重要组成部分,从数量上看超过 90% 以上的医疗数据都是影像数据,从产生数据的设备来看包括 CT、X 光、MRI、PET 等医疗影像数据。据统计,医学影像数据年增长率为 63%,而放射科医生数量年增长率仅为 2%,放射科医生供给缺口很大。人工智能技术与医疗影像的结合有望缓解此类问题。人工智能技术在医疗影像的应用主要指通过计算机视觉技术对医疗影像进行快速读片和智能诊断。

　　人工智能在医学影像中应用主要分为两部分:一是感知数据,即通过图像识别技术对医学影像进行分析,获取有效信息;二是数据学习、训练环节,通过深度学习海量的影像数据和临床诊断数据,不断对模型进行训练,促使其掌握诊断能力。目前,人工智能技术与医疗影像诊断的结合场景包括肺癌检查、糖网眼底检查、食管癌检查以及部分疾病的核医学检查和病理检查等。

　　英特尔与浙江大学附属第一医院合作,针对甲状腺超声影像数据的特点对算法进行改进和优化,并利用获得的大样本对计算机进行训练,联合测试结果显示,诊断准确率可达 85% 以上,如图 1-4 所示。

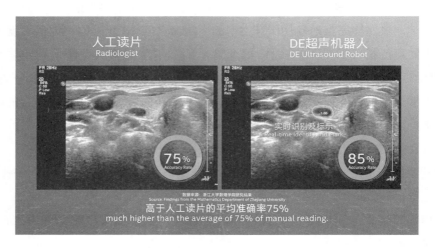

图 1-4　甲状腺智能超声影像

　　利用人工智能技术进行肺部肿瘤良性恶性的判断步骤主要包括:数据收集、数据预处理、图像分割、肺结节标记、模型训练、分类预测。首先要获取放射性设备如 CT 扫描的序列影像,并对图像进行预处理以消除原 CT 图像中的边界噪声,然后利用分割算法生成肺部区域图像,并对肺结节区域进行标记。获取数据后,对 3D 卷积神经网络的模型进行训练,以实现在肺部影像中寻找结节位置并对结节性质进行分类判断。

　　食管癌是常见恶性肿瘤之一,据统计,我国 2015 年新发食管癌人数为 47.7 万,占全球患病人数的 50%。针对食管癌的早期治疗是诊疗的关键,食管癌早期五年内治疗的生存率超过 90%,而进展期/晚期五年生存率则小于 15%。但是,由于基层医疗机构医生缺乏足够的认知以及筛查手段,导致我国对早期食管癌的检出率较低。利用人工智能技术辅助医生对食管癌进行筛查,可以有效提高筛查准确度与检测效率。腾讯公司研发的觅影 AI 针对食管癌的早期筛查准确率可超过 90%,并且一次内镜检查的时间已经可控制在数秒之内。

阿尔茨海默病,俗称老年痴呆症,是一种发病进程缓慢、随着时间不断恶化的持续性神经功能障碍,该疾病的真正成因至今仍不明确,没有可以阻止或逆转病程的治疗。阿尔茨海默症在患病早期是可以干预的,但检测却相对困难,越早检测出这种病症,患者就越有机会提早寻求治疗,减缓病情的影响。阿尔茨海默病的诊疗难点在于症状以及检查指标等的非特异性,较难实现早期诊断。雅森科技等企业通过输入核磁、脑电图和量表三种不同类型的数据,综合运用机器训练、统计分析和深度学习的方法,找出患者是否患病与输入信息之间的关系。对于阿尔茨海默病诊断所用到的人工智能,已不只是传统意义上的深度学习对医学影像的识别,而是在此基础上找出多种信息源之间的联系,并基于这三种数据训练多模态神经网络训练模型,从而提前两至三年预测老年痴呆发病的可能性以及病情发展的阶段。

糖网病是糖尿病引起的视网膜病变。据统计,我国约 5 亿人处于糖尿病前期,糖尿病患者约有 1.1 亿人,糖网病患者约有 3 000 万。对糖尿病患者进行眼底筛查具有重要意义,因为糖网病患者通常早期难以发觉患有疾病,症状表现不明显,只有经过眼底早期筛查,及时发现糖网病,及早干预,才能有效抵制疾病的发生。相较于其他疾病的诊断需要结合临床信息,人工智能在糖网眼底领域的检查具备更高的可操作性,因为仅针对眼部图像的检查就具备较高的诊疗价值。针对渗出或者出血等病变,AI 系统也可以实现较高的准确率。在 2017 年,众多企业、科研机构均进行了关于此方面的研究。例如,中国移动通信有限公司研究院与沈阳何氏眼科医院有限公司深度合作,研发眼底图像质量评估、糖尿病视网膜病变严重程度分级、糖网病变病灶位置检测等智能算法,最终自动生成结构化筛查报告,为患者提供转诊建议。图 1-5 所示为泰立瑞公司的糖尿病视网膜病变智能图像诊断系统。

病理是医学界的金标准,也是许多疾病诊断的最终确定指标。但是,病理医生通常

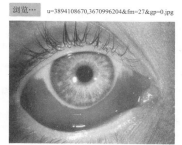

实时图象诊断

浏览… u=3894108670,3670996204&fm=27&gp=0.jpg 处理中…

糖尿病眼底病变严重程度:处理中…
国际临床分级标准
0-无明显视网膜病变
1-轻度非增殖期(NPDR)
2-中度非增殖期(NPDR)
3-重度非增殖期(NPDR)
4-高危增殖期(PDR)

图 1-5 糖尿病视网膜病变智能诊断系统

必须花费大量的时间检查病理切片,因为病理医生需要在上亿级像素的病理图片中识别微小的癌细胞。对于同一种疾病的病理诊断,不同的医生往往会得出不同的判断结论,足见病理诊断存在的误诊问题。人工智能技术为数字病理诊断带来了技术革新,

帮助病理医生提高效率避免遗漏。相较于 CT、X 光等影像的人工智能辅助诊断,病理人工智能辅助诊断难度更大,因为病理的诊断既要观察整体,还要观察局部;不只要学习细胞特征,还要学习其生物行为。

我国已有兰丁高科、泰立瑞、迪英加科技等众多企业开始研究利用人工智能辅助数字病理诊断,他们开发的人工智能辅助诊断系统针对乳腺癌、宫颈癌等疾病的病理检查已实现较高的准确率。

1.2.4 智能药物研发

人工智能正在重构新药研发的流程,大幅提升药物制成的效率。图 1-6 是利用人工智能算法预测大环肽化合物分子的形态。

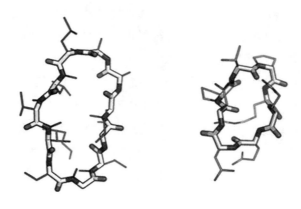

图 1-6 利用人工智能算法预测大环肽化合物分子的形态

传统药物研发需要投入大量的时间与金钱,制药公司平均成功研发一款新药需要 10 亿美元及 10 年左右的时间。药物研发需要经历靶点筛选、药物挖掘、临床试验、药物优化等阶段。目前我国制药企业纷纷布局 AI 领域,主要应用在新药发现和临床试验阶段。

1.靶点筛选

靶点是指药物与机体生物大分子的结合部位,通常涉及受体、酶、离子通道、转运体、免疫系统、基因等。现代新药研究与开发的关键首先是寻找、确定和制备药物筛选靶——分子药靶。传统寻找靶点的方式是将市面上已有的药物与人体身上的一万多个靶点进行交叉匹配以发现新的有效的结合点。人工智能技术有望改善这一过程。AI 可以从海量医学文献、论文、专利、临床试验信息等非结构化数据中寻找到可用的信息,并提取生物学知识,进行生物化学预测。据预测,该方法有望将药物研发时间和成本各缩短约50%。

2.药物挖掘

药物挖掘也可以称为先导化合物筛选,是要将制药行业积累的数以百万计的小分子化合物进行组合实验,寻找具有某种生物活性和化学结构的化合物,用于进一步的结构改造和修饰。人工智能技术在该过程中的应用有两种方案:一是开发虚拟筛选技术取代高通量筛选;二是利用图像识别技术优化高通量筛选过程。利用图像识别技术,可以评估不同疾病的细胞模型在给药后的特征与效果,预测有效的候选药物。

3. 病人招募

据统计,90% 的临床试验未能及时招募到足够数量和质量的患者。利用人工智能技术对患者病历进行分析,可以更精准地挖掘到目标患者,提高招募患者效率。

4. 药物晶型预测

药物晶型对于制药企业十分重要,熔点、溶解度等因素决定了药物临床效果,同时具有巨大的专利价值。利用人工智能可以高效地动态配置药物晶型,防止漏掉重要晶型,缩短晶型开发周期,减少成本。

1.2.5 智能基因测序

基因测序是一种新型基因检测技术,它通过分析测定基因序列,可用于临床的遗传病诊断、产前筛查、罹患肿瘤预测与治疗等领域。单个人类基因组拥有 30 亿个碱基对,编码约 23 000 个含有功能性的基因,基因检测就是通过解码从海量数据中挖掘有效信息。目前,高通量测序技术的运算层面主要为解码和记录,较难以实现基因解读,所以从基因序列中挖掘出的有效信息十分有限。人工智能技术的介入可改善目前的瓶颈。通过建立初始数学模型,将健康人的全基因组序列和 RNA 序列导入模型进行训练,让模型学习到健康人的 RNA 剪切模式。之后通过其他分子生物学方法对训练后的模型进行修正,最后对照病例数据检验模型的准确性。

目前,IBM 沃森,国内的华大基因、博奥生物、金域检验等龙头企业均已开始自己的人工智能布局,图 1-7 为华大基因的新生儿遗传代谢病基因检测项目。以金域检验为例,金域检验利用其综合检验检测技术平台,以疾病为导向设立检测中心,融合生物技术与人工智能等新一代信息技术为广大患者提供专业化的临床检验服务。金域检验的基因组检测中心拥有全基因组扫描、荧光原位杂交、细胞遗传学、传统 PCR 信息平台,并利用基因测序领域中最具变革性的新技术之高通量测序技术(HTS)为临床提供高通量、大规模、自动化及全方位的基因检测服务。同时,金域检验依托覆盖全国 90% 以上的人口所在地区、年服务医疗机构 21 000 多家和年标本量超 4 000 万例的覆盖全国不同地域、不同民族、不同年龄层次的海量医疗检测样本数据,创建了具有广州特色的"精准医疗"检验检测大数据研究院。

新生儿遗传代射病检测

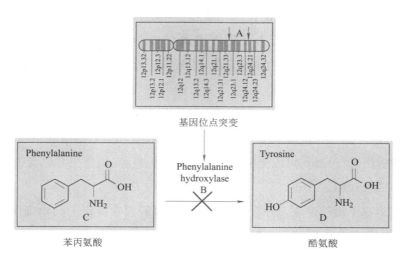

图 1-7　新生儿遗传代谢病基因检测项目

1.2.6　智能医学语音

将人工智能技术应用于医疗领域的优势显而易见。对患者而言,高度智能化的医疗条件使得看病更加方便,还能大幅降低医疗成本,减轻负担;对医生而言,人工智能技术可以大幅降低因主观判断或操作误差产生的风险,让诊断更加精准。智能语音技术在医疗领域发挥了非常重要的作用。目前医疗智能语音领域的应用主要体现在以下几个方面。

1.智能语音电子病历

医生在临床诊断时使用专业麦克风,可将诊断信息实时转化成文字,录入医院信息系统,让医生把更多的时间和精力用在与患者的沟通交流上,提高医生工作效率。

另外,医患纠纷是医疗行业的一大难题,一旦出现医患纠纷,语音材料可以为医患纠纷提供材料佐证。现在很多保险公司正在大力推进"双录"机制,即录音、录像,作为解决投诉纠纷的证明材料。语音录入病历不仅是将医生和病人的对话转成文字和结构化的数据进行存储,便于后期查询和智能化分析;同时也会保留原始的录音文件,作为处理医患纠纷的证明材料。

2.智能问诊

智能问诊可充当家庭医疗顾问、医生诊疗助手、医学知识库三大医疗角色。其中家庭医疗顾问主要服务于家庭场景,为用户提供智能轻问诊、诊疗服务个性化推荐、个性化体检咨询与智能推荐等服务;医生诊疗助手可以在医生诊疗过程中对医生进行提示,防止医生漏掉诸如罕见病特征等重要信息,也可以帮助医生对患者信息进行高效采集,以及向患者解释诊疗信息。医学知识库则是为教育和培训场景提高服务,方便医学专业的学生或是年轻医生更加快速地获得准确的医学知识。

为了解决问诊中存在的诊断逻辑复杂、用户表达困难等技术难点,医生对患者疾病的判断来源于医生对疾病症状的判断映射,机器为了实现这一映射,需要深入学习一个很复杂的系统。在多轮询问中将无关的疾病排除、判断相关疾病的可能性。患者对自己病症的表达也是多样的,比如说食欲不振这个词,病人通常会说"吃不下东西""胃口不好",医生将这样的表述转化为"食欲不振",机器需要进一步深度学习才能识别不同风格的用户表达。

3. 导诊机器人

导诊机器人主要目的是解决门诊导医人数较少、重复问答较多的现实情况。在医院业务高峰期人满为患的情况下,导诊机器人可以及时响应,可以指导患者就医、引导分诊,同时向患者可以介绍医院就医环境、门诊就诊流程和医疗保健知识等。导诊机器人作为智能语音技术在医疗领域中的应用,是医院智慧医疗的重要组成部分和体现。

导诊机器人具有人脸识别、语音识别等人机交互功能,并通过装载摄像头、触摸屏、身份证阅读器、IC插卡器、热敏打印机等外设实现迎宾取号、咨询接待、业务引导、信息查询、自助缴费等业务功能。图 1-8 是杭州市第一人民医院的智能导诊机器人"晓曼"。

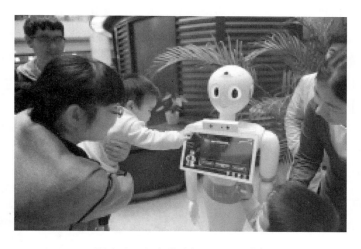

图 1-8 智能导诊机器人"晓曼"

4. 家庭人工智能医生

设想一个未来场景,当身体出现不适时,通过语音呼唤开启"家庭人工智能医生",在语言交流中就能解决问诊、开药、健康管理计划等一系列问题,并获得更人性化、有温度的就医体验,这就是家庭人工智能医生。

●●●●●● 1.3　智能医学产品研究 ●●●●●●

比起系统,智能医学产品则更为具体,它作为系统的一部分,可能是服务于医生或患者的终端或者设备。根据这些产品的功能对现有的智能医学产品进行大致的分类。

(1)智能医学设备:以辅助治疗为主,如智能手术设备、自动注射仪、睡眠仪、呼吸治疗仪等;

(2)智能护理产品:主要用以康复护理,如行动辅助设备、康复护理设备等;

(3)智能检测设备:主要用以检测患者生理健康状况,如智能心脑电检测仪、智能血糖仪、智能血压计等;

(4)穿戴类智能医学产品:以可穿戴设备为主,功能涉及治疗、护理和检测等,如智能监护服、智能眼镜、智能眼罩、智能头盔、智能手环、智能脑环等;

(5)智能服务终端:主要是医院内用于服务患者的智能终端,如自助挂号终端、自助药房终端、自助化验报告终端等。

目前,我国智能医学产品市场具有广阔前景,各种具有前瞻意识的产品不断推陈出新。但由于我国数字医疗建设起步较晚,大部分市场上的智能医学产品还都停留在数据测量,保健记录的功能层面,没有将智能医学产品与信息化的公共医疗系统接轨,导致用户所使用的智能医学产品没有完全发挥其功能效用,仅仅是作为一种监测工具的智能医学产品不能满足信息医疗的发展趋势。只有将家庭用的智能医学产品与就医系统结合,完善系统设计中各环节的信息架构,才能激活智能医学的价值。我们收集了各种功能类型的智能医学产品案例。

【案例一】自助药房

2014 年初,在广州某药房门前出现了新开设的"自助药房",如图 1-9 所示。左右两边各有一个药品展示柜,里面约有 70 种药品,价格与店售价格一样。每一种药品下面有个 3 位数的编码以及各自的价格,购药程序则同街头的自助饮料售卖机差不多。记者发现,自助药房旁张贴了 24 小时咨询电话,接受市民的购药咨询。店员表示,"自助药房"开设大约 1 个多月,销量还不错,很多市民觉得很方便。药店营业时间到晚上 11 点,半夜若市民需要买药,就可以直接通过"自助药房"购买,不用再跑去其他 24 小时营业的药房。

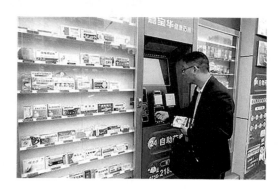

图 1-9　自助药房

【案例二】自加热护膝

运动时突然扭伤,急需热敷！这款护膝运用了电磁感应的原理,内部放置了线圈和磁铁,形成一个小型的点发生器。护膝的电能来源于锂电池,蓝灯亮起表示储能,红灯则表示正在释放热量,如图 1-10 所示。

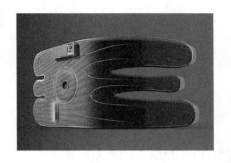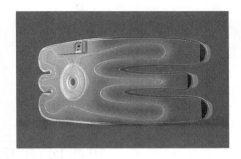

图 1-10　自加热护膝

【案例三】智能止痛

2014 年飞利浦公司新推出了两款智能设备:PulseRelief 和 BlueTouch。两款设备可以与 iOS 产品(iPhone 或 iPad)无线连接并通过专用 APP Treatment 对其进行止痛过程的控制。这两个设备的原理是通过刺激患者进行运动来帮助缓解肌肉疼痛。

PulseRelief 采用了经皮电刺激神经技术(简称 TENS),能直接传送电子脉冲信号至神经组织,阻断疼痛信号传递至大脑,同时释放内啡肽来缓解疼痛感并使人产生欣快感,如图 1-11 所示。市面上与此类似的产品非常多(如 eBay 和亚马逊上的"TENS设备"),但 PulseRelief 能让用户通过手机来操控,有 60 个强度级供选择。

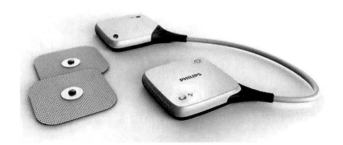

图 1-11　PulseRelief 止痛设备

还有另一款名为 BlueTouch 的止痛设备,技术含量很高,专治背部肌肉疼痛,如图 1-12所示。该设备贴附在皮肤表面时会闪着蓝色 LED 灯光。BlueTouch 通过诱导体内释放一氧化氮,增强血液循环,加速身体自我修复。同 PulseRelief 类似,用户也是通过手机应用来控制 BlueTouch,选择不同治疗类型,如图 1-13 所示。

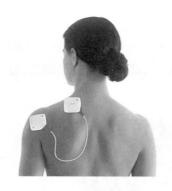

图 1-12　BlueTouch 止痛设备

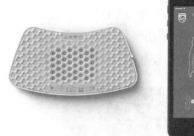
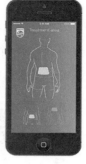

图 1-13　手机控制 BlueTouch

●●●●●● 1.4　智能医学面临的问题与挑战 ●●●●●●

智能医学从无到有、从小到大,发展到今天历经波折,实属不易,其面临的问题与挑战也不容忽视。

1.4.1　数据是行业发展的瓶颈,积累与创新是解决问题的关键

数据是人工智能技术最重要的因素之一。对于机器学习而言,模型越复杂、越具有强表达能力越容易降低对未来数据的解释能力,而专注于解释训练数据。这种现象会导致训练数据效果很好,但遇到未知的测试数据预测效果会大幅降低,即发生过拟合现象,从而也就需要更多的数据来避免该问题的发生,以保证训练的模型对新的数据也能有良好的预测表现。

对于医疗人工智能而言,数据的重要性更为明显。以医疗影像辅助诊断公司为例,企业训练模型的数据来源通常是公开数据集,或者企业与个别医院合作获取的影像数据。这种模式在企业创业初期可以维持,但是当企业发展到一定阶段时弊端会开始出现。以肺结节 CT 筛查为例,企业通常与个别医院展开合作,获取该医院 CT 设备的数据。但是,目前市面上广泛流通的 CT 设备商有七到八家,机型则达到上百种,企业在与医院合作时是针对某一机型的设备进行数据训练,该模型在适用于其他机型时,如果一些诸如层厚、电流、电压、扫描时间等参数不同,模型需要重新针对新机型进行数据预训练。除此以外,病人受检测时的姿势(平躺或者趴卧),CT 长宽 512 像素或者 768 像素的差别,不同排数机器的层厚差异以及薄层重构算法都会对模型训练产生影响的因素。因此,数据问题的解决是保证医疗影像辅助诊断产品是否能够广泛应用的关键。广泛开展合作,加深数据的积累以及技术上的创新或是下一步行业发展的重点。

1.4.2 医疗 AI 产品需要实现从试验向临床应用的突破

目前,业内针对肺结节、糖网病检查等场景的医疗人工智能产品诊断准确率普遍很高,但是真实情况并非如此乐观。企业在训练自己模型时通常都有自己的数据库,各自的算法都是按照自己的数据进行训练,然后以自己的数据来验证准确性。在没有得到临床验证前,基于标准或特定数据集的实验室测试结果并不具备较大的意义,因为实际临床应用的场景是非常复杂的。具体体现在以下几个方面:

1. 数据采样

以糖网病筛查为例,瞳孔较小、晶状体浑浊等人群的免散瞳眼底彩照,图像质量往往达不到筛查的要求。此外,受限于成本因素,很多基层医疗机构使用的是手持眼底照相机,成像质量堪忧。

2. 数据格式

在病理方面,数据缺少通用的国际标准,各医院使用的病理切片扫描仪厂家也并不一致,各扫描仪厂商的扫描文件数据格式多数为私有格式,数据的标准化需要各厂家与医院积极配合,开放自己的数据存储格式。

3. 诊断标准

目前图像识别技术在医疗影像辅助诊断上已经取得了比较好的应用,技术上也取得了较大的突破,但是医疗影像辅助诊断产品下一步应当完善自己的算法,避免"就图论图"。以甲状腺结节诊断为例,医生诊断的依据并非只是彩超的拍片结果,还要结合甲状腺功能化验,查看抗体的相关表现。因此,将临床表征信息、患者基本信息、LIS 指标、随访记录等都作为预测模型的因子,实现多模态的诊断体系将是医疗影像辅助诊断产品下一步重点突破的方向。

1.4.3 加深合作,可持续的商业模式亟待建立

现在的医疗人工智能企业多数是依靠单点医疗机构开展工作,合作方式较为单一,数据作为医院资产也难以供企业放置于院外使用。此外,医疗人工智能产品想以销售软件的形式让医院付费,不论从计费方式、软件资质等方面都较为困难。因此,建立可持续的商业模式是医疗人工智能行业长久发展的关键。与政府、医院开展合作,向医疗机构提供服务或是解决方案之一。

例如,四川华西医院与希氏异构医疗科技有限公司联合成立华西–希氏医学人工智能研发中心,在消化内镜人工智能技术研发方面开展了合作。正如华西医院院长李为民所言:"华西–希氏医学人工智能研发中心,既是四川大学华西医院产学研用协同创新的重大科技转化平台,也是华西医院以开放姿态释放医院资源的重要标志"。目前华西医院与公司的合作已取得了进展,医生可以上传胃镜图像,通过在云端进行数

据分析,可以对胃癌、静脉曲张、息肉等常见胃镜检查结果进行筛查,目前准确率超过90%。基于 AI 的消化胃镜智能系统可以提供高质量的检测结果,提高医生诊断效率,提升基层医疗机构的服务水平。另外一个案例是,一款用于肺癌早期筛查的 APP 与上海某区政府签署合作协议,企业进入社区基层为广大居民提供疾病筛查服务,政府给予相应补贴。

1.4.4 明确医疗责任主体,划清权责范围

人工智能不论在学习能力还是成本控制方面,都具备发挥能力的空间,可以为普通用户和医生带来帮助。但是,人工智能帮助进行辅助诊断在医疗责任认定方面也存在问题和挑战。例如,用户在使用医疗虚拟助手表达主诉时,可能会漏掉甚至错误地进行描述,导致虚拟助手提供的建议是不符合用户原本的疾病情况的。因此,目前监管部门禁止虚拟助手软件提供任何疾病的诊断建议,只允许提供用户健康轻问诊咨询服务。

我国监管部门对于利用人工智能技术提供诊断功能的审核要求非常严格。在2017 年 CFDA 发布的新版《医疗器械分类目录》中的分类规定,若诊断软件通过算法提供诊断建议,仅有辅助诊断功能不直接给出诊断结论,则按照二类医疗器械申报认证;如果对病变部位进行自动识别并提供明确诊断提示,则必须按照第三类医疗器械进行临床试验认证管理。未来,应进一步明确针对 AI 诊断进入临床应用的法律标准,做出 AI 诊断的主体在法律上是医生还是医疗器械,AI 诊断出现缺陷或医疗过失的判断依据等问题。

1.4.5 制定人才培养计划,抢占战略制高点

人才专业水平是人工智能发展的关键因素之一。目前,我国从事人工智能行业的从业人员数不足 5 万人,每年通过高校培养出来的技术人员也不足 2 000 人,人工智能人才缺口较大。因此,只有解决人才问题,我国才能突破医疗人工智能行业发展的瓶颈。基于此背景,我国高度重视人工智能培养,并制定《新一代人工智能发展规划》国家战略,指出要把高端人才队伍建设作为人工智能发展的重中之重。2017 年 11 月,科技部在京召开新一代人工智能发展规划暨重大科技项目启动会,科技部、发改委、财政部等联合成立人工智能规划推进办公室,宣布首批四个专项开放创新平台的依托单位,其中包括依托腾讯公司建设医疗影像国家人工智能开放创新平台。我国现已通过建设国家级开放平台集聚高端人才,通过鼓励深度交叉学科研究,推进产学研合作的新模式加速人才培养。

●●●●●● 1.5　智能医学的发展趋势 ●●●●●

随着移动互联网的发展,未来医疗向个性化、移动化方向发展,未来几年将有更多

的手机用户使用移动医疗应用,如智能胶囊、智能护腕、智能健康检测产品将会广泛应用,借助智能手持终端和传感器,有效地测量和传输健康数据。

　　未来几年,我国智能医学市场规模将超过一百亿元,并且涉及的周边产业范围很广,设备和产品种类繁多。这个市场的真正启动,其影响将不仅仅限于医疗服务行业本身,还将直接触动包括网络供应商、系统集成商、无线设备供应商、电信运营商在内的利益链条,从而影响通信产业的现有布局。

　　智能医学产品的发展可以总结为以下几个层次:

　　①产品设计更加注重人机关系的体现。

　　②产品向信息化方向发展。

　　③关注产品使用时的用户体验,以人的需求为根本出发点,使家用智能医学产品的共性功能中形成针对不同年龄层次、不同病症表现的患者提供差异化服务。

　　④更加注重交互设计的表现形式。

　　⑤重点在于构建区域医疗信息网络。

●●●●●● 本 章 小 结 ●●●●●●

　　随着人工智能、移动互联网、物联网、大数据、可穿戴式设备、增强现实/虚拟现实等创新技术的发展,在国家人工智能规划的引导下,健康全流程管理的各个环节将会越来越智能化,支撑全流程管理的新药研发、精准医疗等将会越来越个性化、个体化,再伴随以医疗机器人的发展,我们有理由相信未来的医疗图景里,大量的基础性服务将由人工智能提供,医生将能够有更多的时间与精力来做好患者的服务、沟通,能够有更多的时间从事创造性的医疗工作。智能医学必将迎来其不断发展壮大、向更高层次服务人类社会的美好明天!

第2章

人工智能基础理论

2016年起,Google的人工智能(Artificial Intelligence,AI)程序AlphaGo对弈全世界职业围棋顶尖选手,取得了60连胜的惊人战绩,一时间举世瞩目,全球热议,由此也掀起了新一轮人工智能领域的研究热潮。有人预言人工智能将引领一场比互联网影响更为深远的科技革命,有可能成为人类社会全新的一次大发现、大变革、大融合、大发展的开端。

本章涉及人工智能的概念、研究方法、研究内容、主要研究领域和发展趋势等几个方面,为深入研究智能医学的应用提供知识背景和基础理论。

●●●●●● 2.1 人工智能概述 ●●●●●●

人工智能,简单地说就是用人工的方法在机器上实现的智能,或者说是使机器具有类似于人的智能。

2.1.1 智能与人工智能

1. 智能的概念

智能是指人的知识和智力的总和。其中,知识是智能的基础,智力是获取和运用知识求解的能力,三者的关系如图2-1所示。例如,主持人主持节目就是主持人表现出来的一种智能,主持人的语言思维、专业素养、文化背景就是知识,逻辑清晰、灵活运用语言表达话题就是智力。

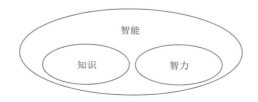

图2-1 智能、知识和智力的关系

2.智能的特征

①感知能力：人脑对感官刺激进行认知的水平。例如，驾驶员对汽车的"车感""路感"，就是通过对身体周围环境的刺激作出的反应。

②记忆与思维能力：存储外部信息、知识以及对记忆的信息进行处理的能力，包括形象思维、抽象思维和顿悟思维等。

- 形象思维：以具体的形象或图像为思维内容的思维形态，是人类的一种本能思维。例如，画家创作一幅图画，要在头脑里先构思出这幅图画的画面，这就是形象思维。

- 抽象思维：根据逻辑规则对信息进行处理的理性思维方式。例如，面对五颜六色的苹果、香蕉、猕猴桃、西瓜……人们抽象总结出它们是"水果"，这就是抽象思维。

- 顿悟思维：长期思考的问题，受到某些事物的启发，忽然得到解决的心理过程。例如，牛顿偶然看到苹果从树上坠落，突发万有引力的想法，这就是顿悟思维。

③学习能力：人类自我求知、做事、发展的能力，例如学习外语、参加培训等。

④行为能力：人类在各种内外部刺激影响下产生的活动行为能力，例如遭受蚊虫叮咬，人们的拍打、驱赶动作等。

3.人工智能的概念

人工智能是模拟、延伸和扩展人类智能活动的科学。人工智能涉及计算机科学、控制论、信息论、哲学、生物学、仿生学、心理学、语言学等多个学科。

2.1.2　人工智能发展简史

1.人工智能的诞生（20世纪40～50年代）

1942年，美国科幻巨匠阿西莫夫提出"机器人三定律"，后来成为学术界默认的人工智能研发原则。"机器人三定律"为：

①第一定律：机器人不得伤害人类，也不得见人类受到伤害而袖手旁观。

②第二定律：机器人应服从人类的一切命令，但不得违反第一定律。

③第三定律：机器人应保护自身的安全，但不得违反第一、第二定律。

1950年，"人工智能之父"艾伦·图灵提出了著名的图灵测试：如果一台机器能够与人类展开对话（通过电传设备）而不能被辨别出其机器身份，那么称这台机器具有人一样的智能，如图2-2所示。同一年，图灵还预言会创造出具有真正智能的机器的可能性。1956年夏天，美国达特茅斯学院举行了历史上第一次人工智能研讨会，标志着人工智能的诞生。会上，麦卡锡首次

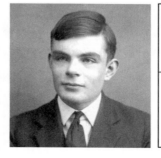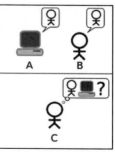

图2-2　图灵和图灵测试

提出了"人工智能"这个概念,纽厄尔和西蒙则展示了编写的逻辑理论机器。

1959 年,德沃尔与美国发明家约瑟夫·英格伯格联手制造出第一台工业机器人。随后,成立了世界上第一家机器人制造工厂——Unimation 公司。

2. 人工智能的黄金时代(20 世纪 60 年代)

1965 年,约翰·霍普金斯大学应用物理实验室研制出 Beast 机器人。Beast 能通过声纳系统、光电管等装置,根据环境校正自己的位置。

1966 年,美国麻省理工学院(MIT)的魏泽鲍姆发布了世界上第一个聊天机器人 ELIZA。ELIZA 的智能之处在于她能通过脚本理解简单的自然语言,并能产生类似人类的互动。

1968 年,美国斯坦福研究所公布他们研发成功的机器人 Shakey。它带有视觉传感器,能根据人的指令发现并抓取积木,不过控制它的计算机有一个房间那么大,可以算是世界第一台智能机器人。

3. 人工智能的第一次低潮期(20 世纪 70 年代)

20 世纪 70 年代,人工智能的发展遭遇瓶颈。当时的计算机有限的内存和处理速度不足以解决任何实际的人工智能问题,如专家系统和机器翻译等。由于缺乏进展,对人工智能提供资助的国家和机构对无方向的人工智能研究逐渐停止了资助。

4. 人工智能的繁荣期(1980 年—1987 年)

1981 年,日本经济产业省拨款 8.5 亿美元用以研发人工智能计算机。随后,英国、美国纷纷响应,开始向信息技术领域的研究提供大量资金。

1984 年,在美国人道格拉斯·莱纳特的带领下,启动了 Cyc 项目,其目标是使人工智能的应用能够以类似人类推理的方式工作。

1986 年,美国发明家查尔斯·赫尔制造出人类历史上首个 3D 打印机。

5. 人工智能的第二次低潮期(1987 年—1993 年)

人工智能的发展遭遇瓶颈,其实用性仅仅局限于某些特定情景,人们纷纷由追捧转向失望。到了 20 世纪 80 年代晚期,美国国防部高级研究计划局(DARPA)的新任领导认为人工智能并非"下一个浪潮",拨款倾向于那些看起来更容易出成果的项目。

6. 人工智能的大发展时期(1993 年至今)

1997 年 5 月 11 日,IBM 公司的计算机"深蓝"战胜国际象棋世界冠军卡斯帕罗夫,成为首个在标准比赛时限内击败国际象棋世界冠军的计算机系统,如图 2-3 所示。

2002 年,美国 iRobot 公司推出了吸尘器机器人 Roomba,它能避开障碍,自动设计行进路线,还能在电量不足时,自动驶向充电座。Roomba 是目前世界上销量较大的家用机器人。

2011 年,Watson(沃森)作为 IBM 公司开发的使用自然语言回答问题的人工智能程序参加美国智力问答节目,打败两位人类冠军,赢得了 100 万美元的奖金。

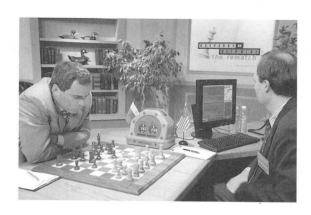

图 2-3 "深蓝"战胜卡斯帕罗夫

2012 年,加拿大神经学家团队创造了一个具备简单认知能力、有 250 万个模拟"神经元"的虚拟大脑,命名为"Spaun",并通过了最基本的智商测试。

2013 年,Google 收购了语音和图像识别公司 DNNResearch,推广深度学习平台;百度创立了深度学习研究院等。

2014 年,在英国皇家学会举行的"2014 图灵测试"大会上,聊天程序"尤金·古斯特曼"(Eugene Goostman)首次通过了图灵测试,预示着人工智能进入全新时代。

2015 年,Google 开源了利用大量数据直接就能训练计算机来完成任务的第二代机器学习平台 Tensor Flow;剑桥大学建立人工智能研究所等。

2016 年 3 月 15 日,Google 人工智能 AlphaGo 程序与围棋世界冠军李世石的人机大战最后一场落下了帷幕。人机大战第五场经过长达 5 个小时的搏杀,最终李世石与 AlphaGo 总比分定格在 1 比 4,以李世石认输结束,如图 2-4 所示。这一次的人机对弈让人工智能正式被世人所熟知,整个人工智能市场也像是被引燃了导火线,开始了新一轮爆发。

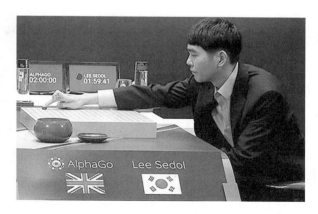

图 2-4 AlphaGo 战胜李世石

●●●●● 2.2 人工智能研究方法 ●●●●●

人工智能概念诞生以来,学界逐渐形成了三大研究学派暨研究方法,即符号主义、连接主义和行为主义。三大学派从不同的侧面研究了人的自然智能与人脑的思维模型之间的对应关系。粗略地划分,可以认为符号主义研究抽象思维,连接主义研究形象思维,而行为主义研究感知思维。

2.2.1 符号主义

符号主义是一种基于逻辑推理的智能模拟方法,又称为逻辑主义、心理学派或计算机学派。其原理主要为物理符号系统假设和有限合理性。长期以来,符号主义一直在人工智能中处于主导地位,走过了一条"启发式算法"→"专家系统"→"知识工程"的发展道路。

符号主义学派认为人工智能源于数学逻辑。符号主义的实质就是模拟人的左脑抽象逻辑思维,通过研究人类认知系统的功能机理,用某种符号来描述人类的认知过程,并把这种符号输入到能处理符号的计算机中,从而模拟人类的认知过程,实现人工智能。

符号主义的代表性成果是 1957 年纽威尔和西蒙等人研制的称为"逻辑理论机"的数学定理证明程序 LT(Logic Theory Machine)。LT 的成功,说明了可以用计算机来研究人的思维过程,模拟人的智能活动。

符号主义另一项代表性成果是 20 世纪 70 年代我国学者吴文俊开创的几何定理的机器证明,被称为"吴方法"。在机器人应用领域,机器人通过三维扫描获得物体的三维几何位置信息,从而得到最终机械手的位置和朝向,通过反解各个关节的旋转角度和机械臂的伸缩,使得机械手达到目标位置,从而可以实现抓取。这被称为机械臂逆向运动学问题,需要求解多项式方程组,而"吴方法"正是解决这个问题的有力武器,如图 2-5 所示。

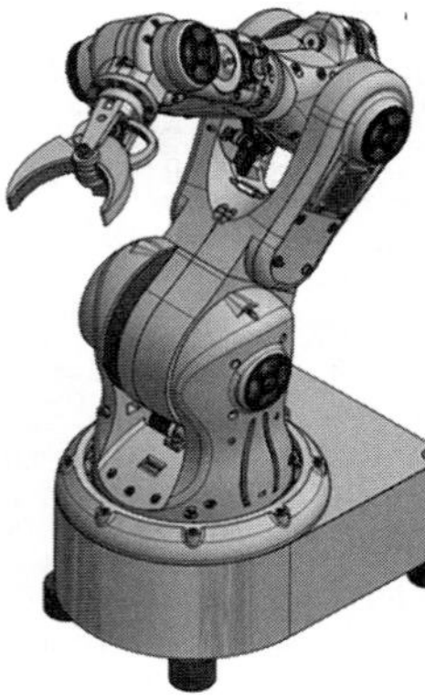

图 2-5 机械臂逆向运动

2.2.2 连接主义

连接主义又称为仿生学派或生理学派,是一种基于神经网络及网络间的连接机制与学习算法的智能模拟方法。其原理主要为神经网络和神经网络间的连接机制和学习算法。这一学派认为人工智能源于仿生学,特别是人脑模型的研究。

连接主义学派从神经生理学和认知科学的研究成果出发,把人的智能归结为人脑的高层活动的结果,强调智能活动是由大量简单的神经元通过复杂的相互连接后并行运行的结果。进而提出了人工神经网络的概念,即模拟人类大脑神经系统功能的方法,运用大量简单的神经元经广泛并行互连所构成的人工网络。人工神经网络典型结构如图 2-6 所示,该技术广泛应用于机器学习。

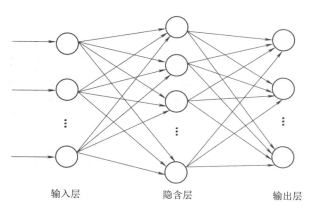

输入层　　　　　　　　隐含层　　　　　　　　输出层

图 2-6　典型人工神经网络结构图

连接主义认为神经元不仅是大脑神经系统的基本单元,而且是行为反应的基本单元。思维过程是神经元的连接活动过程,而不是符号运算过程,对符号主义假设持反对意见。他们认为任何思维和认知功能都不是少数神经元决定的,而是通过大量突触相互动态联系着的众多神经元协同作用来完成的。

实质上,这种基于神经网络的智能模拟方法就是以工程技术手段模拟人脑神经系统的结构和功能为特征,通过大量的非线性并行处理器来模拟人脑中众多的神经元,用处理器的复杂连接关系来模拟人脑中众多神经元之间的突触行为。这种方法在一定程度上可能实现了人脑形象思维的功能,即实现了人的右脑形象抽象思维功能的模拟。

连接主义的代表性成果是 1943 年由麦克洛奇和皮兹提出的形式化神经元模型,即 M-P 模型。他们总结了神经元的一些基本生理特性,提出神经元形式化的数学描述和网络的结构方法,从此开创了神经计算的时代,为人工智能创造了一条用电子装置模仿人脑结构和功能的新方法。

1982 年,美国物理学家霍普菲尔特提出了离散的人工神经网络模型,1984 年他又提出了连续的人工神经网络模型,使神经网络可以用电子线路来仿真,开拓了人工神经网络用于计算机的新途径。

1986 年,鲁梅尔哈特等人提出了多层网络中的反向传播算法,使多层感知机的理论模型有所突破。同时,由于许多科学家加入了人工神经网络的理论与技术研究,使这一技术在图像处理、模式识别等领域取得了重要的突破,为实现连接主义的智能模拟创造了条件。

图 2-7 显示的是在视觉艺术领域,人工神经网络能够自动学习梵高的画作艺术风格,并把该风格迁移到一张狮子的照片上,得到一个星空风格的狮子照片。

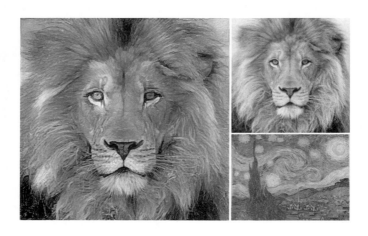

图 2-7　基于人工神经网络的艺术风格学习

2.2.3　行为主义

行为主义又称进化主义或控制论学派,是一种基于"感知—行动"的行为智能模拟方法。

行为主义认为智能取决于感知和行为,取决于对外界复杂环境的适应,而不是表示和推理,其目标在于预见和控制行为。行为主义把神经系统的工作原理与信息理论、控制理论、逻辑以及计算机联系起来。行为主义智能系统的构造原理如图 2-8 所示。

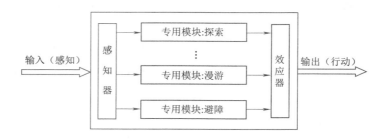

图 2-8　行为主义智能系统的构造原理

行为主义早期的研究重点是模拟人在控制过程中的智能行为和作用,对自寻优、自适应、自校正、自镇定、自组织和自学习等控制论系统的研究,并进行"控制动物"的研制。到 20 世纪 60、70 年代,上述这些控制论系统的研究取得一定进展,并在 80 年代诞生了智能控制和智能机器人系统。

行为主义学派的代表成果首推布鲁克斯的六足机器人。布鲁克斯认为要求机器人像人一样去思维太困难了，在做一个像样的机器人之前，不如先做一个像样的机器虫，由机器虫慢慢进化，或许可以做出机器人。于是他研制成功了一个像蝗虫一样能做 6 足行走的机器人试验系统。这个机器虫虽然不具有像人那样的推理、规划能力，但其应付复杂环境的能力却大大超过了原有的机器人，在自然环境下，具有灵活的防碰撞和漫游行为。六足行走机器人被看作是新一代的"控制论动物"，是一个基于"感知—动作"模式模拟昆虫行为的控制系统，如图 2-9 所示。

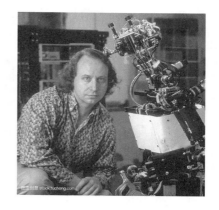

图 2-9　布鲁克斯和六足行走机器人

2.2.4　三种研究学派的发展与争论

三大学派从不同的侧面在不同的时空阶段推动着人工智能科学的发展。尽管它们在不同的发展时期有所"兴盛"或"衰竭"，但它们都在实践中不断地进行着各自理论的修正和完善。在人工智能发展中出现的各种思想假设和理论选择并未出现全面归并或抛弃倾向，而是表现出理论、经验及实践能力不断累积，并且几乎是并行地、互为补充地发展着。

早在五十年代，符号主义学派与连接主义学派就出现了激烈争论。符号主义学派认为计算机是处理思维符号的系统，坚信用计算机一定能达到模拟人类思维的基本操作，致力于用数理逻辑方法、利用计算机形式化地表达世界。尽管按照这种方式来工作的专家系统已经在表达科学思维的某些方面达到了人类专家的水平，甚至超过了专家水平，如在矿物勘测、化学分析、规划和医学诊断方面，但这并没有说明人类制造了一个具有自我意识的"人工智能"系统。符号主义的致命缺陷是面对现实问题的多样性和复杂性，会遇到一个无限多的符号、无限多的规则而形成无限多的形式系统。因而，从根本上来说万能的逻辑推理体系是不可能存在的，要计算机或智能机器完全模拟人脑的活动几乎是不可能完成的工作。

认知神经学表明人脑并非以线性顺序进行思维，而是以复杂的并行操作来处理感觉信息。这一科学事实成了连接主义学派反对符号主义学派的理由。他们认为计算机是对大脑建模的媒介，主张从神经生物学的角度来模拟动物或人的大脑及各种感觉器官的结构和功能，力图寻找一种可以描述自然神经系统的方法，建立神经生理学模型。尽管目前有关脑的微观和宏观活动研究以及认知神经网络的研究取得了突破性的进展，以此为基础建立的人工神经网络模型在模式识别、故障检测、智能机器人、自适应控制、市场分析、决策优化、物资调运和认知科学等广泛的领域中得到发展，但人脑是一个异常复杂的组织,目前人类对人脑结构和活动机制的了解只是冰山一角,要建立一个与人类大脑神经网络相类似的计算机模拟的结构,仍然是一件相当困难的事情。

在符号主义和联结主义都暴露出不足的情况下,行为主义的理论变革在人工智能界发展起来。与前两者不同,行为主义从生物进化学的角度来研究人类的智能。他们发现人类的智能,甚至动物在对外界环境反应过程中表现出来的智能要比已有的机器人灵活和自然得多。所以,行为主义学派认为智能是生物体对外界复杂环境的动态适应,人工智能只有从复制动物的智能开始,才能最终复制人的智能。这一研究思路为人工智能或机器人研究提供了全新的思维方式,在机器人研究上取得的成就超过了传统的人工智能。但是基于行为主义研究范式,采取"感知—动作"模式模拟生物体只能获得特定目标的行为,意向性、创造性方面还有难以克服的困难。

人工智能是一个交融了诸多学科的特殊的领域,多学科相互交融带来了多元观点的争论和冲突、修正与提高。没有一种"假说"在经过选择后被全面地批判、推翻及取代,也没有一种"假说"或"范式"能够一统人工智能领域。可以说,人工智能从来就是一个未形成统一观点的学科。

●●●●●● 2.3 人工智能主要研究内容与应用领域 ●●●●●●

在信息技术迅速发展和人类社会不断进步的带动下,人工智能技术得到迅速传播和发展,其研究内容十分广泛,成果应用覆盖几乎所有领域。

2.3.1 知识表示

知识表示是知识的符号化和形式化的过程,是用机器表示知识的可行性、有效性的一般方法,是一种数据结构与控制结构的统一体,既考虑知识的存储又考虑知识的使用。知识表示可以看成是一组描述事物的约定,以把人类知识表示成机器能处理的数据结构。常见的知识表示类型如下。

1. 逻辑表示法
逻辑表示法以谓词形式来表示动作的主体、客体,是一种叙述性知识表示方式。利用逻辑公式,人们能描述对象、性质、状况和关系。主要分为命题逻辑和谓词逻辑。

用逻辑表示法主要用于自动定理的证明,而其中谓词逻辑的表现方式与人类自然语言比较接近,适用于自然而精确地表达人类思维和推理的有关知识,是最基本的知识表达方法。

例:用逻辑表示法表示知识"所有老板都有自己的员工"。

首先定义谓词:BOSS(x):表示 x 是老板。

STAFF(y):表示 y 是员工。

BOSSES(x,y):表示 x 是 y 的老板。

此时,该知识可用谓词表示为:

该谓词公式可读作:对所有 x,如果 x 是一个老板,那么一定存在一个个体 y,x 是 y 的老板,且 y 是一个员工。

2. 产生式表示法

产生式表示法又称规则表示法,表示一种条件—结果形式,是目前应用最多的一种知识表示方法,也是一种比较成熟的表示方法。

产生式表示法适用于表示具有因果关系的知识,其一般形式为:P→Q 或 IF P THEN Q,由逻辑运算符 AND、OR、NOT 组成表达式。如果设动物识别知识库中已包含识别狮子、老虎、斑马、河马、北极熊、眼镜蛇、翠鸟等 7 种动物,那么可以设计一条规则:

IF 某动物是哺乳动物 AND 是食草动物 AND 身上有黑白相间条纹 THEN 该动物是斑马

3. 语义网络表示法

语义网络表示法是通过概念及其语义关系来表达知识的一种网络图,利用结点和"带标记的有向图",描述事件、概念、状况、动作以及客体之间的关系。语义网络表示法适用于描述客体之间的关系。

例:用语义网络表示下列知识:中国医科大学是一所大学,位于沈阳市,成立于 1931 年,结果如图 2-10 所示。

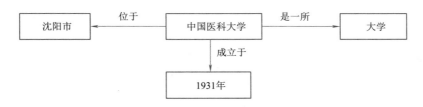

图 2-10 语义网络表示法示例

4. 框架表示法

框架表示法是以框架理论为基础发展起来的一种结构化的知识表示法。该理论认为人们对现实世界中各种事物的认识都是以一种类似于框架的结构存储在记忆当中的,当面临一个新事物时,就从记忆中找出一个适合的框架,并根据实际情况对其细节加以修改补充,从而形成对当前事物的认识。

框架有描述事物的各个方面的槽组成,每个槽可有若干个侧面。一个槽用于描述所讨论对象的某一方面的属性,一个侧面用于描述相应属性的一个方面。槽和侧面所具有的值分别称为槽值和侧面值。槽值可以是逻辑的、数字的,可以是程序、条件、默认值或是一个子框架。槽值含有如何使用框架信息、下一步可能发生的信息、预计未实现该如何做的信息等。

一个框架通常由框架名、槽名、侧面和值这四部分组成,其一般结构如下:

<框架名>

槽名1:

      侧面名11:值11

      侧面名12:值12

      ……

      侧面名1n:值1n

槽名2:

      ……

槽名m:

      ……

例:要用框架来描述"优秀科研课题"这一概念。首先分析课题所具有的属性,一个课题可能具有的属性有:课题名称、获奖单位、获奖日期、获奖情况等,这里只考虑这4个属性。这4属性可以定义为"优秀科研课题"框架的槽,而"获奖情况"这个属性还可以从获奖等级、颁奖部门和申报时间这3个侧面来加以描述。如果给各个槽和侧面赋予具体的值,就得到了"优秀科研课题"这一概念的一个实例框架,示例如下:

框架名:<优秀科研课题>

课题名称:肝纤维化无创性诊断标准的确立与临床应用

获奖单位:中国医科大学

获奖日期:2017年2月23日

获奖情况:

      获奖等级:省科学技术一等奖

      颁奖部门:辽宁省人民政府

      申报时间:2016年5月

5.本体表示法

本体是一个形式化的、共享的、明确化的、概念化规范。本体论能够以一种显式、形式化的方式来表示语义,提高异构系统之间的互操作性,促进知识共享。近些年来,本体论被广泛用于知识表示领域。本体层级体系由5个基本的建模元语组成,分别为:类、关系、函数、公理和实例。

①类:表示领域知识元,包括类以及任务、功能、策略、行为、过程等。

②关系:表示类之间的关联,如父子关系、相等关系等。

③函数:表示一类特殊的关系,即由前$n-1$个要素来唯一决定第n个要素,如:圆

的半径唯一决定其面积；

④公理：对于关系、函数的关联和约束。公理一般用槽的侧面来定义。

⑤实例：表示某个类的具体实体。

本体作为一种知识表示方法，与逻辑表示法、框架表示法等其他方法的区别在于他们属于不同层次的知识表示方法，本体表达了类的结构、类之间的关系等固有特征，即"共享概念化"，而其他的知识表示方法如语义网络等，可以表达某个体对实体的认识，不一定是实体的固有特征。

2.3.2　逻辑推理

逻辑推理是指人们在逻辑思维过程中，根据现实材料按逻辑思维的规律、规则形成概念、作出判断和进行推理的方法。逻辑推理是人工智能研究中最持久的领域之一，主要包括以下几类。

1. 演绎推理

演绎推理是一种由一般到个别的推理方法，即从已知的一般性知识出发，去推出蕴含在这些已知知识中的、适合于某种个别情况的结论。最有名的演绎推理要数亚里士多德的三段论，即"只要确定某些论断，某些异于它们的事物便可以必然地从如此确定的论断中推出"，通俗地说就是只要给定了确定的大前提和小前提，就能推出确切的结论。

例：

"人都会死。" ………………………………………………… 大前提

"苏格拉底是人。" ………………………………………………… 小前提

"所以苏格拉底会死。" ………………………………………………… 结论

2. 归纳推理

归纳推理是一种由个别到一般的推理方法，即从足够多的事例中归纳出一般性结论的推理过程。在数学实践中，人们发现很多奇数可以分解成 3 个素数的之和。例如：

$$17 = 3 + 3 + 11$$

$$41 = 11 + 13 + 17$$

$$77 = 7 + 17 + 53$$

$$461 = 5 + 7 + 449$$

……

由此，提出一个一般性的猜想"所有大于 5 的奇数都可以分解为 3 个素数之和"。

3. 默认推理

默认推理又称为缺省推理，它是在知识不完全的情况下假设某些条件已经具备所

进行的推理。例如:已知 A 条件"制造鸟笼",B 条件"鸟会飞?"(默认成立),则得出结论"鸟笼要有盖子"。

4. 确定性推理

确定性推理是指推理时所用的知识都是精确的,推出的结论也是确定的,其值或者为真,或者为假,没有第三种情况出现,例如逻辑运算中的真值 AND 假值 = 假值。

5. 不确定性推理

不确定性推理是指推理时所用的知识不都是精确的,推出的结论也不完全是肯定的,其值位于真与假之间。例如咳嗽有可能是普通感冒引起的,也可能是冷空气刺激引起的,还有可能咽喉炎引起的等等。

6. 单调推理

随着推理向前推进及新知识的加入,推出的结论越来越接近最终目标。例如:已知 A 条件"X 是一种哺乳动物",加入新知识 B 条件"X 也是一种鸟",得出结论 C"X 是鸭嘴兽"。

7. 非单调推理

由于新知识的加入,不仅没有加强已推出的结论,反而要否定它,使推理退回到前面的某一步,重新开始。例如:为三个人 X、Y、Z 安排会议时间,假设 A 条件"会议初步安排在周二举行",加入新知识 B 条件"X、Z 周二有时间,Y 周二没有时间",得出结论 C"会议不能安排在周二,考虑安排其他时间"。

2.3.3 机器学习

1. 机器学习

机器学习是根据已有的数据或经验,自动优化计算机程序性能的人工智能方法。机器学习的处理过程如图 2-11 所示,其中 T(tasks)表示任务,E(experience)表示经验,P(performance)表示性能。

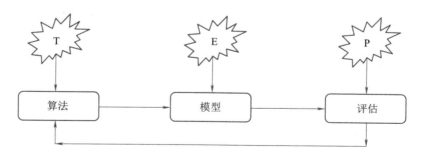

图 2-11　机器学习处理过程

图 2-11 表明机器学习是数据通过算法构建出模型并对模型进行评估,评估的性能如果达到要求就拿这个模型来测试其他的数据,如果达不到要求就要调整算法来重

新建立模型,再次进行评估,如此循环往复,最终获得满意的经验来处理其他的数据。

机器学习通常可分为监督学习、无监督学习、半监督学习和强化学习4类。

(1)监督学习

监督是从给定的训练数据集中学习一个函数(模型),当新的数据到来时,可以根据这个函数(模型)预测结果。监督学习的训练集要求包括输入和输出,也可以说是特征和目标。训练集中的目标是由人标注(标量)的。在监督式学习下,输入数据被称为"训练数据",每组训练数据有一个明确的标识或结果,如对防垃圾邮件系统中"垃圾邮件""非垃圾邮件",对手写数字识别中的"1""2""3"等。在建立预测模型时,监督式学习建立一个学习过程,将预测结果与"训练数据"的实际结果进行比较,不断调整预测模型,直到模型的预测结果达到一个预期的准确率。

简单地说监督学习是指在训练的时候就知道正确结果。比如教小孩子给水果分类,先给他一个苹果,然后告诉他,这是苹果,再给他一个苹果,接着告诉他,这是苹果,经过这样反复的训练学习,如果再给他苹果的时候,问他,这是什么? 他应该告诉你,这是苹果。如果给他一个梨,他应该告诉你,这不是苹果。监督学习常用的方法包括决策树、分类回归树、支持向量机、朴素贝叶斯等。

(2)无监督学习

与监督学习相比,无监督学习的训练集没有人为标注的结果。在非监督式学习中,数据并不被特别标识,学习模型是为了推断出数据的一些内在结构。

简单地说,无监督学习在训练的时候并不知道正确结果,继续上面的例子,给小孩子一堆水果,比如有苹果、橘子、梨三种,小孩子一开始不知道这些水果是什么,让小孩子对这堆水果进行分类。等小孩子分类完后,给他一个苹果,他应该将这个苹果放到刚刚分好的苹果堆中去。无监督学习常用的方法包括 KMeans 聚类、EM 算法、谱聚类等。

(3)半监督学习

半监督学习是介于监督学习与无监督学习之间的一种机器学习方式,是模式识别和机器学习领域研究的重点问题。它主要考虑如何利用少量的标注样本和大量的未标注样本进行训练和分类的问题。半监督学习对于减少标注代价,提高学习机器性能具有非常重大的实际意义。半监督学习常用的方法是协同训练、转导支持向量机。

半监督学习从诞生以来,主要用于处理人工合成数据,无噪声干扰的样本数据是当前大多数半监督学习方法使用的数据,而在实际生活中用到的数据却大部分不是无干扰的,通常都比较难以得到纯样本数据。

(4)强化学习

强化学习通过观察来学习动作的完成,每个动作都会对环境有所影响,学习对象根据观察到的周围环境的反馈来做出判断。在这种学习模式下,输入数据作为对模型的反馈,不像监督模型那样,输入数据仅仅是作为一个检查模型对错的方式,在强化学习下,输入数据直接反馈到模型,模型必须对此立刻做出调整。常见的应用场景包括动态系统以及机器人控制等。常见算法包括 Q-Learning 以及时间差学习等。

机器学习最成功的应用是计算机视觉领域,包括图像分割、图像检索、人脸检测对焦和 Kinect 的人体运动捕捉等。图 2-12 就是基于机器学习的图像语义分割的实例,从左侧图片中识别出摩托车及车手等信息。

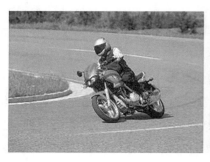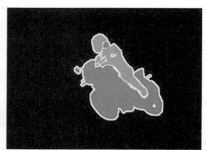

图 2-12　基于机器学习的图像语义分割

2. 深度学习

深度学习是一种源于神经网络理论,模拟人脑的机制进行分析学习、解释数据的机器学习技术。从本质上说,深度学习与传统机器学习没有实质性差别,都是希望在高维空间中,根据对象特征,将不同类别的对象区分开来。但深度学习的表达能力远远强于传统的机器学习。

简单地说,深度学习就是把计算机要学习的目标看成一大堆数据,首先把这些数据放进一个复杂的、包含多个层级的深度神经网络,如图 2-13 所示,然后检查经过这个网络处理得到的结果数据是不是符合要求。如果符合,就保留这个神经网络作为目标模型,如果不符合,就不断地调整神经网络的参数设置,直到输出满足要求为止。

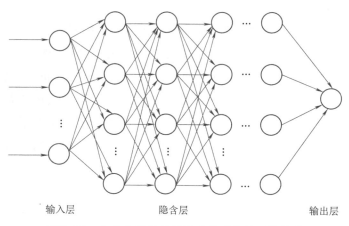

输入层　　　　　　　隐含层　　　　　　　输出层

图 2-13　含多个隐藏层的深度学习神经网络模型

深度学习的特征如下：

①深度学习需要海量数据进行样本训练与学习，以提高性能。

②深度学习依赖 GPU 硬件以进行大量高效的矩阵优化运算。

③深度学习需要从数据中直接获取更高等级的特征，如像素值、形状、纹理、位置和方向等。例如，在人脸识别过程中，首先通过低等级机器学习提取到人脸的边界、线条等特征，然后利用卷积神经网络进一步学习部分人脸，最后是高级的人脸描述。

④传统机器学习通常会将问题分解为多个子问题，结合所有子问题的结果获得最终结果。而深度学习提倡直接的端到端的解决问题。

⑤因为深度学习算法中参数很多，因此训练算法需要消耗更长的时间。

3. 机器学习和深度学习的应用领域

①计算机视觉：车牌识别、人脸识别、指纹识别、染色体字符识别、飞行器跟踪、精确制导等。

②信息检索：文本搜索、图像搜索等。

③市场营销：自动电子邮件营销、目标群体识别等。

④医疗诊断：癌症识别、异常检测、脏器重建、医学图像分析等。

⑤自然语言处理：情绪分析、照片标记等。

2.3.4　博弈

博弈是指具有竞争或对抗性质的行为。在这类行为中，参加斗争或竞争的各方各自具有不同的目标或利益。为了达到各自的目标和利益，各方必须考虑对手的各种可能的行动方案，并力图选取对自己最为有利或最为合理的方案。

博弈是人类社会和自然界中普遍存在的一种现象，博弈的双方可以是个人、群体，也可以是生物群或智能机器，各方都力图用自己的智力击败对方。

人工智能对博弈的研究多以下棋为对象，但其目的并不是为了让计算机与人下棋，而主要是为了给人工智能研究提供一个试验场地，对人工智能的有关技术进行检验，从而也促进这些技术的发展。

例如，前文提到的 AlphaGo 就是一款围棋人工智能程序。AlphaGo 通过深度学习技术学习了大量的已有围棋对局，接着应用强化学习通过与自己对弈获得了更多的棋局，然后用深度学习技术评估每一个格局的输赢率（即价值网络），最后通过蒙特卡洛树搜索决定最优落子。

例如图 2-14 中，所有没有落子的地方都是可能落子的，AlphaGo 在获胜的模拟对弈中，右下角箭头所示的地方落子率最高，达 79%，则此处为最优走法。模拟对弈中，落子率"最高"的走法就是优先选择的走法。

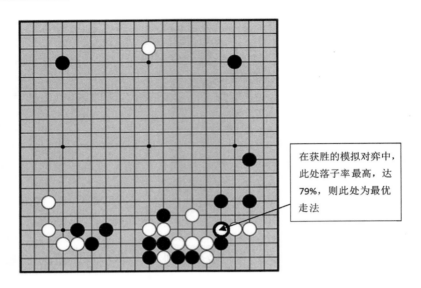

在获胜的模拟对弈中,此处落子率最高,达79%,则此处为最优走法

图 2-14　AlphaGo 最优走法的选择

AlphaGo 的成功不仅会引爆人工智能研究的热潮,也会促进人工智能与博弈论的进一步交融与发展。

2.3.5　机器翻译

机器翻译是支持翻译大量文本的应用程序或在线服务,将文本从"源"语言译成另一种"目标"语言的过程。目前最重要的机器翻译方式分为规则法和统计法。

（1）规则法

依据语言规则对文本进行分析,再借助计算机程序进行翻译。规则法机器翻译系统的运作通过三个连续的阶段实现:分析→转换→生成。根据三个阶段的复杂性规则法机器翻译可分为三级:

● 直接翻译:简单的词到词的翻译。

● 转换翻译:翻译过程要参考并兼顾到原文的词法、句法和语义信息。因为信息来源范围过于宽泛,语法规则过多且相互之间存在矛盾和冲突,转换翻译较为复杂且易出错。

● 国际语翻译:目前处于假想阶段,有待具体实现。

（2）统计法

通过对大量的平行语料进行统计分析,构建统计翻译模型(词汇、比对或是语言模式),进而使用此模型进行翻译,一般会选取统计中出现概率最高的词条作为翻译,概率算法依据贝叶斯定理。

假设要把一个英语句子 A 翻译成汉语,所有汉语句子 B 都是 A 的可能或是非可能的潜在翻译。$Pr(A)$ 是类似 A 表达出现的概率,$Pr(B|A)$ 是 A 翻译成 B 出现的概

率。找到两个参数的最大值，就能缩小句子及其对应翻译检索的范围，从而找出最合适的翻译。

2.3.6　专家系统

专家系统是一种在特定领域内具有专家水平解决问题能力的程序系统。它能够有效地运用专家多年积累的有效经验和专门知识，通过模拟专家的思维过程，解决需要专家才能解决的问题。

专家系统的基本工作流程是：用户通过人机界面回答系统的提问，推理机将用户输入的信息与知识库中各个规则的条件进行匹配，并把被匹配规则的结论存放到综合数据库中。最后，专家系统将得出最终结论呈现给用户。

专家系统通常由知识库、推理机、知识获取、解释器、综合数据库和人机交互界面等6个部分构成，基本结构如图2-15所示，其中箭头方向为数据流动的方向。

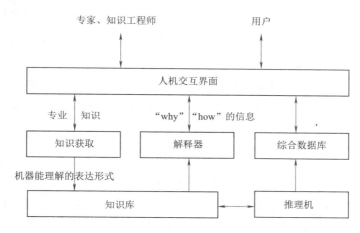

图2-15　专家系统基本结构

①知识库用来存放专家提供的知识。专家系统的问题求解过程是通过知识库中的知识来模拟专家的思维方式的，因此，知识库是专家系统质量是否优越的关键所在，即知识库中知识的质量和数量决定着专家系统的质量水平。一般来说，专家系统中的知识库与专家系统程序是相互独立的，用户可以通过改变、完善知识库中的知识内容来提高专家系统的性能。

②推理机针对当前问题的条件或已知信息，反复匹配知识库中的规则，获得新的结论，以得到问题求解结果。推理机就如同专家解决问题的思维方式，知识库就是通过推理机来实现其价值的。

③知识获取是专家系统知识库是否优越的关键，也是专家系统设计的"瓶颈"问题，通过知识获取，可以扩充和修改知识库中的内容，也可以实现自动学习功能。

④解释器能够根据用户的提问，对结论、求解过程做出说明，因而使专家系统更具

有人文意味。

⑤综合数据库专门用于存储推理过程中所需的原始数据、中间结果和最终结论，往往是作为暂时的存储区。

⑥人机交互界面是系统与用户进行交流时的界面。通过该界面，用户输入基本信息、回答系统提出的相关问题，并输出推理结果及相关的解释等。

●●●●●● 2.4 人工智能的发展趋势 ●●●●●●

人类科学技术的迅猛发展总是超乎人们的想象，很难准确地预测到人工智能的未来发展趋势。但是，从目前的一些前瞻性研究可以预测未来人工智能可能会向以下几个方面发展。

1. 人工智能在各行业领域应用具有巨大潜力

人工智能市场在零售、交通运输和自动化、制造业及农业等各行业领域具有巨大的潜力。驱动市场的主要因素是人工智能技术在各种终端用户领域的应用数量不断增加，提升了终端消费者的服务。

人工智能市场的繁荣也离不开信息基础设施完善、智能手机及智能穿戴式设备的普及。随着自然语言处理的技术不断精进，人工智能技术驱动消费服务领域不断发展，包括汽车信息通信娱乐系统、人工智能机器人及支持人工智能的智能手机等。

2. 人工智能导致医疗健康行业高速成长

医疗健康行业大量使用大数据及人工智能技术，提高了疾病诊疗水平、降低了医疗成本、改善了医患关系、促进了跨行业合作关系。此外，人工智能还广泛应用于临床试验、大型医疗计划、医疗咨询与宣传推广和销售开发。人工智能导致医疗健康行业从 2016 年到 2022 年高速成长，预计由于人工智能产生的医疗经济效益从 2016 年的 6.671 亿美元达到 2022 年的 79.888 亿美元，年均复合增长率为 52.68%。

3. 人工智能导致芯片技术的整合

人工智能芯片的核心是半导体及算法。人工智能硬件要求更快的指令周期与更低的功耗，要求更先进的封装技术，且必须与深度学习算法相结合。例如，苹果公司的 FaceID 脸部辨识就是 3D 深度感测芯片加上神经引擎运算功能，整合了红外线镜头、泛光感应组件、距离传感器、环境光传感器、前端相机、点阵投影器、喇叭与麦克风共计 8 个组件。

4. 人工智能取代屏幕成为界面设计/用户体验新接口

从个人计算机到智能手机时代以来，用户接口都是透过屏幕或键盘来实现人机互动。随着智能喇叭、虚拟/增强现实与自动驾驶等技术的引入，人类在不需要屏幕的情况下，也能够很轻松自在地与系统进行沟通。这表示着人工智能技术通过自然语言处理与机器学习让系统变得更加形象直观,也变得更加容易操控,可以取代屏幕在用户接口与用户体验的地位。

5.人工智能的终极目标是自主学习

人工智能的"大脑"变聪明是分阶段进行的,从机器学习进化到深度学习,再进化至自主学习。目前,仍处于机器学习及深度学习的阶段,若要达到自主学习需要解决四大关键问题。

首先,是为自主机器打造一个人工智能平台;还要提供一个能够让自主机器进行自主学习的虚拟环境,这个环境必须符合物理法则,如碰撞、压力、效果等都要与现实世界一样;然后再将人工智能的"大脑"放到自主机器的框架中;最后建立虚拟世界入口。目前,NVIDIA 推出自主机器处理器 Xavier,就在为自主学习机器的商用和普及做准备工作。

●●●●●● 本 章 小 结 ●●●●●

经历了移动互联网高速发展的阶段,当下信息技术领域正遭遇着创新乏力、竞争逐步激烈等困境,基于技术发展的商业模式创新红利日趋消退,全球产业发展正遭遇天花板,急需新一轮技术变革驱动商业模式的全面升级。人工智能作为万物互联时代最前沿的基础技术,将能够渗透至各行各业,并助力传统行业实现跨越式升级,实现全行业的重塑,成为掀起互联网颠覆性浪潮的新引擎。

本章主要讲解了人工智能的基础理论知识,包括人工智能的概念、研究方法、主要研究内容、应用领域和发展趋势,期待为智能医学领域的深入研究与应用提供理论支撑和技术支持,让我们憧憬智能医学美好明天的到来!

第3章

临床智能辅助诊断

临床智能辅助诊断是人工智能在医疗领域中最重要、最核心的应用。医学专家系统和临床决策支持系统具备大量的医学知识以及专家诊疗经验，在人工智能技术的作用之下，它能够准确地模拟出人类医学专家的诊病过程，提供快速、高效、精准的医学诊断结果和个性化治疗方案，以提升诊疗效率和质量，临床智能辅助诊断是人工智能在医学领域中最具成效的一个子领域。

●●●●●● 3.1 临床智能辅助诊断概述 ●●●●●●

临床智能辅助诊断是将人工智能技术用于辅助诊疗中，让计算机"学习"专家医生的医疗知识，模拟医生的思维和诊断推理，从而给出可靠的诊断和治疗方案。智能诊断应用是人工智能在医疗领域最重要、也最核心的应用。

临床智能辅助诊断属于 AI + 健康医疗领域，其融合了自然语言处理、认知技术、自动推理、机器学习等人工智能技术，提供快速、高效、精准的医学诊断结果和个性化治疗方案。人工智能在诊疗中的核心作用是辅助医生，提升其诊疗效率和水平，最终决策权依然在医生。

临床智能辅助诊断主要包括医学专家系统和临床决策支持系统，两个系统在具备大量的医学知识以及诊疗经验前提下，在人工智能技术的作用之下，借助于相关医学专家的经验，能够准确地模拟出人类医学专家的诊病过程，是人工智能在医学领域中最具成效的一个子领域。

临床智能辅助诊断的应用实例如下：

1. IBM Watson

IBM"沃森医生"（Dr. Watson）是肿瘤治疗领域的人工智能辅助诊断系统。它能够"诊断"8 种肿瘤疾病，诊断准确率达 90% 以上，被称为肿瘤学界的"阿尔法狗"，该系统已在 20 个国家或地区落地应用。2016 年 8 月，沃森与 21 家中国医院签约，2017 年在八省落地,覆盖150家三级综合医院。

Watson系统有深厚的理论基础,超过300种医学专业期刊、250本肿瘤专著和1 500万份论文研究数据,并保持每月更新。Watson系统也具备丰富实践经验,包括美国纪念斯隆·凯瑟琳癌症中心(MSKCC)、美国几十家医疗机构的大量肿瘤病例,并采集美国国立综合癌症网络(NCCN)的癌症治疗指南和MSKCC在美国100多年癌症临床治疗实践经验。Watson制定的治疗方案与MSKCC医学专家的治疗方案相比,可高达90%的符合度。而MSKCC是世界上历史最悠久、规模最大的私立癌症中心。Watson系统列出最符合当前条件的数个治疗方案,并按照优先级推荐给临床医生,同时注明各方案的循证支持和指南来源。

2. "智医助理"机器人

科大讯飞与清华大学联合研发的"智医助理"机器人参加2017年11月的医考笔试,在没有网、无信号的测试条件下,取得了456分的成绩,超过了合格线96分。在全国53万名考生中属于较高水平。"智医助理"系统的核心用"语义张量"的方法表述计算机中的海量医学知识。采用"关键点语义推理""上下文语义推理""证据链语义推理"在内的多尺度融合推理算法,让机器具备了词汇、句子、段落间的多层次推理能力。促使"智医助理"像人一样答题。

3. 儿童骨龄智能诊断系统

"依图医疗"的儿童骨龄智能诊断系统,基于医疗影像材料,通过对现有数据库的深度学习,让系统做出快速诊断供医生参考。此前医生的人工阅片,一次要耗时10到15分,这款产品将此过程缩短为5秒内,检测精确度可以达到0.1岁。2017年9月,"依图医疗"的儿童骨龄智能诊断系统已经在浙江大学医学院附属儿童医院临床应用。

4. 阿尔茨海默症人工智能诊断系统

2017年"雅森科技"发布阿尔茨海默症人工智能诊断系统。这套方案采用多模态的智能分析手段,用到了核磁、脑电、PET和量表等多项数据进行交叉验证,打造多模态神经网络训练模型。为了达到更加精准的诊断效果,"雅森科技"还针对不同年龄段的人群训练了6个不同的模型。目前"雅森科技"的系统可以提前两、三年预测阿尔兹海默症病发的可能性以及确认病情发展阶段。从而提前预警、干预治疗,其治疗效果将远高于中度或重度时期采取的药物治疗。系统给出的结果与医生99%相同。目前"雅森科技"的阿尔茨海默症诊断产品已经在协和医院经历了半年多的临床实验,2018年通过CFDA注册认证。

5. 百度医疗大脑

2016年10月,百度正式发布了人工智能在医疗领域内的最新成果"百度医疗大脑"。可以实现临床辅助诊断、健康管理、疾病预警预测等。百度医疗大脑是通过海量医疗数据、专业文献的采集与分析进行人工智能化的产品设计,模拟医生问诊流程,与用户交流,依据用户症状提出可能出现的问题,并通过验证给出最终建议。

未来人工智能在疾病诊疗中扮演的角色将愈发重要,它也将为居民提供日常的保健信息,全方位地为人们的健康保驾护航。

●●●●●● 3.2 医学专家系统 ●●●●●●

计算机技术的快速发展促进了人工智能和知识工程的革命,其中,应用最广泛、最有成就的分支就是专家系统。专家系统是在特定领域内具有专家水平,模拟专家的思维活动,推理判断,求解专门问题的计算机程序系统。目前专家系统已广泛应用于医疗、冶金、交通、化工、航空、气象、地质及军事等多个领域,并取得了巨大成功。

医学专家系统是医学知识工程和人工智能研究中非常活跃的分支,是运用专家系统的设计原理与方法,模拟医学专家诊断、治疗疾病的思维过程编制的计算机程序,它可以帮助医生解决复杂的医学问题,作为医生诊断、治疗以及预防的辅助工具,同时也有助于医学专家宝贵理论和丰富临床经验的保存、整理和传播。

医疗诊断领域是专家系统研究非常多的领域,世界上第一个功能较全面的专家系统是 1976 年美国斯坦福大学的 Shortliffe 等人成功研制的 MYCIN,MYCIN 是一个用于诊断和治疗细菌感染病的专家咨询系统,通过和用户的交流,在获取病人的病史和各种可能的化验数据后,该系统可以在化验数据不齐全的情况下进行推理,给出诊断结果。MYCIN 不仅能对传染性疾病做出专家水平的诊断和治疗,而且便于使用、理解、修改和扩充。从此,医学专家系统正式成为医学领域内一个重要的应用分支。随后,医学专家系统开发进入一个高潮时期,并且逐渐推向临床应用。在 MYCIN 系统框架基础上建立的肺功能专家系统 PUFF 系统,曾在旧金山太平洋医疗中心使用过相当长的一段时间,开创了医学专家系统临床应用的先例。同在 70 年代开发出来的著名医学专家系统还有由拉特格尔斯大学研制的用于青光眼诊断和治疗的 CASNET 专家咨询系统。1982 年,美国匹兹堡大学的 Miller 等发表了著名的 Internist-I 内科计算机辅助诊断系统,其知识库中包含 572 种疾病,约 4 500 种症状。1991 年由美国哈佛医学院 Bamett 等开发的“DXPLAIN”系统,包含 2 200 种疾病和 5 000 种症状。除了这些大型的医学专家系统以外,人们还设计了一些针对某一种或某一类疾病的专项诊断系统,比如,1990 年,Umbaugh 开发了皮肤癌辅助诊断系统,2000 年,Wells 等人开发了提高乳腺癌治疗计划的知识库系统。这些医学专家系统的开发和应用不但方便了医生和病人,也为医学科学的发展起到了极大的推动作用。

我国医学专家系统的研制起步从 20 世纪 70 年代末开始,但是发展速度相当快。1978 年,北京中医医院著名教授关幼波与电子计算机室的科研人员共同合作,开发了“关幼波肝病诊疗程序”,在国内率先把中医学这门古老的民族科学与先进的电子计算机技术结合起来,开创了我国最早的中医医学专家系统。随后,吉林大学与白求恩医科大学合作,又开发了"中医妇科专家系统"。特别是进入 21 世纪后,国内各界人士也纷纷研究和开发了针对不同医学领域的各种医学诊断专家系统,如基于螺旋 CT 图像的冠状动脉钙化点的诊断系统、中医专家系统、掌纹诊病专家系统、骨肿瘤辅助诊断专家系统、十二指肠溃疡的诊断专家系统等。

医学人工智能研究最多且成果最显著的是医学专家系统。专家系统是目前人工智能中最活跃、最有成效的一个研究领域。

3.2.1 医学专家系统的概念

所谓"专家",一般都拥有某一特定领域的大量知识,以及丰富的经验。在解决问题时,专家们通常拥有一套独特的思维方式,能较圆满地解决一类困难问题,或向用户提出一些建设性的建议等。

医学专家系统是一个具有大量专门知识与经验的程序系统,它应人工智能技术,根据某个领域一个或多个人类专家提供的知识和经验进行推理和判断,模拟人类专家的决策过程,以解决那些需要专家决定的复杂问题。例如,一个医学专家系统就能够像真正的专家一样,诊断病人的疾病,判别出病情的严重性,并给出相应的处方和治疗建议等。

医学专家系统可以解决的问题一般包括解释、预测、诊断、提供治疗方案等。高性能的医学专家系统也已经从学术研究开始进入临床应用研究。随着人工智能整体水平的提高,医学专家系统也将获得发展,新一代专家系统有分布式专家系统和协同式专家系统等,其在医学领域的应用将更有利于临床疾病诊断与治疗水平的提高。

3.2.2 医学专家系统知识的获取

知识处理系统需要对专家或书本知识进行理解和认识,在此基础上进行选择、抽取、汇集、分类和组织。知识获取的任务包括:从已有知识和实例中产生新知识;从外界学习新知识的机理和方法;检查或保持已获取知识集合的一致性和完全性;保证已获取的知识集合无冗余。知识获取分主动式和被动式两大类。主动式知识获取又称知识的直接获取,是在领域专家给出的数据或资料的基础上,利用一些计算机软件工具直接自动从给定数据或资料中获取或产生知识的方法。被动式知识获取亦称知识的间接获取,一般需要通过中介人(知识工程师或用户),采用知识编辑器等工具,将知识转入知识处理系统的方法。按获取知识的工作方式,可以将知识获取分成交互式和自主式两种。交互式知识获取在获取过程中需要不断与人交互,这种方式是知识获取中的主要方式,用户或知识工程师具有较大影响力和控制力。自主式知识获取在整个知识获取过程中完全由知识处理系统自主完成,这种方式方便、高效,是人工智能领域研究的热点之一,其中包括语音识别、文字识别、自然语言理解和认知科学等。

近年来,随着电子信息技术的迅速发展,医院信息系统(Hospital Infomation system, HIs)和医疗设备的广泛应用,医疗数据库的信息容量不断膨胀。这些海量的医疗数据对于疾病的诊疗和医学研究具有很高的价值。由于这些海量数据十分复杂,且具有不完整、高维、异种、模糊和随机等特点,无法使用传统的数据分析工具和技术进行处理。为了解决这个问题,Fayyad 于 1989 年首次提出知识发现(Knowledge Discovery in Data, KDD)的概念,它是指从数据集中提取可信的、新颖的、具有潜在使用价值的能够被人类所理解的模式的非烦琐的处理过程。尽管一直以来有关知识发现与数据挖掘的关系有许多不同看法,但是知识发现的九阶段模型是大多数学者都认可的。这九个阶段分别为:数据准备、数据选择、数据预处理、数据缩减、知识发现、目标确定、数据挖掘算法确定、数据挖掘、模式解释与评估。

①数据准备:了解应用领域的相关情况,熟悉相关背景知识,确定用户的需求。

②数据选择:根据用户的要求从数据库中提取出与 KDD 相关的数据,KDD 将主要从这些数据中进行知识提取,在此过程中,会利用一些数据库操作对数据进行处理。

③数据预处理:对从数据库中提取的数据进行清洗,检查数据的完整性及数据的一致性,对其中的噪声数据、缺失数据进行处理。对噪声数据通常要解决的问题包括如何发现和处理重复记录和错误的属性值,对数据采取什么样的数据平滑工作,以及如何发现和处理孤立点。

④数据缩减:经过预处理的数据,根据知识发现的任务对数据进行再处理,主要通过投影或数据库中的其他操作减少数据量。

⑤确定 KDD 的目标:根据用户的要求,确定 KDD 是发现何种类型的知识,因为对 KDD 的不同要求会在具体的知识发现过程中采用不同的知识发现算法。

⑥确定知识发现算法:在确定 KDD 目标后,根据这个目标选择合适的知识发现算法,包括选择合适的模型和参数,并使得知识发现算法与整个 KDD 的评价标准相一致。

⑦数据挖掘:运用选定的知识发现算法,从数据中提取出用户所需要的知识,这些知识可以用一种特定的方式表示或使用一些常用的表示方法,如产生式规则或回归方程等。

⑧模式解释:对发现的模式进行解释。在此过程中,为了取得更为有效的知识,可能会返回到前面的处理步骤中反复进行前面的 KDD 过程,从而提取出更有效的知识。

⑨知识评价:将发现的知识以用户能理解的方式呈现给用户,同时对所发现的知识进行检验和评估。

上述的每个处理阶段都可以借助于相应的处理工具来完成相应的工作。在处理过程的任意阶段都可以返回以前的阶段进行再处理。整个模型呈现阶梯状递进过程,如图 3-1 所示,因此被称作阶梯处理过程模型。

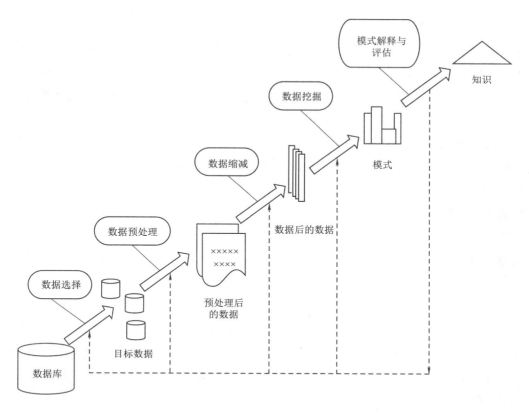

图 3-1 KDD 模型阶梯状递进过程图

临床医学知识的获取与知识库的构建是研究专家系统的核心内容之一。因此也受到国内外研究领域以及医疗卫生领域的广泛关注。目前临床医学知识的主要来源包括临床指南、医学文献、电子病历以及医学专家的知识。可以从临床病例数据中挖掘案例知识，再在案例知识中发现规则知识，知识获取过程与处理过程模型应是基本吻合的。

3.2.3 医学专家系统的推理方法

医学专家系统的推理方法是指从已有事实推出新的事实的过程，医生诊断疾病就是一个推理过程。医生一般是：①通过询问病史、体格检查、实验室检查和辅助检查手段搜集临床资料；②整理、分析、评价资料；③提出诊断；④给出治疗处理。推理的方法有多种多样，医生可根据不同临床资料或不同疾病特点采用相应的推理方法，作为模拟医生诊治疾病的医学专家系统有多种推理方法。

1. 医学专家系统的推理方法

（1）基于规则推理

基于规则的推理是从医学领域专家那里获取问题求解的知识，概括、转化为易于被计算机表示和推理的形式，以知识库中已有知识构成的规则为基础，将初始证据与知识库中的规则进行匹配的推理技术。

系统工作时,用户事先提供一组初始证据,被放入综合数据库;推理机根据用户提供的初始数据到知识库中寻找匹配知识,形成一个当前匹配知识集,然后按照有关策略,将当前结果加入到综合数据库中,继续进行后面的推理,重复此推理过程,直到所有或大多数临床表现与某一种疾病匹配,然后作出疾病的诊断。

较早的专家系统一般都使用概率统计法,从疾病的症状、体征、实验室和其他检查指标的发生频率与疾病概率之间的明确统计学分析,得出最相似的诊断。临床上不少疾病,当我们获得几项临床资料后就可以肯定地做出某种疾病的诊断,这些疾病适合用基于规则的推理。该推理方法对规则的形式做出了严格的规定,因此可以很方便地对推理过程作出解释。然而这种规则系统也存在着缺陷:疾病的种类繁多,症状各异,因而需要很多规则,当知识库中的规则太多时会导致系统推理前后产生矛盾;另外,自学习能力很弱。

（2）基于案例推理

基于案例的推理是通过查找知识库中过去同类问题的解决方案从而获得当前问题解决方案的一种推理模式,这一过程与医生看病采取的方法很相似。基于案例推理是一种相似推理方法,事例按一定的模式在知识库中组织,应用存储于计算机中的事例形成解决相似或稍有变化问题的一种问题求解方法。

案例推理专家系统有功能强大的事例库,具备自学习能力,可以不断添加案例,提高其解决问题质量。然而这种系统也有局限性:怎样有效地表示病例以及如何在大型病例库中快速有效地检索相似病例等。

（3）模糊数学推理

在临床上,有时用于病人疾病诊断的主要的临床表现及其程度都是不确定和难以用数字表达的,有时临床表现与疾病的关系也是不确定的,单纯用基于规则的推理或基于案例的推理是较为困难或推理的结果准确性会比较差。模糊推理是运用模糊数学的理论建立模型,对不明确的信息进行分类,解决用一般数学模型难以描述的高度复杂和非线性的问题。系统工作时,根据输入的初始不确定性信息,利用模糊知识库中的不确定性知识,按一定的模糊推理策略,较理想地处理待解决的问题,给出恰当的结论。为了实现模糊推理,模糊推理机不仅要具备一般专家系统推理机所具有的推理控制策略,而且还要定义一组函数,用于推理过程中不确定性的传播。模糊专家系统对于解决初始信息不太明确的问题具有较好效果。

（4）基于规则的神经网络推理

在许多疾病的诊断中,由于获得的临床信息可能不完整又含有假象,经常遇到不确定性信息,决策规则可能相互矛盾,有时表现无明显的规律可循,这给传统推理方法的专家系统应用造成极大困难。人工神经网络(Artificial neural network, ANN)能突破这些障碍。人工神经网络是一种模拟人类大脑神经系统功能的方法,运用大量的简单处理单元(神经元),经广泛并行互连所构成的人工网络。基于神经网络推理的专家系统既能保持专家系统原有特点又兼有神经网络特点:它由专家提供范例及相应的诊断结果,通过特定的学习算法对样本学习并不断修改网络各神经元之间的连接权,把知识和经验分布到网络的连接权上,使知识规则变为数字形式,便于知识库的组织和管理;人工神经网络系统有自学习功能,可以通过大规模并行分布式处理,实现知识的自动获取,并且可进行并行联想和自适应推理,具有较好的实时性和良好的启发性、灵活性,使知识获取的质量有了很大的提高。但也存在缺点:①仅适用于解决一些规模较小的问题;②系统的性能在很大程度上受训练数据集的限制,难以解决异类数据源的融合和共享;③知识提取过程繁杂而低效。

以上四种基本推理方法均有其优缺点,在一个医学专家系统开发中可以采用一种以上的方法,取长补短,使专家系统更接近于人类专家。

2. 医学专家系统的推理控制

医学专家系统的推理控制主要是指推理方向的选择、推理时所用的搜索策略及冲突解决策略等。产生式规则的控制策略与知识表达方法有关。基于产生式规则的推理控制如下:

推理方向:用于确定推理的驱动方式。分为正向推理(由已知事实出发)、反向推理(以某个假设目标作为出发点)和正反向混合推理(正向推理和反向推理相结合)。

(1)正向推理

正向推理又称数据驱动推理,是按照由条件推出结论的方向进行的推理方式,它从一组事实出发,使用一定的推理规则,来证明目标事实或命题的成立。一般的推理过程是先向综合数据库提供一些初始已知事实,控制系统利用这些数据与知识库中的知识进行匹配,被触发的知识,将其结论作为新的事实添加到综合数据库中。重复上述过程,用更新过的综合数据库中的事实再与知识库中另一条知识匹配,将其结论更新至综合数据库中,直到没有可匹配的新知识和不再有新的事实加入到综合数据库中为止。然后测试是否得到解,有解则返回解,无解则提示运行失败。

实现正向推理需要解决的问题:

①确定匹配(知识与已知事实)的方法。

②按什么策略搜索知识库。

③冲突消解策略。

特点:正向推理简单,易实现,但目的性不强,效率低。

(2)逆向推理

以某个假设目标作为出发点。基本步骤是:

①选定一个假设目标。

②寻找支持该假设的证据,若所需的证据都能找到,则原假设成立;若找不到所需要的证据,说明原假设不成立的;需要另作新的假设。

实现逆向推理需要解决的问题:

①如何判断一个假设是否有证据?

②当导出假设的知识有多条时,如何确定先选哪一条?

③一条知识的运用条件一般都有多个,当其中的一个经验证成立后,如何自动地换为对另一个的验证?

特点:目的性强,利于向用户提供解释,但选择初始目标时具有盲目性,比正向推理复杂。

(3)混合推理

①先正向后逆向:先进行正向推理,帮助选择某个目标,即从已知事实演绎出部分结果,然后再用逆向推理证实该目标或提高其可信度。

②先逆向后正向:先假设一个目标进行逆向推理,然后再利用逆向推理中得到的信息进行正向推理,以推出更多的结论。

搜索策略:推理时要反复用到知识库中的规则,而知识库中的规则又很多,这样就存在着如何在知识库中寻找可用规则的问题,即用较小的代价获得较高质量的结果。可以采用各种搜索策略有效地控制规则的选取。

冲突解决策略:在推理过程中,系统要不断地用数据库中的事实与知识库中的规则进行匹配,当有一个以上规则的条件部分和当前数据库相匹配时,就需要有一种策略来决定首先使用哪一条规则,这就是冲突解决策略。冲突解决策略实际上就是确定规则的启用顺序。

3.2.4 医学专家系统的设计与实现

医学专家系统的结构是指专家系统各组成部分及相互组织形式。完成不同任务的专家系统可能具有不同的结构和功能。一般来讲,医学专家系统都应包括六个组成部分:医学知识库、推理机、动态数据库、解释及输入/输出接口、知识获取,其一般结构如图3-2所示。

1. 医学专家系统的结构

(1)医学知识库

知识库是知识的存储器,用于存储医学领域专家的经验性知识以及有关的事实、一般常识等。知识库中的知识来源于知识获取机构,同时它又为推理机提供求解问题所需的知识。

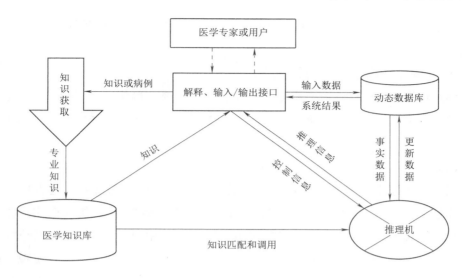

图 3-2 医学专家系统的结构

（2）推理机

推理机是专家系统的"思维"机构，实际上是求解问题的计算机软件系统。推理机的运行可以有不同的控制策略。

（3）动态数据库

动态数据库又称为"黑板"或"数据库"。它是用于存放推理的初始证据、中间结果以及最终结果等的工作存储器（Working Memory）。

（4）解释、输入/输出接口

解释、输入/输出接口是医学专家系统与医学专家及用户之间进行联系和沟通的程序集合。其基本任务是进行数据、信息或命令输入、结果输出和信息显示等。医学专家可以通过人机接口输入新的知识，更新、完善知识库；用户则通过人机接口输入问题，向系统提出咨询，系统通过它输出结果回答用户的询问等。

（5）知识获取

知识获取是指通过人工方法或机器学习的方法，将医学领域内的事实性知识和医学领域专家所特有的经验性知识转化为计算机程序的过程，是一件很困难的工作。知识获取被认为是专家系统中的一个"瓶颈"问题。

2. 医学专家系统的设计原则

在掌握了知识获取、知识表示、推理机制以及解释器的基本技术后，就可以进行医学专家系统的设计工作。在设计医学专家系统时，要遵循以下原则。

（1）知识与知识处理机构相对独立的原则

医学专家系统的知识库是不断更新和完善的，而推理机构是计算机程序的一部分，其维护与更新相对较困难。因此，为适应知识的更新与变化，增加系统适用

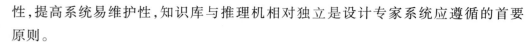

性,提高系统易维护性,知识库与推理机相对独立是设计专家系统应遵循的首要原则。

（2）按系统功能进行模块设计原则

模块化设计是计算机系统开发的常用方法,为使系统脉络清晰、易于调试,绝大多数医学专家系统均采用按系统功能划分模块的原则,将医学专家系统划分为几个相对独立的功能模块。

（3）交互性原则

用户使用医学专家系统或者管理人员对系统进行维护都需要通过人机交互界面来完成,尤其用户在咨询过程中,需向系统表达相关事实,系统则要向用户输出求解结果及相关解释信息,另外在用户使用系统的过程中,也可能要回答系统提出的问题,以利系统更有效地工作,这就需要有一个良好的人机交互接口来实现。因此良好的人机交互界面及良好的人机交互能力是医学专家系统设计必须实现的目标之一。

（4）合作原则

医学专家系统的构造者涉及医学领域专家、知识工程师、软件工程师、用户、系统管理维护人员等。这些人员都是设计、开发或使用医学专家系统的直接人员,在设计开发专家系统过程中,必须将这些人员很好地组织起来,结合各自的特长及要求充分发表意见和建议,为设计完善、高效的医学专家系统奠定基础。

3. 医学专家系统设计的关键因素

设计医学专家系统的关键有两大部分,一是建造知识库,主要技术是知识获取和知识表示;二是设计推理机构与推理策略,主要技术是基于知识规则的推理和对推理解释。

知识获取是从医学领域专家处提取知识,并将其转化为专家系统程序,是一个艰巨而细致的过程。而知识表示主要研究各种语义信息的数据结构设计,以便在这些数据结构中存储知识,开发各种操作,把医学领域知识有效转换为计算机能够处理的信息。

推理涉及的两个基本问题是推理方向的选择以及冲突消解。正向推理和反向推理是两种基本的推理方式,推理方式的选择决定于待解问题的特点以及医学专家的习惯。在求解某具体问题时,当可用知识不止一条,如何有效选择其中一条并加以利用的过程称为冲突消解。而这些关键工作的直接参与者就是医学领域专家、知识工程师、软件工程师以及用户等。

4. 医学专家系统设计开发

医学专家系统的开发过程一方面要遵循软件工程的步骤和原则,另一方面又有其独特的地方,其设计与实现的一般过程如图3-3所示。

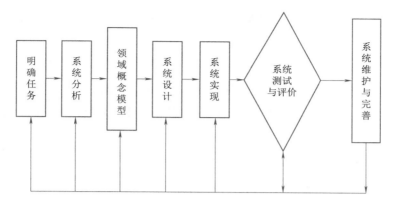

图 3-3 医学专家系统的开发过程

（1）选题与明确任务

首先要对问题进行调研，征求多方面的意见，列出所有可供考虑的问题；然后确定候选问题，通过分析、交流、讨论，最后确定开发何种医学专家系统更适合该领域问题的求解。明确任务就是要明确问题的相关要素，如问题的类型、范围，开发过程需要哪些参与者，构建该医学专家系统的目标、基础、工作环境以及与问题有关的知识领域等，还涉及研究问题的难度估计和开发工作的预期进度，系统开发所需依赖的资源等一系列工作。

（2）系统分析阶段

系统分析的主要目的是确定系统所研究的领域是否适用医学专家系统。用户的具体需求，包括功能需求和性能需求等。还要分析设计开发此系统的成本和收益。该阶段主要完成开发医学专家系统的可行性分析。

（3）领域模型阶段

该阶段的主要任务是获取医学专家系统所需的领域知识并构建知识库。分为医学领域概念模型建立、医学领域形式化模型建立及医学领域知识库的构建。

医学领域概念模型是采用一种适于知识处理的方式对相关概念、实体对象及关系进行描述或表示。此阶段的主要任务：一是通过走访领域专家及现场技术人员，查阅国内外大量的文献资料来获取领域知识，掌握专家处理领域问题的方法和思路；二是对所获得的信息进行分析、比较、归纳、整理，找出大量领域知识之间的内在规律，建立医学领域概念模型，并请医学专家审查。

医学领域形式化是采用特定的符号语言描述重要概念和关系，将有关知识和经验条理化、层次化、系统化。按照严格的关系建立医学领域的符号化模型，使计算机能够识别和利用。

医学领域知识库构建是根据形式化模型，选取相应的知识表示方法及推理策略，用开发医学专家系统的语言和工具把获取到的专家知识逻辑性地表达出来，并以适当的形式存储到计算机中形成知识库。主要包括医学领域知识表示模式的选择、推理机制的确立等工作内容。

（4）系统设计

系统设计的主要任务包括：对系统的进一步理解，详细定义所涉及的问题，确定实施策略、推理方式、对话机制等。具体包括：知识库设计、知识库操作设计、系统体系结构设计、知识描述语言设计、知识库管理系统设计、执行机构的设计、界面设计、推理解释机制的设计、菜单命令的设计等，另外，设计要为项目管理提供直观的监测点，使用户参与系统的开发，合理组织人员，协调项目进展。

（5）系统实现

系统实现阶段，知识工程师把形式化的领域知识转变成计算机程序。要解决以下问题：知识库中将规则和事实分离；知识表示的一致性；推理机的具体实现；工具和语言功能的适当扩充等。编制程序时要考虑内容和形式的一体化，一体化包括各种知识的结合和重组，以消除数据结构和规则或控制之间的不匹配。程序编好以后，还要将程序在计算机上进行编译、验证、修改，反复调试，保证系统顺利运行。

（6）测试与评价

医学专家系统必须反复进行测试与评价，发现并改正其中的错误，完善系统功能，才能使之更加实用，因而有必要通过运行大量的实例来检测系统的性能以及系统的实现方案是否合适。

对系统的测试和评价主要看它解决问题是否达到医学专家水平，知识表示模式的选取是否恰当，知识库中的知识和推理规则的正确性、完整性、一致性，知识库维护是否容易，人机接口使用是否实用和友好，系统的成本与效益情况是否满足要求，系统的解释是否恰当、充分，测试的问题是否覆盖整个领域系统，速度是否能使用户满意等。测试和评价的结果如果不符合客户的需求，需重新回到各个开发阶段、重新形式化概念建立、重新提炼推理规则。

（7）系统维护与完善

系统维护是在系统已经交付后，为改正错误或满足新的需求而修改软件的过程。系统维护的目的是保证软件系统能够持续地与用户环境、数据处理操作的要求取得协调。系统维护包括正确性维护、适应性维护、完善性维护和预防性维护四个方面，主要维护内容有程序维护、数据维护和硬件维护等。

3.2.5 医学专家系统的应用案例——慢性乙型肝病治疗之医学专家系统

慢性乙型肝病专家系统能够按照病人相关情况，辅助临床医生制定病人的治疗方案，用于指导肝病治疗、临床教学以及科研工作等。

1. 数据收集

病人资料来源基于医院信息管理系统中电子病历的积累数据,病人资料入选标准满足以下条件:

(1) 从 2014 年 5 月到 2016 年 5 月住院的病人。

(2) 出院诊断符合慢性乙型肝炎的分类,包括以下诊断:①慢性轻度乙型病毒性肝炎;②慢性中度乙型病毒性肝炎;③慢性重度乙型病毒性肝炎;④乙型肝炎肝硬化代偿期;⑤乙型肝炎肝硬化失代偿期。

(3) 疗效好转的病人。

病人资料排除标准(以下疾病有可能会对肝脏指标产生影响,需要排除包含这些疾病的病人相关记录):

- 其他病毒性肝炎(甲、丙、丁、戊型病毒性肝炎等)。
- 合并其他病毒感染,如上呼吸道感染、肺炎等。
- 合并酒精性肝病。
- 合并肝癌以及鼻咽癌等其他癌症。
- 合并药物性肝炎。
- 合并抗菌药物影响。
- 合并自身免疫性肝炎。
- 妊娠期合并肝功能损伤。
- 合并糖尿病。
- 肝吸虫病(又称华支睾吸虫病)。
- 血吸虫。
- 系统性红斑狼疮。
- 急性结石性胆囊炎。

2. 知识库构建

知识库构建是根据肝病专家处理问题的方法和思路,对所获得的信息使用与之相适应的数据模型进行分析、比较、归纳、整理,找出大量肝病知识之间的内在规律。本系统需要采集的属性及其说明如表 3-1 所示。

表 3-1　采集的属性及其说明信息

序号	属性名	代表的指标	取值及说明
1	ALT	谷丙转氨酶	数值,单位为 U/L,ALT 大于或等于 80U/L 为"higher",小于 80U/L 大于或等于 40U/L 为"high",ATL 小于 40U/L 为"normal"(正常参考值为 5 ~ 40U/L)

续表

序号	属性名	代表的指标	取值及说明
2	HBV-DNA	乙肝病毒的脱氧核糖核酸（即乙肝病毒基因）	higher,high,positive,negative［其中 higher = 大于或等于 20 000IU/ml（相当于 10^5 拷贝/ml）；high = 大于或等于 2 000IU/ml（相当于 10^4 拷贝/ml）小于 20 000IU/ml（相当于 10^5 拷贝/ml）；positive = 大于或等于 200IU/ml（相当于 10^3 拷贝/ml）小于 2 000IU/ml（相当于 10^4 拷贝/ml）；negative = 小于 200IU/ml（相当于 10^3 拷贝/ml）］
3	HBeAg	乙型肝炎 E 抗原	positive,negative［其中 positive = 阳（＞0.5PEIU/ml,大三阳）,negative = 阴（0~0.5PEIU/ml,小三阳）］
4	Age	年龄	数值,单位为岁
5	Treatment	是否进行抗病毒治疗	yes,no,fur（yes = 是，no = 否，fur = 需要进一步检查以确定是否采用进行抗病毒治疗的方案）

通过医院信息管理系统的电子病历,按病人资料的入选标准、排除标准进行病人资料的数据处理筛选,最终得到符合条件的病人病例。收集到的病人信息如表 3-2 所示。

表 3-2 病人信息表

ALT	HBVDNA	HbeAg	Age	Treatment
1 475	negative	negative	29	yes
26	higher	positive	25	yes
443	high	negative	35	yes
769	higher	positive	28	yes
909	negative	positive	24	yes
33	negative	negative	21	no
1 073	higher	positive	26	yes
65	positive	positive	25	no
25	negative	negative	35	no
326	negative	negative	35	yes
…	…	…	…	…

对表 3-2 所示的信息进一步处理,得到适合计算机处理的知识表示形式。比如:
①将属性 Age 取值进行分段:年龄大于或等于 40 岁的取值为"junior",小于 40 岁

的取值为"senior"。

②将属性 ALT 取值进行分段:ALT 大于或等于 80 U/L 为"higher",小于 80 U/L 大于等于 40 U/L 为"high",ALT 小于 40 U/L 为"normal"(正常参考值为 5 ~ 40 U/L)。

经过上述步骤后,得到数据处理后的病人信息,如表 3-3 所示。

表 3-3　数据处理后的病人信息表

ALT	HBVDNA	HbeAg	Age	Treatment
higher	negative	negative	junior	yes
normal	higher	positive	junior	yes
higher	high	negative	junior	yes
higher	higher	positive	junior	yes
higher	negative	positive	junior	yes
high	negative	negative	senior	no
normal	negative	negative	junior	no
higher	higher	positive	junior	yes
high	positive	positive	junior	no
normal	negative	negative	junior	no
…	…	…	…	…

根据肝病专家的经验,对数据集进行分析,生成决策树,如图 3-4 所示。

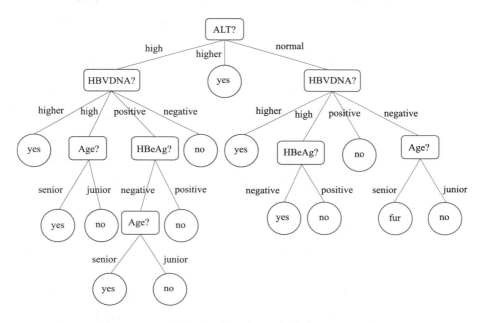

图 3-4　专家系统的决策树

通过对得出的决策树进行分析,提取到以下 14 条规则:

①对于 ALT 大于或等于 80 U/L(即 ALT = higher)的病人,采用进行抗病毒治疗的方案(即 Treatment = yes);

②对于 ALT 小于 80 U/L 大于等于 40 U/L(即 ALT = high)且 HBVDNA 大于或等于 20 000 IU/ml)(相当于 10^5 拷贝/ml)(即 HBVDNA = higher)的病人,采用进行抗病毒治疗的方案(即 Treatment = yes);

③对于 ALT 小于 80 U/L 大于等于 40 U/L(即 ALT = high)且 HBVDNA 大于或等于 2000 IU/ml(相当于 10^4 = 拷贝/ml)小于 20 000 IU/ml(相当于 10^5 拷贝/ml)(即 HBVDNA = high)的病人且、Age 大于 40 岁(即 Age = senior)的病人,采用进行抗病毒治疗的方案(即 Treatment = yes);

④对于 ALT 小于 80 U/L 大于等于 40 U/L(即 ALT = high)且 HBVDNA 大于或等于 2000ILJ/ml)(相当于 10^4 = 拷贝/ml)小于 20 000 IU/ml(相当于 10^5 拷贝/ml)(即 HBVDNA = high)病人且 Age 小于或等于 40 岁(即 Age = junior)的病人,不采用进行抗病毒治疗的方案(即 Treatment = no);

⑤对于 ALT 小于 80 U/L 大于等于 40 U/L(即 ALT = high)且 HBVDNA 大于或等于 200IU/ml(相当于 10^3 拷贝/ml)小于 2 000 IU/ml(相当于 10^4 = 拷贝/ml)(即 HBVDNA = positive)且 HBeAg 为阴性(即 HBeAg = negative)、Age 大于 40 岁(即 Age = senior)的病人,采用进行抗病毒治疗的方案(即 Treatment = yes);

⑥对于 ALT 小于 80 U/L 大于等于 40 U/L(即 ALT = high)且 HBVDNA 大于或等于 200IU/ml(相当于 10^3 拷贝/ml)小于 2 000 IU/ml(相当于 10^4 = 拷贝/ml)(即 HBVDNA = positive)且 HBeAg 为阴性(即 HBeAg = negative)、Age 小于等于 40 岁(即 Age = junior)的病人,不采用进行抗病毒治疗的方案(即 Treatment = no);

⑦对于 ALT 小于 80 U/L 大于等于 40 U/L(即 ALT = high)且 HBVDNA 大于或等于 200IU/ml(相当于 10^3 拷贝/ml)小于 2 000 IU/ml(相当于 10^4 = 拷贝/ml)(即 HBVDNA = positive)、HBeAg 为阳性(即 HBeAg = positive)的病人,不采用进行抗病毒治疗的方案(即 Treatment = no);

⑧对于 ALT 小于 80 U/L 大于等于 40 U/L(即 ALT = high)且 HBVDNA 小于 200 IU/ml(相当于 10^3 拷贝/ml)(即 HBVDNA = negative)的病人,不采用进行抗病毒治疗的方案(即 Treatment = no);

⑨对于 ALT 小于 40 U/L(即 ALT = normal)且 HBVDNA 大于或等于 20 000 IU/ml(相当于 10^5 拷贝/ml)(即 HBVDNA = higher)的病人,采用进行抗病毒治疗的方案(即 Treatment = yes);

⑩对于 ALT 小于 40 U/L(即 ALT = normal)且 HBVDNA 大于或等于 2 000 IU/ml)(相当于)10^4 拷贝/ml)小于 20 000 IU/ml(相当于 10^5 拷贝/ml)(即 HBVDNA = high)、HBeAg 为阴性(即 HBeAg = negative)的病人,采用进行抗病毒治疗的方案(即

Treatment = yes）;

⑪对于 ALT 小于 40 U/L（即 ALT = normal）且 HBVDNA 大于或等于 2 000 IU/ml）（相当于）10^4 拷贝/ml）小于 20 000 IU/ml）（相当于 10^5 拷贝/ml）（即 HBVDNA = high）、HBeAg 为阳性（即 HBeAg = positive）的病人,不采用进行抗病毒治疗的方案（即 Treatment = no）;

⑫对于 ALT 小于 40 U/L（即 ALT = normal）且 HBVDNA 大于或等于 200 IU/ml（相当于 10^3 拷贝/ml）小于 2 000 IU/ml）（相当于 10^4 = 拷贝/ml）（即 HBVDNA = positive）的病人,不采用进行抗病毒治疗的方案（即 Treatment = no）;

⑬对于 ALT 小于 40 U/L）（即 ALT = normal）且 HBVDNA 大于或等于 200 IU/ml（相当于 10^3 拷贝/ml）HBeAg 为阴性（即 HBeAg = negative）、Age 大于 40 岁（即 Age = senior）的病人,需要进一步检查以确定是否采用进行抗病毒治疗的方案（即 Treatment = fur）;

⑭对于 ALT 小于 40 U/L）（即 ALT = normal）且 HBVDNA 大于或等于 200 IU/ml（相当于 10^3 拷贝/ml）HBeAg 为阴性（即 HBeAg = negative）、Age 小于等于 40 岁（即 Age = junior）的病人,不采用进行抗病毒治巧的方案（即 Treatment = no）。

还可以对这些规则进行细化,得到更加精准的 32 条诊断规则。将这些规则录入到数据库管理系统中,初步建立肝病专家系统的知识库,如表 3-4 所示。

表 3-4　肝病专家系统的知识库

序号	ALT	HBVDNA	HbeAg	Age	Treatment
1	high	higher	negative	junior	yes
2	high	higher	negative	senior	yes
3	high	negative	negative	junior	no
4	high	negative	negative	senior	no
5	high	positive	negative	junior	no
6	high	positive	negative	senior	yes
7	high	high	positive	junior	no
8	high	high	positive	senior	yes
9	high	higher	positive	junior	yes
10	high	positive	positive	junior	no
11	high	positive	positive	senior	no
12	higher	high	negative	junior	yes
13	higher	high	negative	senior	yes
14	higher	higher	negative	junior	yes

序号	ALT	HBVDNA	HbeAg	Age	Treatment
15	higher	higher	negative	senior	yes
16	higher	negative	negative	junior	yes
17	higher	negative	negative	senior	yes
18	higher	positive	negative	junior	yes
19	higher	positive	negative	senior	yes
20	higher	high	positive	junior	yes
…	…	…	…	…	…

3．推理机制构建

采用简化的正向推理，使用面向 AI 的程序设计语言 PROLOG，通过编程实现专家系统的推理机制。按照病人的检查结果输入病人的 ALT、HBVDNA、HBeAg 及 Age 数据，系统根据数据挖掘得到的知识库规则进行推理。程序设计的思想如下：

提取病人病情数据导入数据库形成 DATA

  begin

    选择知识库中与 DATA 匹配的一条规则 Ri

    将 Ri 的结论 Ci 送数据库

  end

4．解释、输入/输出接口

系统通过人机交互界面，接收病人的病情数据，并把专家系统的判断结果输出给用户，生成可能的"治疗方案"，同时对结果进行解读。

3.2.6　医学专家系统发展趋势

随着人工智能和各种新技术的发展，未来医学专家系统的发展前景更加值得期待。

（1）医学专家系统与神经网络、遗传算法等推理新方法新技术深度融合

人工神经网络（Artificial Neural Network，ANN）具有自组织、自学习和自适应性等特点，同时还具有并行处理、分布式存储与容错性，用人工神经网络技术构建医学专家系统，不仅可以较好地解决系统的学习和知识更新问题，在知识推理和知识解释上也占有明显优势。遗传算法（Genetic Algorithm，GA）是模拟生物进化和遗传建立起来的搜索技术，具有较强的全局搜索能力和知识表达能力，医学专家系统与遗传算法相结合，不仅有利于构建医学决策支持系统，而且在诊断规则挖掘和诊断变量提取方面也显示出了广阔前景。

（2）医学专家系统与大数据相结合

人工智能与数据库技术是计算机科学的两大重要领域，越来越多的研究成果表

明,这两项技术的相互渗透将会给计算机应用带来更广阔的前景。医学专家系统可借鉴大数据关于信息存贮、共享、并发控制和故障恢复技术,对专家系统中的知识库管理、设计提供帮助,改善专家系统的特性,提高实用水平。

(3)与多媒体相结合

多媒体技术是一种把文字、图形、图像、声音、动画、视频图像等信息集成在一起,并通过计算机进行综合处理的综合技术。将多媒体技术应用在医学专家系统中,一是能够充分发挥其高速处理综合问题的特点,提高识别速度,有效地模拟医生在临床诊断中用的直觉和模拟诊断功能;二是可集多种知识表达为一体(包括文字、图形、图像、影像及声音);三是具有友好的用户界面,系统将以类似专家的方式来传播信息,能和用户深入沟通,用户可向系统寻求解释、咨询、谈话等;四是知识获取方便,过去知识获取一直是最困难的,因为知识必须事先整理,才能存入计算机内使用,而利用多媒体专家系统的知识获取模块,采用图像扫描器,可直接将医学图像及精确的解剖位置转化为系统内部知识表示,也可由专家用直接向系统传授知识。

专家系统中以"产生式规则"来表示医学知识和人类的经验,无论就系统的复杂性和人类认知都不能满足实际的要求,人工神经网络、遗传算法、模糊聚类算法等模式识别技术和基于大数据的数据挖掘技术在知识发现中的应用,不断提高专家系统的决策能力,临床决策支持系统应运而生。

●●●●●● 3.3　临床决策支持系统 ●●●●●●

随着时代的发展,知识爆炸对医疗工作提出了严峻的挑战,医生们日益感到难以跟上突飞猛进的医学发展步伐。虽然临床分科有助于缓解这一矛盾,但绝非根本解决方法。因为即使是很专业的医学领域的知识更新和增长,也超出医生的学习和掌握限度,大量的信息和数据也让医生们无所适从。而借助计算机的巨大存储能力和处理能力有可能改变这一状况,于是临床决策支持系统 CDSS(Clinical Decision Support System)应运而生。临床决策支持系统是指将临床数据作为输入信息,将推论结果作为输出,有助于临床医生决策并被用户认为具有一定"智能"的任何软件。大量研究表明,临床决策支持系统的应用可以有效解决临床医生知识的局限性、减少人为疏忽(特别是药物定量方面)、相对降低医疗费用等,从而为医疗质量提供保证。

3.3.1　临床决策支持系统的概念

临床决策支持系统即 CDSS,一般指能对临床决策提供支持的计算机系统,这个系统充分运用可供利用的、合适的计算机技术,针对半结构化或非结构化医学问题,通过人机交互方式改善和提高决策效率的系统。

最早,美国科学家 Osheroff 把临床决策支持定义为"运用相关的、系统的临床知识和患者信息,加强医疗相关的决策和行动,提高医疗水平和医疗服务水平。"目前,临床决策支持的概念仍在不断更新。美国医药信息学会(American Medical Informatics Association)将 CDSS 定义为:为医务工作者、病人或任何个人提供知识、特定个体或人群信息,在恰当的时间,智能化的过滤和表达信息,为的是提供更好的健康、诊疗和公共卫生服务。

临床决策支持系统有别于专家系统,临床决策支持系统理论与技术产生以来,无论从架构或构建方法上,都发生了巨大的变化。此领域里的研究者和临床医生否定了原先构建专家系统的交互模式,基于专家经验的决策支持系统是不可能实现的。专家经验并不是 CDSS 知识唯一的来源,对于不同的专家在同一问题上的表述存在差异,一个专家在不同时间对同一问题的看法同样也存在着不同;同时,个人的医学经验在不断变化之中,这使 CDSS 利用"生产式规则"表示专家经验,为非专家用户提供决策建议时,组合相关规则易出现冲突。

CDSS 的发展趋势将受决策环境驱动,未来 CDSS 发展会呈现多样性和丰富性。无论何种形式的 CDSS,医生是决策主体,辅助决策是本质,系统只是实现决策支持的载体形式,CDSS 的知识自动析取与管理才是未来发展方向和研究的重点。

3.3.2　CDSS 目标与功能

CDSS 是提升医疗质量的重要手段,因此其根本目的是为了评估和提高医疗质量,减少医疗差错,从而控制医疗费用的支出。临床医生可以通过 CDSS 的帮助来深入分析病历资料,从而做出最为恰当的诊疗决策。临床医生可以通过输入信息来等待 CDSS 输出"正确"的决策进行选择,并通过输出来显示决策。

目前,通常认为临床决策支持系统的基本功能可分为以下 8 个方面,如表 3-5 所示。

表 3-5　临床决策支持系统主要功能

功　能	举　例
警报(alerting)	显示超出范围的实验值
提醒(reminding)	提醒临床医师申请乳腺 X 光检查
评论(critiquing)	拒绝某项电子医嘱
解读(interpreting)	解读心电图
预测(predicting)	根据病情严重程度评分预测死亡风险
诊断(diagnosing)	列出胸痛病人的鉴别诊断
协助(assisting)	为肝移植和肾衰病人选择合适的抗生素
建议(suggesting)	生成呼吸机的调节建议

CDSS 注重临床医生与 CDSS 之间的互动,利用临床医生的知识和 CDSS 对医学知

识的系统管理,更好地分析患者的信息,以便为临床医生提供医疗建议。临床决策支持系统的主要特征:

①对临床决策者的决策判断进行支持而不是代替;

②帮助临床决策者解决半结构化和非结构化的问题;

③支持临床决策过程的各个阶段;

④支持临床决策者的决策风格和方法,改善个人与组织的效能;

⑤支持所有管理层次的决策,进行不同层次间的沟通和协调;

⑥易于非计算机专业人员以交互对话方式使用;

⑦由用户通过对问题的洞察和判断来加以使用;

⑧强调对环境及用户决策方法改变的适应性。

3.3.3 CDSS 组成与构建方法

为了弥补医学专家系统的不足,人们开始了对智能临床诊断的研究,将人工智能技术引入传统的医学专家系统,形成了智能型临床决策支持系统,改进了医学专家系统的性能。

CDSS 系统多采用人工智能的形式,重视解决问题决策模式的研究与模型的使用。这种人工智能能在近年的 CDSS 研发中称为机器学习,可以允许计算机从既往经验中或是其他临床资料中获得知识。临床决策支持系统可以采用多种不同的方法来构建和实现临床决策支持系统功能模块。分析现行的临床决策支持系统建模过程,一般包括如下基本方法:贝叶斯网络、人工神经网络、遗传算法、产生式规则系统、逻辑条件、因果概率网络等。临床决策支持系统的结构如图 3-5 所示。

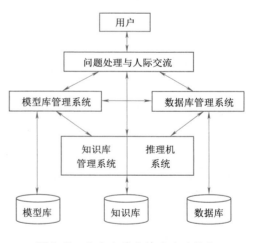

图 3-5 临床决策支持系统的结构

3.3.4 CDSS 应用案例——基于大数据的糖尿病临床决策支持系统

糖尿病是一种慢性非传染性疾病,目前只能通过长期用药和自我管理来缓解病情,无法根治。临床决策支持系统能够模拟糖尿病医疗专家诊断疾病的思维过程,向医生提供常规诊疗方案,推荐较优的方案,提高对糖尿病患者的治疗及管理效果以降低成本、缩短治疗周期;另一方面,可帮助入门医生顺利开展治疗,降低医疗误诊率,拓展医生的知识宽度,并结合最新的诊断标准帮助医生迅速掌握前沿的诊断技术。

近年来,随着电子信息技术的迅速发展,医院信息系统和医疗设备的广泛应用,医疗数据库的信息容量不断膨胀。这些海量的医疗数据对于疾病的诊疗和医学研究具有较高的价值。医疗大数据是指以创新方式对人类医疗和健康相关数据进行获取、存储、搜索、共享、分析而得到的信息资产,其目的是对数据进行拓展、整合和优化,对处理数据的行为进行可控化、规则化和智能化,从而获得更强的决策力和洞察力,服务于医疗与健康产业。

基于大数据的 CDSS 是信息化发展的高级阶段,也是信息系统和决策支持技术相融合的结果。大数据分析技术将使 CDSS 更智能。它能将数据转化为知识,辅助决策者进行科学决策,从而有效解决医护人员知识的局限性问题、减少决策失误、控制医疗费用不合理增长、合理配置医疗资源、提高医疗服务质量。

它能为决策者提供分析问题、建立模型、模拟决策过程和方案的环境,调用信息资源和分析工具,帮助决策者提高决策水平与质量,最终实现提高医疗质量、减少医疗差错和提高医疗成本效益的目标。基于大数据的糖尿病临床决策支持系统框架如图 3-6 所示。

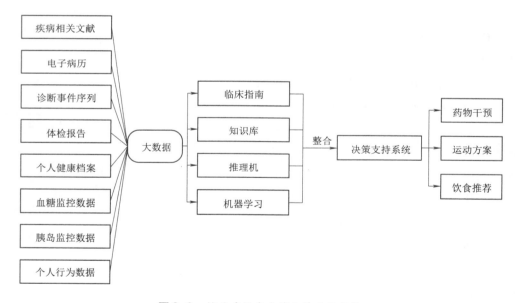

图 3-6 糖尿病临床决策支持系统结构

1. 数据收集

随着医疗大数据技术的不断进步,很多医院已建立了数据中心,其可记录患者就医时全部的相关数据,实现全流程医疗数据医嘱闭环管理,基本做到"流程可追溯,信息可追踪,出错可纠正,效果能统计,结果可分析"。糖尿病临床决策支持系统的数据由多元异构的各种类型数据构成,并可通过多种方式获取,如疾病相关文献数据、个性化的诊疗数据、电子病例、诊断事件序列、体检报告、个人健康档案、可穿戴设备获取的连续血糖监测数据、连续胰岛监测数据及个体行为数据等。数据整合是其中必不可少的必要环节。目前较为流行的 Hadoop 平台基本能存储和处理国内数据平台所整合的大数据，可对大数据内容进行定性分析和计算，深度挖掘大数据的价值，并由此构建糖尿病数据仓库，综合疾病治疗标准、历史案例、医学术语模型及数据分析方法以形成临床决策，为医生提供药物干预方案、运动方案以及推荐合理的饮食方案。

2．知识库构建及推理模型选择

基于大数据的糖尿病临床决策支持系统知识库的构建通过人工智能－机器学习实现，学习方法是多种机器学习方法的组合。包括基于决策树、随机森林、神经网络、模糊逻辑、支持向量机及 Apriori 关联规则等算法。基于决策树的方法用于判断患者所患糖尿病的类型，首先根据是否处于妊娠期来判断是否属妊娠型糖尿病；然后根据自发性酮症、年龄以及起病的快慢和患病的轻重来判断是 I 型糖尿病还是 2 型糖尿病，从而实现对糖尿病的分类；多层感知神经网络的方法是根据患者的性别、年龄、体质量与空腹血糖判断其是抑郁、焦虑还是积极的心理状态；利用模糊逻辑的方法，根据患者的禁忌证来筛选所使用的药物，再结合医生的意见使用神经网络确定最佳的用药方案；支持向量机（SVM）将糖尿病特征子集（腰围、腰围、臀围、舒张血压、年龄）作为输入向量，利用最佳特征子集的特征筛选算法实现 2 型糖尿病判别与风险因素筛选，利用 Apriori 关联规则算法分析美国医疗数据库（HealthFacts）中的糖尿病患者的电子病例，再根据患者的各个属性特征辅助医生制定治疗方案。

3．人机交互及系统实现

糖尿病临床决策支持系统的人机交互界面类似于数字仪表板这样的集成平台，在该平台上可以浏览病人的各种检查信息、可以在有权限的前提下输入或修改病人的症状、病史、体格检查等信息，可以方便地查找相关的药品和医疗器械信息，可以要求临床决策系统提供进一步的诊疗建议，可以获取各种类型的知识，为临床诊疗过程提供全方位的支持和服务。

为实现这种综合诊疗支持功能，系统的开发集成和融合多种开发语言、开发平台和软件工具，在保证系统功能和性能的前提下，尽可能地减小系统开发工作量。系统架构结合客户端、服务器模式与浏览器、服务器模式的优点，将两种架构有机地结合在一起。采用面向对象与面向组件的开发方法。

临床医生可以从电子病历或系统的医生工作站中切入主界面，系统从电子病历中自动获取当前患者的相关信息，并提供输入与修改功能。系统向推理层注册临床事件，数据中心根据事件模型和数据模型列出推理过程所需的相关信息。其中有些信息是必需的，也有一些不是必需的。不同的疾病对病人信息的需求也不同。其中有些信息可能已经有了，如病史信息和体检信息等。待补充的信息中，有些可以由医生进一步询问病人获得，更多的信息可能需要病人做进一步的检查才能获得，如实验室检验、医学影像检查等。系统填满待补充数据项之后，进入推理流程，推理过程通过可视化的方式展示给临床医生，让临床医生参与临床诊断过程，直观展示诊断过程和诊断依据，医生对整个诊断过程一目了然，并可以借助自己的知识与经验，对诊断依据的充分与否进行判断，对诊断结果的采纳与否进行选择。

3.3.5　CDSS 面临的障碍与发展前景

临床决策支持系统功能强大、使用便捷，但它在临床上的实际应用却并不多，主要有两方面的原因：

一是知识库的构建不能满足临床医生的需求；二是大多数系统与临床工作脱节，在技术上没有与电子病历集成，导致系统提供决策支持的方式不符合临床医生的行为习惯，降低了临床医生使用的积极性。

医学知识的复杂性导致了系统设计时需要考虑非常多的患者因素，如症状、体征、实验室检查数据、家族史、基因、流行病学资料、现有的医学文献等。同时新发表的临床研究数以万计，质量参差不齐，大量的数据导致系统维护上存在困难。

临床决策支持系统往往局限于某个领域，覆盖范围有限。

临床工作流程的复杂性也增加了系统整合的难度。尤其是一些医院对于内外网有着严格的逻辑隔离甚至是物理隔离，进一步限制了一些在线 CDSS 的应用。目前大多数系统仍独立于临床工作流程，导致医生需要独立打开 CDSS，然后花费时间录入患者资料，大量的警告信息使得医护人员疲劳应付，降低了工作效率。

目前整合比较成功的案例是药房系统和账单系统。因为药房工作相对简单，CDSS主要解决药物相互作用问题，比较容易设计实现。

针对上述制约因素，应采取如下几方面的措施推动 CDSS 的改进。

1.加强技术研究

许多技术问题阻碍 CDSS 的发展，因此有必要进一步完善现有的方法并开发新方法。应加强以下两方面的工作，一是加强 CDSS 的适用环境研究，把研究焦点从提供规则知识转向改善与医生的沟通上，有利于沟通的系统无疑会极大地改善临床决策；另一方面是加强基础技术问题的研究，如临床知识的特性、如何构筑这类知识的模型及怎样将这些知识应用到不同的环境中去等。

2.重视组织文化因素

医院的组织文化环境对 CDSS 开发应用起着非常重要的作用。开发 CDSS 时应精心设计或选择适当的方法，以分析临床实践中的组织关系与交往，分析医生的习惯、兴趣、观念与价值取向，并根据分析结果指导开发。

3.加强项目管理

CDSS 开发组成员的知识、经历及技能搭配得当。临床医生应在项目组中充当重要角色。项目管理者应具远见和创造性,并善于形成高效的团队工作氛围。应尽可能地保持开发组成员的稳定性。政府及研究机构应保障对具战略价值的复杂问题提供长期足够的资助。

4. 改善 CDSS 的移植性

要推广 CDSS,首先要解决 CDSS 可移植性问题。具体做法包括:①对临床概念、记录格式及保健服务等进行标准化;②开发通用临床计算机语言及系统;③增加 CDSS 的适应性,如开发能够通过提问用户了解所需信息并作自调整的 CDSS;④提供实施与维护支持,当医院决定从外界购买 CDSS 时,应组织供应商或咨询机构帮助分析医院环境、提出建议并修改系统等。

5. 提高 CDSS 成本效益

卫生系统的资源短缺压力愈来愈大,成本效益无疑是决定 CDSS 成败的关键之一。应继续努力降低 CDSS 开发和应用成本,具体做法包括:战略规划、协作开发交流经验、研制可重复使用的独立知识系统等。

从 1956 年的达特茅斯会议到 2016 年人工智能的爆发,经历了六十甲子一个轮回。21 世纪,人工智能发展的三个要素算法、算力和数据有了新的突破,人工智能终于有了革命性发展。智能诊断从过去的基于专家和人为设定规则中走出,开始从海量数据中自动寻找规则,将海量数据转化为高效的诊断能力。

在算法、算力和数据方面,中国都具有一定的优势,未来智能诊断的发展前景广阔。数据是人工智能发展的驱动因素,中国拥有更多的数据,中国移动电话和互联网用户数量世界第一。在运算能力方面,2018 年 2 月 22 日,中科院量子信息与量子科技创新研究院与阿里云宣布,11 量子比特超导量子计算服务在量子计算云平台上线。这是继 IBM 后全球第二家向公众提供 10 比特以上量子计算云服务的系统。预计到 2018 年底,能实现 50 个量子比特的操作,未来十年能实现数百个量子比特的操作,在特定领域的计算能力达到目前全世界计算能力的 100 万倍。中国有一大批从事人工智能领域的年轻人。过去 10 年,中国作者发表的人工智能相关出版物的数量翻了一番,算法的研究日益深入。一些国外高端学者纷纷回国加盟国内企业。各高校纷纷成立人工智能学院、人工智能相关专业,更好地服务国家与地方建设,为社会输送人才。

当医院信息系统完成针对业务功能上的应用后,临床决策支持系统是医院信息化建设的下一个目标,这将提高医疗水平、促进医学科学的发展、充分发挥数字化医院的效能,体现先进计算机技术和现代医疗科研的完美结合。

未来临床智能诊断的数据将全面融合入 CT、核磁、超声以及分子影像等,多模态的智能分析临床大数据,进行交叉验证,实现精准诊断;临床智能诊断依托雄厚的技术平台、成熟的临床成果、丰富的医疗资源实现多地的同步智能云服务,更便捷、更低成本地将优质医疗资源下沉至基层。打造更舒适、方便、安全和健康的智慧医疗。

●●●●● **本 章 小 结** ●●●●●

　　本章对临床智能辅助诊断进行了概述,介绍了医学专家系统、临床决策支持系统的概念、组成与构建方法及发展趋势,并利用案例进行了说明。

　　由于医学的复杂性和个体性因素较多,高智能、高集成的 CDSS 建立是一项复杂的系统工程,"路漫漫其修远兮,吾将上下而求索",需要广大医学、信息工作者继续共同努力。

第4章

医疗大数据分析

信息技术与传统医疗行业的结合,为传统的医疗模式带来了新的机遇和挑战。随着医疗信息数据的日益剧增,如何有效组织管理以及运用这些数据,成为急需解决的问题。因此,大数据在医学临床研究和医疗健康等领域的应用具有重要的意义。大数据分析就是研究包含各种数据类型的大型数据集的过程。大数据技术可以发现隐藏的数据模式、未知数据的相关性、发展趋势和其他有用的商业信息。就医疗大数据分析而言,其分析结果可以带来更有效的医疗诊治、新的医患关系、更好的患者服务、提高医疗效率、获得竞争优势及其他医疗商业利益。

●●●●●● 4.1 大数据技术概述 ●●●●●●

4.1.1 大数据的基本概念

早在1980年,著名未来学家阿尔文·托夫勒便在《第三次浪潮》一书中,将大数据热情地赞颂为"第三次浪潮的华彩乐章"。大数据或称巨量资料,指的是所涉及的资料规模大到无法通过当时主流软件和硬件工具,对其进行实时撷取、管理、处理并整理成为帮助企业经营决策的信息。

从技术层面上看,大数据无法用单台计算机进行处理,而必须采用分布式计算架构。其特色在于对海量数据的挖掘、分析、处理。同时它又必须依托一些现有的数据处理方法,如云式处理、分布式数据库、硬件设备的并行处理等。大数据在改变人类生活与思考方式的同时,也在推动人类信息管理准则的重新定位。

大数据时代已悄然来到我们身边,并渗透到我们每个人的日常生活之中,谁都无法回避。它提供了全媒体、云计算、虚拟仿真环境和随处可在的网络服务。随着移动互联网、移动终端和数据传感器的出现,数据增长的速度超过了我们的想象,大数据以爆炸式的发展速度蔓延至各行各业,全球大数据市场规模保持着高速增长的态势。2019年中国大数据产业规模约为8 500亿元,较2018年增长37.8%,预计到2020年将达到 10 000 亿元。中国大数据产业规模统计预测情况如图 4-1 所示。

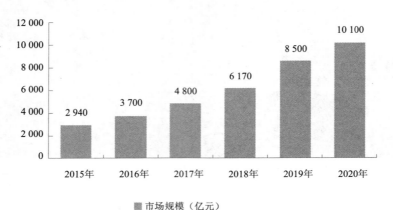

■ 市场规模（亿元）

图 4-1　中国大数据产业规模统计预测

4.1.2　医疗大数据的概念

医疗大数据是医生对患者诊疗过程产生的数据总和,包括患者基本数据、电子病历、诊疗数据、医学影像数据、医学管理、经济数据、医疗设备和仪器数据等。简言之,留存于医疗卫生领域的大数据,都称为医疗大数据。医疗大数据是医疗行业创新驱动的源泉,促进和规范医疗大数据应用发展,有利于深化医药卫生体制改革,提升健康医疗服务效率和质量,为人们提供全生命周期的卫生与健康服务。

医疗大数据通过对特定个体或人群的健康管理,可以通过大量的历史数据预测和估计特定疾病或人群的某些未来趋势。同时也可以更准确更快速监测到某些疾病,从而使治疗更容易和有效。

4.1.3　医疗大数据的主要来源

早期与医疗相关的数据都是以纸张化的形式存在,如检查结果、收费记录、处方记录、手写的病历记录、X 光片记录、CT 影像记录、核磁共振成像记录等。随着计算平台、数据存储和移动互联网的发展,医疗数据逐渐实现了数字化。

医疗大数据的来源主要有 3 类:电子健康档案数据库、电子病历数据库和全员人口个案数据库。

①电子健康档案数据库:主要包含定期或不定期的健康体检记录、专题健康或疾病调查记录、卫生服务过程中的各种服务记录。

②电子病历数据库:主要包含医院诊断治疗全过程原始记录,数据来源于医院,其商业价值最高。

③人口数据库:主要包含人口信息,数据来源于各大部门(卫计委、统计、人力社

保、教育等)交互共享。

　　除以上来源外,医疗大数据还包含通过物联网所收集的数据、APP、远程监控、传感器提供的连续临床数据。云端的临床数据让医生可以方便获得远在 100 km 外的病人信息,也可以与其他医生进行远程协助。

4.1.4　大数据的处理流程

　　大数据的处理流程可以定义为在适合工具的辅助下,对不同结构的数据源进行汲取和集成,并将结果按照一定的标准统一存储,再利用合适的数据分析技术对其进行分析,最后从中提取有益的知识并利用恰当的方式将结果展示给终端用户。大数据处理的基本流程如图4-2所示。

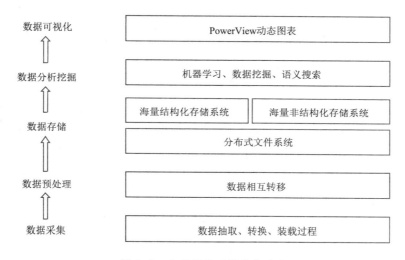

图 4-2　大数据处理的基本流程

比如,分布式并行处理运算如图4-3所示。

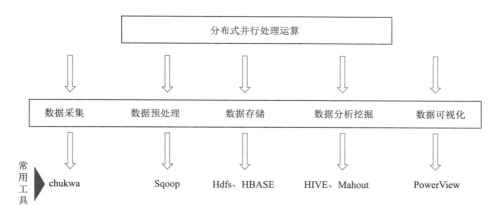

图 4-3　分布式并行处理运算示意图

1. 数据采集

由于大数据处理的数据来源类型广泛,而其第一步是对数据进行抽取和集成,从中找出关系和实体,经过关联、聚合等操作,再按照统一的格式对数据进行存储。现有的数据汲取和集成引擎有三种:基于物化或 ETL（Extract-Transform-Load）方法的引擎、基于中间件的引擎、基于数据流方法的引擎。

2. 大数据分析

大数据分析是研究大型数据集的过程,其中包含各种各样的数据类型。大数据能够揭示隐藏的信息模式、未知事物的相关性、市场趋势、客户偏好和其他有用的商业信息。其分析结果可用于更有效的市场营销,得到新的收入机会、更好的客户服务,提高运营效率、竞争优势和其他商业利益。大数据分析是大数据处理流程的核心步骤,通过汲取和集成环节,从不同结构的数据源中获得用于大数据处理的原始数据,用户根据需求对数据进行分析处理,如数据挖掘、机器学习、数据统计,数据分析可以用于决策支持、商业智能、推荐系统、预测系统等。

3. 对已接收数据的辨析、抽取、清洗等操作

①抽取:因获取的数据可能具有多种结构和类型,数据抽取过程可以帮助我们将这些复杂的数据转化为单一的或者便于处理的构型,以达到快速分析处理的目的。

②清洗:对于大数据,并不全是有价值的,有些数据并不是我们所关心的内容,而另一些数据则是完全错误的干扰项,因此要对数据通过过滤"去噪"从而提取出有效数据。

4. 大数据存储及管理技术

大数据存储与管理要用存储器把采集到的数据存储起来,建立相应的数据库,并进行管理和调用。重点解决复杂结构化、半结构化和非结构化大数据管理与处理技术。主要解决大数据的可存储、可表示、可处理、可靠性及有效传输等几个关键问题。开发可靠的分布式文件系统(DFS)、能效优化的存储、计算融入存储、大数据的去冗余及高效低成本的大数据存储技术;突破分布式非关系型大数据管理与处理技术,异构数据的数据融合技术、数据组织技术,研究大数据建模技术;突破大数据索引技术;突破大数据移动、备份、复制等技术;开发大数据可视化技术。开发新型数据库技术,主要指的是 NoSQL 数据库,分为键值数据库、列存储数据库、图存储数据库以及文档数据库等类型。开发大数据安全技术,是指改进数据销毁、透明加解密、分布式访问控制、数据审计等技术;突破隐私保护和推理控制、数据真伪识别和取证、数据持有完整性验证等技术。

5. 大数据分析及挖掘技术

大数据分析技术包括改进已有数据挖掘和机器学习技术;开发数据网络挖掘、特异群组挖掘、图挖掘等新型数据挖掘技术;突破基于对象的数据连接、相似性连接等大数据融合技术;突破用户兴趣分析、网络行为分析、情感语义分析等面向领域的大数据挖掘技术。

数据挖掘就是从大量的、不完全的、有噪声的、模糊的、随机的实际应用数据中,提取隐含在其中的、人们事先不知道的、但又是潜在有用的信息和知识的过程。数据挖掘涉及的技术方法很多,有多种分类法。根据挖掘任务可分为分类或预测模型发现、数据总结、聚类、关联规则发现、序列模式发现、依赖关系或依赖模型发现、异常和趋势发现等。

从挖掘任务和挖掘方法的角度看,数据挖掘包含如下五个方面:

①可视化分析。数据可视化无论对于普通用户还是数据分析专家,都是最基本的功能。数据图像化可以让数据自己说话,让用户直观地感受到结果。

②数据挖掘算法。图像化是将机器语言翻译给人看,而数据挖掘就是机器的母语。分割、集群、孤立点分析还有各种各样五花八门的算法让我们精练数据,挖掘价值。这些算法一定要能够应付大数据的量,同时还具有很高的处理速度。

③预测性分析。预测性分析可以让分析师根据图像化分析和数据挖掘的结果做出一些前瞻性判断。

④语义引擎。语义引擎需要涉及足够的人工智能以便从数据中主动地提取信息。语言处理技术包括机器翻译、情感分析、舆情分析、智能输入、问答系统等。

⑤数据质量和数据管理。数据质量与管理是管理的最佳实践,通过标准化流程和机器对数据进行处理可以确保获得一个预设质量的分析结果。

6. 数据可视化

数据可视化主要是指借助于图形化手段,清晰有效地传达与沟通信息。数据可视化技术的基本思想,是将数据库中每一个数据项作为单个图元元素表示,大量的数据集合构成数据图像,同时将数据的各个属性值以多维数据的形式表示,可以从不同的维度观察数据,从而对数据进行更深入的观察和分析。而使用可视化技术可以将处理结果通过图形方式直观地呈现给用户,如标签云、历史流、空间信息等;人机交互技术可以引导用户对数据进行逐步分析,参与并理解数据分析结果。

4.1.5 大数据的数据格式

从 IT 角度来看,信息结构类型大致经历了三个阶段。必须注意的是,旧的阶段仍在不断发展,如关系数据库的使用。因此三种数据结构类型一直存在,只是在不同阶段,其中一种结构类型主导其他结构。

①结构化信息:这种信息可以在关系数据库中找到,多年来一直主导着 IT 应用,是关键任务 OLTP(On-Line Transaction Processing,联机事务处理过程)系统业务所依赖的信息。另外,这种信息还可对结构数据库信息进行排序和查询。

②半结构化信息:包括电子邮件、文字处理文件及大量保存和发布在网络上的信息。半结构化信息是以内容为基础的,可以用于搜索。

③非结构化信息:该信息在本质形式上可认为主要是位映射数据。数据必须处于一种可感知的形式中(如可在音频、视频和多媒体文件中被听到或看到)。许多大数据都是非结构化的,其庞大规模和复杂性需要高级分析工具来创建或利用一种更易于人们感知和交互的结构。

4.1.6 医疗大数据的基本特征

医疗大数据呈现出"4V1O"的特征,具体如下:

①数据量大(Volume)是大数据的首要特征,包括采集、存储和计算的数据量非常大。大数据的起始计量单位至少是100 TB。通过各种设备产生的海量数据,其数据规模极为庞大,远大于目前互联网上的信息流量,PB级别将是常态。从 TB 到 PB 到 EB,再到 ZB,医疗大数据以48%的年增长率快速增长,这些数据早已超过了人力所能处理的极限。

②多样化(Variety)表示大数据种类和来源多样化,具体表现为网络日志、音频、视频、图片、地理位置信息等多类型的数据,多样化对数据的处理能力提出了更高的要求,编码方式、数据格式、应用特征等多个方面都存在差异性,多信息源并发形成大量的异构数据。医疗数据中既有结构化数据,也有非结构化数据。结构化数据包括 Oracle、MySQL 等数据库的数据,半结构化数据如 XML 文档,非结构化数据包括 Word、PDF、音视频、影像等。

③数据价值密度化(Value)表示大数据价值密度相对较低,需要很多的过程才能挖掘出来。随着互联网和物联网的广泛应用,信息感知无处不在,信息量大,但价值密度较低。如何结合业务逻辑并通过强大的机器算法挖掘数据价值,是大数据时代最需要解决的问题。各个区域内不同医疗机构中患者的基础信息和各种临床信息资源分散、重复、孤立,导致有效信息闲置、信息重复或不一致,很难得到有效利用。

④速度快,时效高(Velocity),随着互联网的发展,数据的增长速度非常快,处理速度也较快,时效性要求也更高。医疗信息服务中会存在大量在线或实时数据分析处理的需求。需对数据进行实时或准实时的处理、秒级的查询需求响应,例如临床中的诊断和处方数据,健康指标预警等。

⑤数据是在线的(On-Line),表示数据必须随时能调用和计算。这是大数据区别于传统数据的最大特征。现在谈到的大数据不仅大,更重要的是数据是在线的,这是互联网高速发展的特点和趋势。例如好大夫在线,患者的数据和医生的数据都是实时在线的,这样的数据才有意义。如果把它们放在磁盘中或者是离线的,显然这些数据远远不及在线的商业价值大。

以上4V1O 的特征既是大数据所具有的特征也是医疗大数据所具备的,除此之外,医疗大数据还具备独特特征,如长期保存性、时空性、语义性和隐私性。总之,无所遁形的大数据时代已经到来,并快速渗透到每个职能领域,如何借助大数据持续创新发展,使企业成功转型,具有非凡的意义。

●●●●●● 4.2 大数据分析简介 ●●●●●

在方兴未艾的大数据时代,人们要掌握大数据分析的基本方法和分析流程,从而探索出大数据中蕴含的规律与关系,解决实际业务问题。

4.2.1 大数据分析

大数据分析是指对规模巨大的数据进行分析,是一组能够高效存储和处理海量数据并有效达成多种分析目标的工具及技术的集合。

通过下面案例来初步认识大数据分析,美国利用大数据分析实现精准推送健康知识宣传,分析过程如图4-4所示。

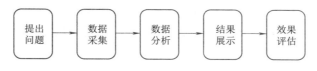

图4-4 大数据分析基本过程

第1步:提出分析问题,精准定向投放健康诊疗知识材料。

将健康教育知识精准地送到需要人的手中,提升公共卫生宣传效果是有社会意义的。一般医疗宣传的做法是大量投放广告,需要大量人力物力,而且很难分清广告的作用。大数据技术可以对某个地区某些疾病的相关数据进行收集和分析,从而指导确切需要材料的人群。

第2步:大数据采集,获得当地居民的诊疗及医学网站咨询数据。

分析团队搜索采集数据,如这个地区居民的诊疗数据、相关的医学网站上的问诊数据,形成数据集,为数据分析做准备。

第3步:大数据分析,给出具体材料投放方案。

对采集的数据进行分析挖掘,为需要帮助的患者提供精准可靠的医学资料,哪个地区的患者对某种疾病知识有需求,相应医学知识就送到其电子邮箱和地区的报纸上,非常精准,节省人力物力。

第4步:结果可视化展示,将材料投放方案图形化。

根据数据分析结果,用图表等生动直观的方式将解决方案展示出来。

第5步:效果评估,提升健康宣传工作效率。

跟传统的医学知识宣传相比,通过大数据分析的创新方案,相关公共卫生宣传部门提高工作效率,大幅度地提高健康宣传对象的精准度。

4.2.2 大数据分析的主要方面

大数据分析有五个主要方面。

1.预测性分析

大数据分析最普遍的应用就是预测性分析,从大数据中挖掘出有价值的知识和规则,通过科学建模的手段呈现出结果,然后可以将新的数据带入模型,从而预测未来的情况。

例如,麻省理工学院的研究者创建了一个计算机预测模型来分析心脏病患者丢弃的心电图数据。他们利用数据挖掘和机器学习在海量的数据中筛选,发现心电图中出现三类异常者一年内死于第二次心脏病发作的概率比未出现者高 1~2 倍。这种新方法能够预测出更多的、无法通过现有的风险筛查被探查出的高危病人。

2.可视化分析

不管是对数据分析专家还是普通用户,他们二者对于大数据分析最基本的要求就是可视化分析,因为可视化分析能够直观地呈现大数据特点,同时能够非常容易被用户所接受。可视化可以直观地展示数据,让数据自己说话,让观众听到结果。数据可视化是数据分析工具最基本的要求。

3.大数据挖掘分析

可视化分析结果是给用户看的,而数据挖掘算法是给计算机看的,通过让机器学习算法,按人的指令工作,从而呈现给用户隐藏在数据之中的有价值的结果。大数据分析的理论核心就是数据挖掘算法,算法不仅要考虑数据的量,也要考虑处理的速度。目前在许多领域的研究都是在分布式计算框架上对现有的数据挖掘理论加以改进,进行并行化、分布式处理。

常用的数据挖掘方法有:分类、预测、关联规则、聚类、决策树、描述和可视化、复杂数据类型挖掘(Text、Web、图形图像、视频、音频)等。很多学者对大数据挖掘算法进行了研究和文献发表。

例如,有文献提出了对适合慢性病分类的 C4.5 决策树算法进行改进,对基于 MapReduce 编程框架进行算法的并行化改造。

有文献提出对数据挖掘技术中的关联规则算法进行研究,并通过引入了兴趣度对经典 Apriori 算法进行改进,提出了一种基于 MapReduce 改进的 Apriori 医疗数据挖掘算法。

4.语义引擎分析

数据的含义就是语义。语义技术是从词语所表达的语义层次上来认识和处理用户的检索请求。

语义引擎通过对网络中的资源对象进行语义上的标注,以及对用户的查询表达进行语义处理,使得自然语言具备语义上的逻辑关系,能够在网络环境下进行广泛有效的语义推理,从而更加准确、全面地实现用户的检索。大数据分析广泛应用于网络数据挖掘,可从用户的搜索关键词来分析和判断用户的需求,从而实现更好的用户体验。

例如,一个语义搜索引擎试图通过上下文来解读搜索结果,它可以自动识别文本的概念结构。如搜索"血型",语义搜索引擎可能会获取包含"A 型血""B 型血""O 型血"的文本信息,也就是说语义搜索可以对关键词的相关词和类似词进行解读,从而扩大搜索信息的准确性和相关性。

5.数据质量和数据管理分析

数据质量和数据管理是指为了满足信息利用的需要,对信息系统的各个信息采集点进行规范,包括建立模式化的操作规程、原始信息的校验、错误信息的反馈、矫正等一系列的过程。大数据分析离不开数据质量和数据管理,高质量的数据和有效的数据管理,无论是在学术研究还是在商业应用领域,都能够保证分析结果的真实和有价值。

●●●●● 4.3　大数据分析的主要技术 ●●●●●

大数据分析的一个核心问题是如何对数据进行有效表达、解释和学习,无论是对图像、声音还是文本数据,要挖掘大数据的价值必然要对大数据进行内容上的分析与计算,深度学习和知识计算是大数据分析的基础,而可视化在数据分析和结果呈现的过程中均起作用。本节主要介绍深度学习和知识计算这两个大数据分析的关键技术。

4.3.1　深度学习

1.深度学习的概念

深度学习是一种源于神经网络理论,模拟人脑的机制进行分析学习、解释数据的机器学习技术。

2016 年初,AlphaGo 击败了前世界第一的围棋选手李世石,使深度学习这个名词吸引了全球的关注目光,如图 4-5 所示。

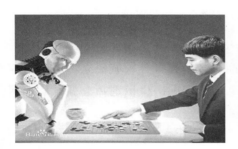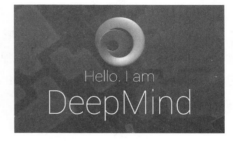

图 4-5　深度学习技术训练的机器人 AlphaGo

2.深度学习的应用

近几年,深度学习在语音、图像、自然语言理解以及医疗诊疗等领域取得了一系列重大进展。

(1)深度学习在健康医疗领域的应用

深度学习在医疗健康领域的应用主要有七大方向:①提供临床诊断辅助系统等医疗服务,应用于早期筛查、诊断、康复、手术风险评估场景;②医疗机构的信息化,通过数据分析,帮助医疗机构提升运营效率;③进行医学影像识别,帮助医生更快更准地读取病人的影像所见;④利用医疗大数据,助力医疗机构大数据可视化及数据价值提升;⑤在药企研发领域,解决药品研发周期长、成本高的问题;⑥健康管理服务,通过包括可穿戴设备在内的手段,监测用户个人健康数据,预测和管控疾病风险;⑦在基因测序领域,将深度学习用于分析基因数据,推进精准医疗。

目前比较常见的是自然语言理解类辅助诊断系统和医学影像识别类辅助诊断系统两个领域。

在自然语言理解类辅助诊断系统领域,著名的 IBM Watson 机器人(见图4-6)经过了 4 年多的训练,学习了 200 本肿瘤领域的教科书,290 种医学期刊和超过 1 500 万份的文献后,Watson 开始被应用在临床上,在肺癌、乳腺癌、直肠癌、结肠癌、胃癌和宫颈癌等领域向人类医生提出建议。在 2015 年,Watson 用 10 分钟左右时间为一名 60 岁女性患者诊断出白血病,并向东京大学医科学研究所提出了适当的治疗方案。

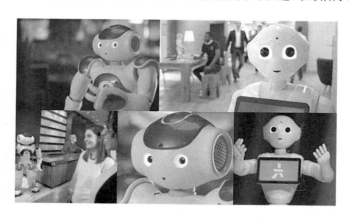

图4-6 自然语言理解类辅助诊断机器人 Watson

在医学影像识别类辅助诊断系统领域,中国的人工智能企业 Airdoc 目前已经掌握了世界领先的图像识别能力,在心血管、肿瘤、神内、五官等领域建立了多个精准深度学习医学辅助诊断模型。例如,Airdoc DR 系统可帮助医生识别筛查糖尿病视网膜病变,如图4-7 所示。

(2)深度学习的应用

深度学习在自然语言处理等领域主要应用于机器翻译以及语义挖掘等方面,国外的 IBM、Google 等公司都快速进行了语音识别的研究；国内的阿里巴巴、科大讯飞、百度、中科院自动化所等公司或研究单位，也在进行深度学习在语音识别上的研究。

（3）深度学习在图像领域也取得了一系列进展

如微软推出的网站 how-old，用户可以上传自己的照片做年龄评估。系统根据照片会对瞳孔、眼角、鼻子等 27 个"面部地标点"展开分析，判断照片上人物的年龄。如图 4-8 所示。

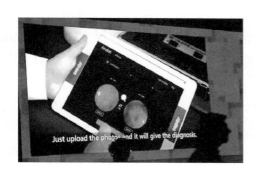
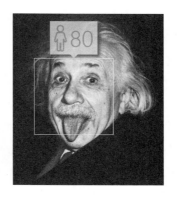

图 4-7 医学影像识别类辅助诊断系统　　图 4-8 人脸识别判断年龄

又如德国用深度学习算法让人工智能系统学习绘画。德国一个综合神经科学研究所用深度学习算法让人工智能系统学习梵·高、莫奈等画家的画风并绘制新的"人工智能世界名画"。图 4-9 是德国一个小镇的原始照片，图 4-10、4-11、4-12 的左下角显示的是名画原作，右侧是人工智能学习后变形的图 4-9 效果。

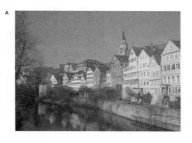
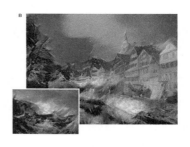

图 4-9 德国小镇一瞥　　图 4-10 特纳弥诺陶洛斯的沉船风格的小镇

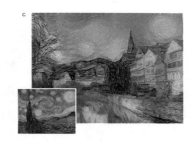
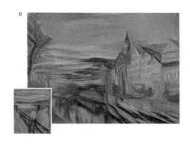

图 4-11 梵·高的星夜风格的小镇　　图 4-12 爱德华·蒙克的呐喊风格的小镇

以上这些图像结合了一些著名的艺术绘画风格,首先学习艺术品的内容表示和风格表示,然后应用在给定的图 4-9 中,并进行重新排列组合进行相似性视觉对比绘画,形成人工智能版的世界名画。

4.3.2　知识计算

1.知识计算的概念

知识计算是从大数据中首先获得有价值的知识,并对其进行进一步深入的计算和分析的过程,也就是要对数据进行高端的分析,需要从大数据中先抽取出有价值的知识,并把它构建成可支持查询、分析与计算的知识库。知识库中的知识是显式的知识,通过利用显式的知识,人们可以进一步计算出隐式知识。知识计算包括属性计算、关系计算、实例计算等。

支持知识计算的基础是构建知识库,这包括 3 个部分:知识库的构建、多源知识的融合与知识库的更新。知识库的构建就是要构建几个基本的构成要素,包括抽取概念、实例、属性和关系。从构建方式上,可以分为手工构建和自动构建。多源知识的融合是为了解决知识的复用问题。知识库构建的代价是非常大的,为了避免从头开始,需要考虑知识的复用和共享,这就需要对多个来源的知识进行融合,即需要对概念、实例、属性和关系的冲突,重复冗余,不一致进行数据的清理工作,按融合方式可以分为手动融合和自动融合。

2.知识计算的应用

(1)构建知识库

目前世界各个组织建立的知识库多达 50 余种,相关的应用系统更是达到了上百种。Google 创建了至今世界最大的知识库,名为 Knowledge Vault,它通过算法自动搜集网上信息,通过机器学习把数据变成可用知识,目前 Knowledge Vault 已经收集了 16 亿件事件。知识库除了改善人机交互之外,也会推动现实增强技术的发展,Knowledge Vault 可以驱动一个现实增强系统,让我们从头戴显示屏上了解现实世界中的地标、建筑、商业网点等信息。

(2)构建知识图谱

知识图谱泛指各种大型知识库,是把所有不同种类的信息连接在一起而得到的一个关系网络,是机器大脑中的知识库。这个概念最早由 Google 提出,提供了从"关系"的角度去分析问题的能力。

在国内,中文知识图谱的构建与知识计算也有大量的研究和开发应用。图 4-13是心房颤动知识图谱;图 4-14 是心肌炎知识图谱。具有代表性的有中国科学院计算技术研究所的 OpenKN,中国科学院数学研究院提出的知件(Knoware),上海交通大学最早构建的中文知识图谱平台 zhishi. me,百度推出了中文知识图谱搜索,搜狗推出的知立方平台,复旦大学 GDM 实验室推出的中文知识图谱展示平台等。这些知识库必将使知识计算发挥更大的作用。

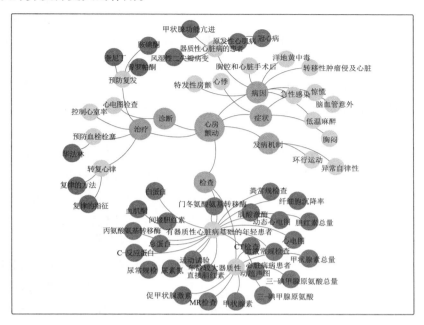

图 4-13　心房颤动知识图谱

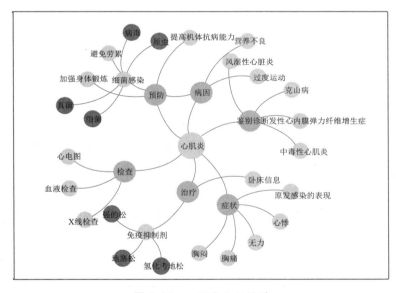

图 4-14　心肌炎知识图谱

●●●●● 4.4　大数据分析平台 ●●●●●

大数据分析是在研究大量数据的过程中寻找模式、相关性和其他有用的信息,以帮助企业更好地适应变化,并做出更明智的决策。

1. Hadoop

Hadoop 是一个能够对大量数据进行分布式处理的软件框架,是一个能够让用户轻松架构和使用的分布式计算平台。用户可以轻松地在 Hadoop 上开发和运行处理海量数据的应用程序。

Hadoop 带有用 Java 语言编写的框架,因此运行在 Linux 平台上是非常理想的。Hadoop 上的应用程序也可以使用其他语言编写,如 C ++ 。

2. Spark

Spark 是一个基于内存计算的开源集群计算系统,目的是更快速地进行数据分析。Spark 由加州伯克利大学 AMP 实验室 Matei 为主的小团队使用 Scala 开发,其核心部分的代码只有 63 个 Scala 文件,非常轻量级。Spark 提供了与 Hadoop 相似的开源集群计算环境,但基于内存和迭代优化的设计,Spark 在某些工作负载表现更优秀。

3. Storm

Storm 是一种开源软件,一个分布式、容错的实时计算系统。Storm 可以非常可靠地处理庞大的数据流,用于处理 Hadoop 的批量数据。Storm 很简单,支持许多种编程语言,使用起来非常有趣。Storm 由 Twitter 开源而来,其他知名的应用企业包括 Groupon、淘宝、支付宝、阿里巴巴、乐元素、Admaster 等。

4. Apache Drill

为了帮助企业用户寻找更为有效、加快 Hadoop 数据查询的方法,Apache 软件基金会发起了一项名为 Drill 的开源项目。

Drill 项目其实也是从 Google 的 Dremel 项目中获得灵感的,该项目帮助 Google 实现海量数据集的分析处理,包括分析抓取 Web 文档、跟踪安装在 Android Market 上的应用程序数据、分析垃圾邮件、分析 Google 分布式构建系统上的测试结果等。

通过开发 Apache Drill 开源项目,组织机构将有望建立 Drill 所属的 API 接口和灵活强大的体系架构,从而帮助支持广泛的数据源、数据格式和查询语言。

4.5 医疗大数据应用案例

大数据在社会生活的各个领域得到了广泛的应用,如科学计算、金融、社交网络、移动数据、物联网、医疗、网页数据、多媒体、网络日志、RFID(Radio Frequency Identification,无线射频识别)传感器、社会数据、互联网文本和文件、互联网搜索索引、呼叫详细记录、天文学、大气科学、基因组学、生物和其他复杂或跨学科的科研、军事侦察、医疗记录、摄影档案馆视频档案、大规模的电子商务等。不同领域的大数据应用具有不同特点,其相应时间、稳定性、精确性的要求各不相同,解决方案也层出不穷。

当前正处在一个医学信息爆炸的时代。据统计,医学信息资源占据约30%以上互联网信息资源,医学文献的数量正以惊人的速度增长。全球医药类期刊近 3 万种,每年发表论文 200 多万篇并且以每年 7% 速度递增。临床医生平均每天必须阅读大量的专业文献,才可能跟上现代医学发展的速度。2012 年,美国政府发布了《大数据研究和发展倡议》,旨在利用大量复杂数据集合获取知识和提升洞见能力,投入金额高达 2 亿美元。与此同时,医学科技的发展也离不开大数据。在科研的过程中,大数据的利用、开发和整理可以颠覆我们以往很多研究结果,为我们带来意想不到的效益。

下面将对大数据在临床操作、医药及其支付、医药研发、新的医疗商业模式领域中的应用案例进行介绍。

4.5.1 临床操作领域应用案例——IBM Watson

在临床操作方面,大数据有 5 个主要的应用场景:基于疗效的比较效果研究、临床决策支持系统、医疗数据透明、远程病人监控、对病人档案的分析。下面以临床决策支持系统为例展开介绍。临床决策支持系统可以提醒医生防止潜在的错误(如药物不良反应)。通过临床决策支持系统,医疗服务提供方可以降低医疗事故率,特别是由于临床错误引起的医疗事故。大数据分析技术使临床决策支持系统更加智能化,为医生提出更有效的诊疗建议,使医疗过程中大部分的工作由护士和助理医生完成,从而提高治疗效率。

在 2011 年,IBM 的人工智能系统 Watson 赢得了人机智力比赛,由此 MSKCC(斯隆 – 凯特琳癌症纪念中心)开始与 IBM 进行合作。一年后,Watson 通过了美国职业医师资格考试,虽然因为 Watson 只是一个计算机系统,无法上岗,但 Watson 拥有了第一个商用领域——医疗。

Watson 在医疗领域的训练过程,如图 4-15 所示。

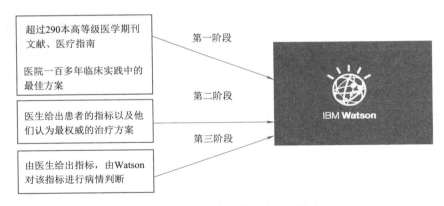

图 4-15 Watson 在医疗领域的训练过程

第一阶段:MSKCC 癌症中心的专家将 290 多篇的高等级医学期刊文献和医疗指南、该中心所属医院一百多年临床实践中的最佳方案输入 Watson,这一阶段仅把知识本身输入了 Watson 中,Watson 中的算法还没有发挥作用。

第二阶段:由医生给出患者的指标以及他们认为最权威的治疗方案,让 Watson 理解两者之间的关系,这一阶段为 Watson 的训练过程。

第三阶段:由医生给出指标,由 Watson 对该指标进行病情判断,再由医生评判 Watson 的实际能力。

Watson 作为用于医疗诊断的人工智能系统,它的输出内容包含"三类四项",其中三类包括:MSKCC 认为最推荐的治疗方案用绿色表示,可以被考虑使用的治疗方案用橙色表示,不被推荐的治疗方案用红色表示。四项包括:对于每一个治疗方案,方案描述的是什么、产生的原因是什么、临床医学证据有哪些、患者用药信息(例如,精准输入患者指标的情况下,可以显示用哪些药以及这些药的不良反应)。以上这些方案的获得在很短的时间之内就可以完成,以提高医生的决策效率。

4.5.2　医药及支付领域应用案例——PDMP

医疗大数据分析不仅可以自动保护患者的信息,还可以自动挽救患者的生命。根据美国 CDC(Centers for Disease Control,疾病控制中心)中心的数据,每年配药过量致死的病人中超过一半的死因与管制药品有关,这些管制药物的滥用导致每年花费国家550 亿美元。药房、医生和医院可以借助多样的数据资源、分析数据,甚至可以追踪非正常活动来减少管制药物的乱用。在美国加利福尼亚州的 PDMP(处方药监控项目)中,PDMP 作为帮助医生制定处方的一种有效的临床工具,可以帮助医生及时获取患者的历史信息,协助医生为患者开具和分发管制药物。

D 医生详细介绍了 PDMP 帮助他确认一个患者确实需要用药帮助的情况,如图 4-16所示。PDMP 报告表明这位患者从多个医生处开出了多种管制药物,同时在服用这些药物。通过与患者通电话,患者告诉了 D 医生所有的情况:他还在另外两个医生那里检查,他很担心医生们的治疗效果是否有效。D 医生告诉他问题的严重性在于他的药物上瘾问题。经过 PDMP 报告和电话的内容分析后,D 医生最后决定该患者的合理用药方法是每两天减少一剂药剂,这样 PDMP 或毒理学的普查就不会有差错。通过病情分析和 PDMP 来核对患者用药历史成为美国医学协会减少处方阿片类药物滥用的重要保障措施之一。

4.5.3　医疗研发领域应用案例——百度疾病预测模型

在医疗研发方面,百度通过搜索数据,构建出了疾病预测模型。流行病的发生和传染都具有一定的规律性,这些规律与气候变化、人口流动以及环境指数等因素都有十分密切的关系。百度上线的"疾病预测"产品可以结合网民搜索的大量流行病信息以及疾病暴发的规律性,实时提供多种流行病的发病指数。通过将这些信息进行汇聚从而形成了一定的统计规律,经过一定时间的积累,可以形成多种预测模型,从而预测未来疾病的活跃指数。

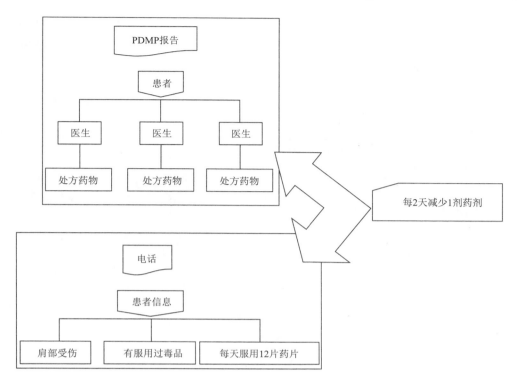

图4-16　在PDMP指导下指导患者用药过程

百度疾病预测可以提供肝炎、流感、性病和肺结核四种疾病的流行指数、活跃度,对全国每个省份以及大多数地级市和区县的活跃度、趋势图等情况进行全面的监控,用户可以查看过去一个月以内的数据和未来一周的预测趋势。中国疾病防控中心还提供了流感的监测数据作为流感疫情预测模型的辅助参数。

尽管搜索引擎预测疫情的算法还不够完善,需要进一步优化,但是利用大数据对疫情预测已成为趋势。

4.5.4　新的医疗商业模式应用案例——网络平台和社区

大数据分析给医疗行业带来了新的商业模式,通过汇总患者的临床记录和医疗保险数据集,可以提高医疗支付方、医疗服务提供方和医药企业的决策能力。另一个潜在的商业模式是网络平台和社区的出现。

网络平台社区能够产生大量有价值的数据,如PatientsLikeMe.com网站,病人可以在该网站上分享治疗经验,网站首页如图4-17所示,还有其他一些网站也可以供用户分享医疗见解等,这些平台都可以成为宝贵的数据来源。

在国内,好大夫在线(www.haodf.com)作为互联网医疗平台已经在线上诊疗、电子处方、会诊转诊、家庭医生、图文咨询、电话咨询等多个领域取得领先地位。全国正规医院的医生获得相关资质后,均可在好大夫在线平台提供线上诊疗、电子处方、远程会诊、手术预约等医疗服务。通过好大夫在线的"找医生"模块可以在线咨询医生病情，或完成门诊的提前预约，该模块在首页中的位置所示。同时，该平台记录了大量的患者咨询的病情数据及医生回复的诊疗建议数据。

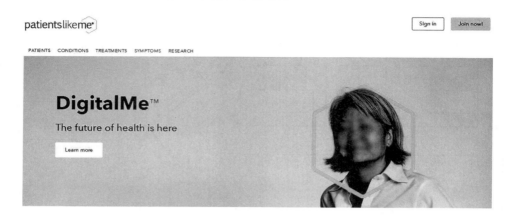

图 4-17　PatientsLikeMe.com 网站首页

除了以上列举的案例外，医疗大数据的应用范围还有很多，面对医疗行业海量数据和非结构化数据的挑战，近年来很多国家都在积极推进医疗信息化发展，这使得很多医疗机构有资金来做大数据分析。因此，医疗行业将和银行、电信、保险等行业一起迈入大数据时代。

●●●●● 4.6　医疗大数据发展趋势 ●●●●●

大数据逐渐成为我们生活的一部分，它既是一种资源，又是一种工具，让我们更好地探索世界和认识世界。大数据提供的并不是最终答案，只是参考答案，它为我们提供的是暂时帮助，以便等待更好的方法和答案出现。

在全球经济、技术一体化的今天，我国医疗健康行业已经开启了大数据的起航之旅，行业大数据已经在经济领域发挥重要作用。未来大数据将在医疗健康领域市场规模占据近一半的市场份额。未来，医疗健康行业大数据将呈现以下发展趋势。

1. 行业大数据在临床诊断、远程监控、药品研发等领域发挥重要作用

我国目前已经有十余座城市开展了数字医疗。病历、影像、远程医疗等都会产生大量的数据并形成电子病历及健康档案。基于这些海量数据，医院能够精准地分析病人的体征、治疗费用和疗效数据，可避免过度及副作用较为明显的治疗，此外还可以利用这些数据实现计算机远程监护，对慢性病进行管理等。

2. 医疗云平台建设步伐加快

我国各地各类医疗云平台布局全面、层次丰富,在建设主体和运营模式上也形成了政企合建、市场运营的良好局面。我国智慧医疗云平台的构建主要是以人口信息数据库、电子病历数据库和电子健康档案数据库等三大数据库为支撑,并通过平台支持公共卫生、计划生育、医疗服务、医疗保障、药品供应和综合管理等六大类业务应用,正逐步形成国家、省、地市和县的四级区域人口健康信息平台。

3. 医疗大数据来源多样化且快速增长

我国医疗大数据主要由医院临床数据、公共卫生数据和移动医疗健康数据三大部分组成,各数据端口呈现出多样化且快速增长的发展趋势。

当前,我国正处在全面建成小康社会征程中,工业化、信息化、城镇化、农业现代化任务很重,建设下一代信息基础设施,发展现代信息技术产业体系,健全信息安全保障体系,推进信息网络技术广泛运用,是实现四化同步发展的保证。

4. 促进数据安全与隐私保护

对海量数据进行挖掘分析时,患者的隐私信息存在不同程度的风险。利用访问控制技术,对不同的人员设置不同的访问权限,构建完善的数据分级制度,对于不同级别的个人信息和数据采用不同的保护措施,通过加强相关政策制定与立法,可使个人隐私得到安全保护。

总之,医疗大数据发展前景广阔,是一门横跨生物学、心理学、信息学等诸多学科的新兴交叉性热点技术。医疗大数据也逐渐从"概念"走向"价值",用医疗信息去影响医学实践并最终实现人类健康,这一点终究会得到人们的认可。此外,医疗大数据催生和完善了循证医学,也准确地预测个体患病风险和预防治疗。医疗大数据可视化程度高、传播范围广。

●●●●●● **本 章 小 结** ●●●●●●

医疗大数据呈现出多样化且快速增长的发展趋势,如何在海量的医疗大数据中提取信息,并有效管理及运用这些数据,成为急需解决的问题。大数据在医学临床研究和医疗健康等领域的应用具有重要意义。医疗大数据分析可以挖掘出有价值的信息,对疾病的管理、控制和医疗研究都有非常高的价值。

本章主要讲解了医疗大数据的基础理论知识,包括大数据技术概述、大数据分析简介、大数据分析的主要技术、大数据分析平台、医疗大数据应用案例以及医疗大数据发展趋势。基于大数据分析、以基因测序为主的精准医疗可以检测人的遗传信息,针对不同的人提供定制的个性化治疗方案,提升治疗效果。因此,基于大数据的精准健康医疗是未来的发展趋势。大数据技术的发展必将解开宇宙起源的奥秘和对人类社会未来发展有推动作用,也将为智能医学领域的深入研究与应用提供理论支撑和技术支持。

第5章

医学影像模式识别与图像识别

随着计算机科学技术的不断发展,新型医疗成像设备不断涌现,如各种放射线仪器、磁共振仪器、超声仪器等等。随之也出现了各种各样的用于临床诊断的医学图像,这些医学图像在疾病的诊断及选择治疗方法方面起到了决定性的作用。现代医学越来越离不开医学图像提供的信息,医学图像的处理正向智能化的方向发展。"人工智能 + 医学影像"是计算机在医学影像的基础上,通过机器学习,完成对影像的分类、目标检测、图像分割和检索工作,协助医生完成诊断、治疗工作的一种辅助工具。因此,利用智能化的手段对医学图像识别技术的了解与学习显得越来越重要。

●●●●●● 5.1　医学影像与模式识别概述　●●●●●●

现代医院中,医学影像在疾病诊疗中的地位显而易见,而模式识别的方法可以更有效地对影像图像进行分析判断,辅助医生更好地为病人服务。

5.1.1　医学影像简介

1. 医学影像概念

医学影像(Medical Image)是指为了医疗或医学研究,对人体或人体某部分,以非侵入方式取得内部组织影像的技术与处理过程。

2. 医学影像分类

现代医学影像包括四大部分:①以 X – CT 为代表的 X 射线影像;②磁共振成像 MRI;③放射性核素显像如 ECT;④超声波成像如超声 CT 等。不管哪种医学图像,其影像灰度分布都是由人体组织特性参数的不同决定的。通常,这种差异(对比度)很小,导致影像上相邻灰度差别也就很小。而人眼对灰度的分辨率很低,只能清楚分辨从全黑到全白的十几个灰阶。所以,过去传统的模拟影像必须经过数字化处理方有实用价值,而现代医学影像都是直接数字成像。

3. 医学影像研究方向

医学影像包含以下两个相对独立的研究方向：医学成像系统（Medical Imaging System）和医学图像处理（Medical Image Processing）。前者是指图像形成的过程，包括对成像机理、成像设备、成像系统分析等问题的研究；后者是指对已经获得的图像作进一步的处理，其目的是使原来不够清晰的图像复原，或者是为了突出图像中的某些特征信息，或者是对图像做模式识别等，本章介绍后者。

5.1.2　模式识别简介

1. 模式识别概念

模式识别（Pattern Recognition）是指对表征事物或现象的各种形式信息进行处理和分析，以对事物或现象进行描述、辨认、分类和解释的过程，是信息科学和人工智能的重要组成部分。模式识别也常称作模式分类。

2. 模式识别包含形式

模式识别还可分成抽象的和具体的两种形式。前者如意识、思想、议论等，属于概念识别研究的范畴，是人工智能的另一研究分支。我们所指的模式识别主要是对语音波形、心电图、脑电图、地震波、图片、照片、文字、符号、生物的传感器等对象进行测量的具体模式进行分类和辨识。

3. 模式识别的作用

模式识别技术在 20 世纪 60 年代发展成为一门独立学科，它的作用和目的是将某一个具体事物正确地分类到某一个具体类别中。其正逐步应用到各个领域中，尤其是在图像识别中的重要性更加凸显，模式识别已经深入到我们的日常生活中。

例如，当前流行的"刷脸支付"是应用了面部识别技术；智能手机的指纹解锁技术是应用了指纹识别技术；无人机和无人驾驶车辆以及电商使用的图片搜索是使用了图像识别的技术；手机中各种电子词典以及文字识别软件使用了文字识别技术。再如：根据心电图等一些检查化验单判断患者是否患心脏病；根据 CT 等医学影像资料判断患者是否有肿瘤；计算机帮助警察根据指纹验证身份；根据用户虹膜进行身份核实；对图片中出现的人脸进行识别；判断当前图片中对象是否是行人、动物、车辆；判断车辆的颜色、车型、车牌号码等均属于模式识别。

●●●●●● 5.2　模式识别中的图像识别技术 ●●●●●●

近年来，模式识别已经在各个领域得到应用，模式识别在图像的分析和识别中起的作用更加受到人们的重视，特别是医疗图像分析、肿瘤病灶识别、脑电波分析、心电图分析等方面应用越来越广泛。

5.2.1 模式识别与图像识别

1.模式识别的方法

从处理问题的性质与解决方法的角度看,模式识别主要分为有监督的识别和无监督的识别两大类。第一类:有监督的识别方法,利用带标记的样本来训练分类器,使得分类器的参数适应这些样本,例如人脸识别系统要先录入标准人脸图像,计算机根据标准人脸图像调整分类器,当有人脸图像需要识别时,就可以通过系统录入的图像进行比对,从而得到分类结果。第二类:无监督识别方法,则没有带标记的样本,这种方法主要通过样本的间距来判定模式类,由于在实际问题中,提供大量已知类别的样本有困难,研究无监督分类显得非常必要,其可以直接对输入样本进行建模,从而发现结构性知识,最典型的无监督模式识别方法就是聚类,主要用于图像分割和图像压缩。

2.图像识别

图像识别指利用计算机对图像进行处理、分析和理解,以识别各种不同图像的技术。

图像识别是模式识别的重要分支。如图像识别是通过图形刺激作用于人的感觉器官,人们辨认出某图是记忆中曾经见过此图形的过程,又称图像再认。在图像识别中,既要有当时进入感官的信息,也要有记忆中存储的信息。只有通过存储的信息与当前的信息进行比较的加工过程,才能实现对图像的再认。图像识别软件国外代表的有康耐视等,国内代表的有图智能等。

5.2.2 图像识别技术

1.图像识别技术的主要方面

①图像变换由于图像阵列很大,涉及计算量大,往往采用各种图像变换的方法将空间域的处理转换为变换域处理。小波变换在时域和频域中都具有良好的局部化特性,它在图像处理中有着广泛而有效的应用。

②图像编码压缩图像编码压缩技术可减少描述图像的数据量以便节省图像传输、处理时间和减少所占用的存储器容量。压缩可以在不失真的前提下获得,也可以在允许的失真条件下进行。编码是压缩技术中最重要的方法,它在图像处理技术中是发展最早且比较成熟的技术。

③图像增强和复原图像,增强和复原的目的是提高图像质量,如去除噪声,提高图像的清晰度等。图像增强是突出图像中所感兴趣的部分。图像复原是恢复或重建原来的图像。

④图像分割是将图像中有意义的特征部分提取出来,这是进一步进行图像识别、分析和理解的基础。目前已研究出不少边缘提取、区域分割的方法,但还没有一种普

遍适用于各种图像的有效方法。因此,对图像分割的研究还在不断深入之中,是目前图像处理中研究的热点之一。

⑤图像描述是图像识别和理解的必要前提。作为最简单的二值图像可采用其几何特性描述物体的特性,一般图像的描述方法采用二维形状描述,它有边界描述和区域描述两类方法;对于特殊的纹理图像可采用二维纹理特征描述。随着研究的深入发展,已开始进行三维物体描述的研究,提出体积描述、表面描述、广义圆柱体描述等方法。

⑥图像分类(识别)属于模式识别的范畴,主要内容是图像经过某些预处理后,进行图像分割和特征提取,从而进行分类。图像分类常采用经典的模式识别方法。近年来新发展起来的模糊模式识别和人工神经网络模式分类在图像识别中越来越受到重视。

2.图像识别技术的应用

图像识别技术是立体视觉、运动分析、数据融合等实用技术的基础,在导航、地图与地形配准、自然资源分析、天气预报、环境监测、生理病变研究等许多领域有重要的应用价值。

①遥感图像识别航空遥感和卫星遥感图像通常用图像识别技术进行加工以便提取有用的信息。该技术目前主要用于地形地质探查,森林、水利、海洋、农业等资源调查,灾害预测,环境污染监测,气象卫星云图处理以及地面军事目标识别等。

②通讯领域的应用包括图像传输、电视电话、电视会议等。

③军事、公安刑侦等领域的应用图像识别技术在军事、公安刑侦方面的应用很广泛,例如,军事目标的侦察、制导和警戒系统;自动灭火器的控制及反伪装;公安部门的现场照片、指纹、手迹、印章、人像等的处理和辨识;历史文字和图片档案的修复和管理等。

④生物医学图像识别在现代医学中的应用非常广泛,它具有直观、无创伤、安全方便等特点。在临床诊断和病理研究中广泛借助图像识别技术,例如 CT 等影像分析技术。

⑤机器视觉领域的应用作为智能机器人的重要感觉器官,机器视觉主要进行 3D 图像的理解和识别,该技术也是目前研究的热门课题之一。机器视觉的应用领域也十分广泛,例如,用于军事侦察、危险环境的自主机器人,邮政、医院和家庭服务的智能机器人。此外机器视觉还可用于工业生产中的工件识别和定位,太空机器人的自动操作等。

●●●●●● 5.3 医学影像图像识别方法 ●●●●●●

自 20 世纪以来,很多学者对图像模式识别方法进行了研究,该领域已发展了很多方法,下面介绍图像模式识别技术中常用的识别方法。

5.3.1 常用图像模式识别方法

常用的图像识别方法包括:统计模式识别、神经网络模式识别、支持向量机模式识别、模糊模式识别及粗糙集模式识别。

（1）统计模式识别

统计模式识别方法就是利用给定的样本集,通过对样本训练来完成对分类边界的划分,并采用一定的学习算法保证样本得到最优划分,同时得到决策函数能把输入的测试对象划分到相应的类别中。这是通过在特征空间中定义了距离函数,两点之间距离越小,其对应的模式就越相似。根据训练样本提供的分类经验,把特征空间划分为不同区域分别与各个类别对应。统计模式识别只需根据规定距离判别待识别的样本归属哪个区域,从而确定它所属的类别。

（2）神经网络模式识别

神经网络模式识别是较早兴起的一个智能识别技术,它试图通过模仿人脑推理能力建立起计算机的分类系统。神经网络由若干个基本神经单元构成,每个单元的机构及功能都比较简单,但由它们相互连接形成的动态系统却功能十分强大。通过训练每个神经元的权重和阈值等,实现从输入空间到输出空间的映射。

（3）支持向量机模式识别

支持向量机的理论基础是统计数学,其基本原理是:在样本空间或特征空间构造出最优划分超平面,使超平面与不同类别的样本之间的距离最大,进而达到最好的范化能力。在线性不可分的情况下,支持向量机可利用核函数实现非线性变换,将数据从低维空间映射到高维空间,并在高维变换空间求得最佳分类超平面,在没有增加计算量的同时提高分类精度。

（4）模糊模式识别

模糊模式识别根据人类辨别事物的思维,吸取人脑的特点,把计算机中常用的二值逻辑转变成连续逻辑。模糊识别的结果是用隶属度来表示的,隶属度就表示被识别的对象隶属于某一类别的程度,一个对象可以在一定程度上属于某一类,在另一种程度隶属于另一类。根据隶属度来确定聚类关系,将样本集分成多个类,使得不同类样本之间的差距尽量大,而同种类别样本间差距尽量小。

（5）粗糙集模式识别

粗糙集是一种处理不准确、不确定信息的新型数学工具,它能有效地对数据进行挖掘及分析,从中发现数据的潜在知识和规律。它把分类解释为在特定空间上的等价关系,而这些等价关系就形成成了对该特征空间的划分。它的主要原理就是利用已知的知识库来刻画(近似)不完整和不确定的知识。

5.3.2　常用图像模式识别方法的性能分析

随着理论的发展及各应用领域的需求，上述方法的性能和适用环境逐渐受到关注。

统计识别方法是目前最成熟也是应用最广泛的方法，它基于图像灰度属性，研究灰度统计特征量，思想简单、容易实现。

神经网络最初是受生物神经系统的启发，但现在主要受到对一些特定问题的处理能力及潜在的并行处理能力的驱动。对于解决模式识别问题，神经网络与统计模式识别方法相比有很多优点：如它对问题的先验知识要求较少，可以对特征空间实现非线性划分，适合高速并行的处理系统。同时，它也存在不足：如需要更多训练样本，训练速度较慢，容易陷入局部最优等。

模糊识别是一门边缘学科，模糊聚类建立起来的样本对于类别的不确定性描述，更能客观反映实际事物。在图像识别中可以简化图像识别系统，具有实用、可靠等特点，但也面临着不少问题，典型的问题就是隶属度函数的确定往往带有个人经验色彩。

支持向量机克服了神经网络训练速度慢，容易陷入局部最优的缺陷，采用结构风险最小化原则，在解决小样本、非线性和高维模式识别问题中表现出很多优势。

粗糙集不需要除数据集合之外的任何先验知识，避免主观因素影响，并且能在保证分类精度的同时通过属性约简获得更简明清晰的决策规则。比起模糊集，粗糙集提供了一种更有效的数学方法，在许多领域得到广泛应用。

5.4　医学影像辅助决策系统

CAD技术，主要是指基于医学影像学的计算机辅助技术，它又被称为医生的"第三只眼"，其广泛应用有助于提高医生诊断的准确率。

5.4.1　医学影像辅助决策系统简介

1. 医学影像辅助决策系统

医学影像辅助决策系统是指通过影像学、医学图像处理技术以及其他可能的生理、生化手段，结合计算机的分析计算，辅助发现病灶，提高诊断的准确率。

2. 医学影像辅助决策系统的作用

辅助决策系统可以影像医生阅片，勾画病灶，指出病变区域，并对病灶的良恶性进行医学影像辅助智能诊断。通过辅助应用，不仅能够让优秀的三甲医院医生提高工作效率，也能让基层医院医生得到来自专家诊断系统的医生的意见指导，提高诊疗水平。原因在于，在传统诊断方法中，放射科医生的诊断完全是主观判断，因而会受到诊断医生经验及知识水平的限制和影响;其次,医生诊断时易于遗漏某些细微改变;再次,不同医师间及同一医师的阅片差异影响。而计算机客观的判断对于纠正这些错误和不足具有巨大的优势。

5.4.2 医学影像辅助决策系统组成及工作流程

1.系统组成与处理流程

医学影像辅助决策系统主要研究用机器辅助人类,自动地处理大量的图像信息,从而节省人的部分脑力劳动。系统实现把图像去噪、增强、分割等预处理,图像特征提取及变换、分类器设计及分类决策等综合应用,最终达到自动分类图像的目的。

一般计算机图像识别智能化处理系统包括 5 个模块,分别为:图像获取、图像预处理、图像特征提取、分类器设计及分类决策,系统构成如图 5-1 所示。

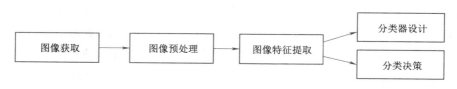

图 5-1 医学图像识别智能化处理系统示意图

2.系统模块功能

①图像获取通过图像采集器、摄像头及数据转换卡等将光信号、模拟信号等物理信息转化成数字图像。

②图像预处理过程主要包括图像去噪、增强、分割、重建等,具体的算法和技术包括灰度化、中值滤波、直方图均衡化、形态学处理、各向异性扩散、小波分析等。以上技术和算法对图像的处理效果不尽相同,但要达到识别复杂图像中特定目标的目的,就要根据特征向量提取及分类的特殊要求采用合适的处理方法。

③图像特征提取,特征提取是决定识别结果的关键因素,常用的包括形状、颜色及纹理等特征,针对不同的图像识别系统,有的特征分类效果好,有些特征的分类效果则较弱。好的特征提取方法要能提取出对图像分类最有利的特征。纹理特征中的纹理是目标图像的重要特征,可以认为是灰度或颜色在空间分布的规律所形成的图案。

④分类器设计根据一定的规则,通过对训练样本进行合理地分析和学习来建立对未知样本进行测试和分类模型的过程就是分类器设计的过程。常用的分类方法包括:统计分类、模糊分类、神经网络分类等。

⑤分类决策就是在特征空间利用设计好的分类器对待测样本进行判别和分类的过程。疾病的诊断取决于对医学图像的获取和医学图像的分析解释及最后的分类决策。

5.4.3 医学影像辅助决策系统的应用案例

医学影像辅助决策系统按照应用领域，可以分为放射类、放疗类、手术类以及病理类。

1.放射类

通过射线成像了解人体内部的病变情况，形成影像。对该影像智能识别的目的在于标注病灶位置。

举例：肺部筛查。

人工智能进行肺部筛查的步骤为：使用图像分割算法对肺部扫描序列进行处理，生成肺部区域图，然后根据肺部区域图生成肺部图像。利用肺部分割生成的肺部区域图像，加上结节标注信息生成结节区域图像，训练基于卷积神经网络的肺结节分割器，然后对图像做肺结节分割，得到疑似肺结节区域。找到疑似肺结节后，使用3D卷积神经网络对肺结节进行分类，得到真正肺结节的位置和置信度，如图5-2和图5-3所示。

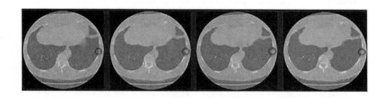

图5-2 肺部扫描系列

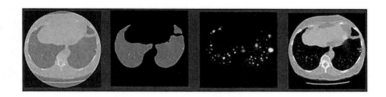

图5-3 左至右：输入图像、肺部提取、肺结节分割、肺结节分类

2.放疗类

在制定放疗方案之前，医生需要通过成像设备对靶区进行定位，从而形成影像。对该影像智能识别的目的在于进行靶区自动勾画，由于放疗需要杀死细胞，病变区域勾勒的越准确越好，对智能影像识别准确率要求高。

举例：靶区勾画。

肿瘤治疗中有两项工作占用了医生大量的时间和精力，分别是靶区勾画与治疗方案设计。放疗是肿瘤治疗方式中最为主流的方式，病人的CT图像在200张左右，医生在勾画的时候，需要给每个图片上的器官、肿瘤位置进行标注。这个过程按照传统的方法要耗费医生 3~5 个小时,找到肿瘤位置之后,医生还需要根据肿瘤的大小、形状等设计放射线的具体照射方案或者手术方案,这里面也包含了不同位置不同的放射剂量。如果顺利,患者按照医生最初的设计方案治疗、好转,最后康复。但是若由于靶区勾画的不准确或者肿瘤的变化,导致治疗无效,这就需要更改治疗方案,医生重新为病人做勾画,做方案。

靶区勾画与治疗方案设计需要医生的经验,但是其中包含了大量的重复工作,这些劳动密集型的工作是人工智能的专长,利用 AI 做这些事情将节约肿瘤医生大量的时间,如图 5-4 所示。

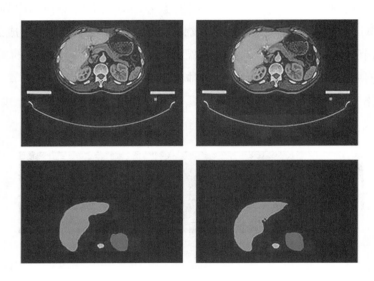

图 5-4 智能靶区勾画软件界面

3. 手术类

对 CT 等影像通过 3D 可视化等技术,进行三维重建,帮助医生进行手术前规划,确保手术的精确性。

举例:脏器三维成像。

脏器三维成像是人工智能以核磁共振、CT 等医学影像数据为基础,对目标脏器定位分割,在电脑上显示患者的内部情况。医生手中的探针指向哪里,系统实时更新显示,让医生对病人的解剖位置一目了然,使外科手术更快速、更精确、更安全。

自动重构器官真实的 3D 模型,实现医生可通过专用设施,在增强现实的虚拟空间里全方位直接观看到患者真实人体结构的解剖细节,并可通过手势和语音操作,实时进行器官和病变的立体几何分析,精确测量目标结构的区位、体积、径线、距离等参数,同时还可进行虚拟解剖作业、模拟手术切除、手术方案设计和手术风险评估,如图 5-5 所示。

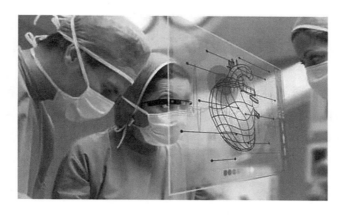

图5-5　冠状动脉与数据呈现在谷歌眼镜上(AR演示)

4.病理类

病理诊断是最终确诊环节,MRI、CT、B超等影像判读的正确与否要参考病理诊断的结果。

举例:病理分析。

就算是经过严格训练的病理医生,他们对同一个患者的诊断也存在差异性,如医生对某些形式的乳腺癌和前列腺癌的诊断一致性低至48%。医生诊断缺乏一致性并不奇怪,因为通常情况下,病理医生负责审查病理切片上可见的所有生物组织,但是每个患者有很多病理切片,要浏览1 000多个百万像素的图片,这需要阅读大量的数据,但是医生的时间往往是不够的。

为了解决有限的时间和诊断准确性的问题,将人工智能引入数字病理学研究成为最好的办法。人工智能可以缩短病理诊断的时间、提升诊断效率,最主要的是,它还能提供更加准确的诊断结果。人工智能的参与给数字病理研究带来了革命性的变化。谷歌公布了他们利用深度学习算法辅助病理医生工作,确定病理图像是扩散到淋巴结的乳腺癌还是扩展到临近乳房的乳腺癌的情况,如图5-6所示。

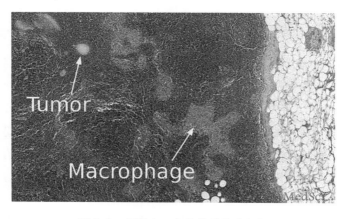

图5-6　谷歌人工智能找到肿瘤组织

●●●●●● 5.5　深度学习在医学影像中的应用 ●●●●●●

在大数据与智能医学迅速发展的背景下,基于神经网络的深度学习算法日渐成熟,特别是卷积神经网络,已经迅速成为分析医学图像的重要方法,为医学影像的自动分析智能化处理提供了实现可能。

当前应用深度学习算法进行辅助诊断已经涉及多个解剖领域,如脑、眼、肺、乳腺、心脏、腹部。

(1)脑

脑部的解剖图像主要来源于 CT、MRI 功能 MRI 以及正电子发射断层扫描(PET),很多生物医学工程的科学家利用这些成像工具并结合深度学习模型从图像中提取特征。目前,大量的研究涉及阿尔茨海默氏病的分类、脑组织和解剖结构(如海马体)的分类,以及其他重要病变的识别和分割,如神经胶质瘤、白质病变、脑梗死及脑出血。阿尔茨海默病(AD)又是一种起病隐匿的进行性发展的神经系统退行性疾病,最常见的临床特征是患者在晚年陷入痴呆状态。

(2)乳腺

由于大多数乳房成像技术都是二维的,所以在自然图像分割和识别中成功的方法很容易被转移到乳腺图像上。当前面临三个挑战:①对类肿瘤病变的检测和分类;②检测和分类微钙化点;③乳腺癌风险评分。目前,国内外都有针对乳腺癌的筛查措施,应该有大量的数据可供使用。但不幸的是,公共医学影像数据并不可用,因此,监督式的深度学习模型很难快速发展,许多论文使用的是小数据集,导致了性能不高。一些项目通过探索半监督学习、弱监督学习,以及转移学习,来改善模型性能。当大数据集可用时,可以获得更好的结果。

(3)肺

肺癌是目前发病率和死亡率最高的恶性肿瘤之一,肺癌筛查方法是依靠传统的 X 线胸片、CT、痰脱落细胞及纤维支气管镜等,而胸部 X 线及 CT 是最常见的放射学检查,一些研究使用大量的 X 线胸片和文本报告来训练系统,这些系统结合了 CNN 的图像分析和 RNN 的文本分析。在最近的一项针对肺结节 CT 检测的挑战中,基于 CNN 架构的 LUNA16 模型被所有的顶级深度学习系统所使用,这个系统仍然依赖于传统的基于规则的图像处理系统对结节进行候选,但是使用深层神经网络进行候选检测的系统譬如 Unet,执行得也很好。目前,完全由计算机通过 CT 来估计个体是否患有肺癌的概率仍然是一个重要的课题,在 2017 年 Kaggle 的数据科学大赛中,就有超过 1 000 个参赛队伍,针对这个主题来争夺 100 万美金的奖励。

(4)心脏

深度学习已经应用到心脏图像分析的许多方面,MRI 是最常见的研究形式,左心室分割是最常见的任务,还包括冠状动脉中心线跟踪、图像质量评估以及自动钙化积分。大多数论文涉及的都是简单的 2D CNN,Poudel 等人将 CNN 和 RNN 结合,在 Unet 模型中引入了一种重复的连接,通过切片来分割左心室,并不断学习用于下次分割。这一领域最大的挑战是 2015 年的 Kaggle 数据科学大赛中,目标是在心脏 MRI 中自动测量收缩压和舒张压。192 个参赛队参加了 20 万美元的奖金竞赛,排名最高的参赛队伍都使用了深度学习,特别是 CNN 或 Unet。

(5)腹部

腹部的深度学习应用发展有限,目前大部分都是用来对肝脏、胰腺、肾脏、膀胱和前列腺等脏器进行定位和分割,主要的成像形式仍然是 CT 和 MRI,尤其是肝脏 CT 肿瘤的分割以及前列腺 MRI 的分析涉及的最多。在 SLIVER07 的肝脏分割和 PROMISE12 的前列腺分割挑战赛上,绝大部分应用仍然使用半自动或交互的方式进行分割,直到 2016 年 CNN 才开始占据排行榜的榜首。

●●●●● 5.6　医学影像模式识别发展趋势 ●●●●●

在新技术层出不穷的今天,大型影像诊断设备结合大数据分析、图像识别以及人工智能技术,为医学影像模式识别在医学诊疗上的应用提供了更有作为的空间。人工智能技术的突破式发展,将对医学影像图像辅助识别以及诊断有着显著的推动。

1. 智能影像诊疗现状

目前已经形成成型产品、在各应用场景实现小范围推广、具备高附加值的人工智能 + 医疗应用有以下两个方面。

①基于医学影像的智能识别。全球该领域的创业公司达 1 000 多家,影像智能识别是适合人工智能技术发挥其所长的医学应用领域,有着极大的发展前景。智能影像诊断在医学影像诊断领域愈发重要,医疗成像设备将越来越依赖于数据分析的帮助。借助人工智能图像识别技术,医师可以更高效地做出专业判断,患者能够更快速地获得医疗服务,医疗机构也可节省成本。

②基于电子病历的辅助诊断,其典型案例是 IBMWatson,目前已经落地 WatsonforOncology 的肿瘤辅助诊断治疗的 AI 产品,并在国际上各医院小范围推广。

2. 智能影像诊疗应用急需落地

目前我国医学影像数据的年增长率约为 30%,而放射科医师数量的年增长率为 4.1%,其间的差距是 25.9%,放射科医师的数量增长远不及影像数据的增长。以病理切片为例,据国家卫计委统计,我国病理注册医生在 1 万人左右,按照每百张床配备 1~2 名病理医生的标准计算,全国病理科医生缺口可能达 3 万 ~4 万人,目前,全国有近 40% 的手术未进行病理切片分析,所以通过 AI 的方式辅助影像科医师进行诊断将

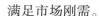

满足市场刚需。

3.第三方影像中心的迅速崛起

智能影像诊断行业发展初期市场相对分散,未来有望逐步走向集中。在产品化的过程中,如果仅使用几个机型的数据,或者下载公开数据集的数据来训练模型,即使实验室准确率很高,也很难在实际应用中取得很好的效果。医疗 AI 公司研发的产品是否可以适应市场上 90% 的影像设备,是这样的产品进行市场推广的前提。随着行业数据整合与共享机制的建立、模型训练的成熟、商业模式的确立,以及部分企业 CFDA 认证的率先通过,先发企业将逐步建立技术壁垒和商业壁垒,推动市场走向集中。

就目前国内第三方影像中心的发展状况而言,虽然起步较晚,但发展势头迅速。其中,作为国内首家线上第三方影像中心的汇医慧影也正在利用其技术优势深度开发医学影像智能诊断相关技术。利用亚马逊分布式云存储技术,汇医慧影可以实现海量影像数据的实时在线、高并发访问。同时,还能利用云计算引擎进行深度学习、自动分割配准、蒙特卡罗模拟等高性能图像处理运算,为商业化影像智能诊断奠定了技术基础。

●●●●● 本 章 小 结 ●●●●●

本章主要介绍了医学影像与模式识别、图像识别的技术与方法及医学影像辅助决策系统。通过本章的学习,读者应该了解智能影像诊疗的相关技术与方法,掌握智能影像诊疗的相关知识、系统组成与工作流程,为智能影像诊疗的分析应用奠定基础。这些研究在具体应用上还有很长的路要走,在未来的日子里我们将会看到更多的产品和应用系统在生活中出现。

第 6 章

人工智能与药物研发

药物研发,从发现到成功上市,是一个高投入、周期长、高风险的工程。降低药物研发的成本、缩短上市时间、提高成功率一直是医药公司迫切希望解决的问题。人工智能通过机器深度学习、大数据分析等手段模拟药物研发过程、预测药物的效果、精简药物研发过程、减少不必要的实验,可大大加速药物研发进程、提高研发效率和降低药物研发成本。另外人工智能改变了传统人工药学服务模式,通过对临床用药数据分析和处理,可实现药物不良反应实时监测、智能审方、个性化给药,协助药师的工作,使药学服务更加高效、精准化和智能化,能够避免工作中的一些失误。

本章涉及药物研发简介、人工智能与药物研发、人工智能与药学服务。

●●●●●● 6.1　药物研发概述　●●●●●●

药物研发,是指从新化合物发现、经开发研究、到临床研究、最后新药成功上市的长期过程,是一项系统的技术创新工程,需要多学科、多领域和技术的密切合作,以保障药物安全、有效、稳定和可控。药物研发分为新药发现和新药开发两个阶段。药物研发两个阶段所研究的内容是大不相同的,所经历的时间也不一样,新药发现阶段的时间大约 3~5 年,而新药开发阶段为 6~10 年,投入开发的费用也远远大于前期。

1. 新药发现阶段

药物发现处于新药研发早期,是一项创新程度及偶然性极高的科研活动,失败率极高,不但需要极高的科研水平,且投入巨大。此阶段工作旨在找到并确定针对某一疾病具有活性的先导化合物(Lead Compound),主要内容包括作用机理的研究、大量化合物的合成、活性研究等以寻找先导化合物。大体可分为四个重要环节,即靶标的确定,模型的建立,先导化合物的发现,先导化合物的优化。

①靶标确证。发现和确证药物靶标是新药研发的重要起点。利用基因组学、蛋白质组学以及生物芯片技术等获取疾病相关的靶标线索,通过在分子、细胞和整体动物等药理模型验证靶标的有效性。

②模型建立。靶标选定后,要建立生物学模型,以筛选和评价化合物的活性。

③先导物的发现。先导化合物简称先导物,是通过各种途径和手段得到的具有明确药理活性并值得优化的化学结构,用于进一步的结构改造和修饰,是新药研究的出发点。先导化合物可从多方面途径得到:天然产物、化学合成、生物合成等。

④先导化合物的优化。通过筛选和合理药物设计获得的先导物往往存在选择性不够、作用强度较弱、药动力学性质不佳或有毒副作用等问题而不能直接用于临床,需要对先导化合物进行结构改造或修饰以达到优化的目的。即先导化合物的优化(Lead Optimization)。先导物经过优化得到候选药物(Drug Candidate),这就意味着药物研发从研究阶段进入开发阶段。

2. 新药开发阶段

新药开发阶段包括"药物临床前研究"及"药物临床研究"这两个研究阶段(以FDA为例)。

①药物临床前研究。药物研发过程中最为复杂的环节,是承上启下的关键阶段,其主要目的是针对已经确定的先导化合物进行一系列非人体试验的研究,这一阶段的工作完成后需要向政府监管部门提出临床试验申请并接受技术审评,审评通过后方可进入下一研究阶段。此阶段工作内容包括药学研究、安全性评价、药代动力学评价等成药性研究内容,大约需要 6.5 年时间。

②新药临床研究申请。完成临床前试验后,向 FDA 提交新药临床研究申请,若在提交申请后30 天内 FDA 未驳回,则该新药临床研究申请被视为有效,接下来可进行人体试验。新药临床研究申请需说明:临床前试验的材料、临床试验计划、地点、负责人、新化合物结构、投药方式、动物试验中显示的所有毒性情况、该化合物的生产制造。整个新药临床研究计划必须经过机构审评委员会(Institutional Revuew Board,IRB)的审查和通过。申请者必须就新药临床试验的进展,每年向 FDA 和 IRB 汇报一次。

③Ⅰ期临床试验。是在健康志愿者中开展,需要 20~100 名健康志愿者,大概需要 1 年时间。研究目的是临床药理学及人体安全性评价试验。观察人体对于新药的耐受程度和药代动力学性质,为制定给药方案提供依据。

④Ⅱ期临床试验。是在少数患者中开展,需要 100~500 名相关患者进行研究,大约需要 2 年时间。研究的首要目的是确定药物在临床上的有效性,采用随机盲法进行对比研究。治疗作用初步评价阶段,也包括为Ⅲ期临床试验研究设计和给药剂量方案的确定提供依据。

⑤Ⅲ期临床试验。该阶段的临床试验通常征集 1 000~3 000 名临床和住院病人,研究或许分布在多个医学中心,此阶段持续约 3 年时间。在医生的严格监控下,进一步获得关于该药物的临床有效性、不良反应与其他药物的相互作用等维度的数据。该阶段研究会使用安慰剂对照和双盲法试验。Ⅲ期临床试验是整个新药研发过程中最重要的一步。

⑥新药申请。完成以上三阶段的临床试验后,通过分析所掌握的数据,证明新药的安全性和有效性,便可向 FDA 提交新药申请。新药申请需提交之前收集到的所有资料。一般而言,新药申请材料约有 100 000 页。FDA 应在 6 个月内完成新药评审,但由于申请者众多且案牍巨大,超时评审属于常态。

⑦批准上市。如果 FDA 批准新药上市,则该药物即可上市销售,供医生和病人使用。但是,仍然必须定期向 FDA 提交相关资料,包括副作用和质量管理的数据。对于某些药物而言,FDA 还会要求继续四期临床试验,检测该药物可能出现的长期副作用。

⑧Ⅳ期临床研究。某些药物上市后会继续收到监测,主要监测数据是该新药被较大规模的人群使用后的临床疗效和不良反应。药物使用须知将根据该阶段的反馈结果进行相应的修订。若在该阶段发现了之前研究中没有发现的严重不良反应,FDA 会强制要求该药下架。

药物研发是多学科交叉、高难度、高投资、高风险、周期长的事业,从最初的实验室研究到最终摆放到药柜销售需经历一个极为漫长的研究、测试和审批过程,如图 6-1 所示。塔夫斯大学(Tufts University)药物开发研究中心统计数据显示,目前每一个新药的研发成本大约为 26 亿美元,平均耗时 14 年。而且,只有很小比例的新药获批准,进行临床前试验的 7 000 种化合物中只有 5 个能成为候选药物进入到后续的临床试验,而最终获得批准上市的药物仅有其中的 1 个。更有甚者,如抗阿尔兹海默症药物研发失败率高达 99.6%,导致国际制药巨头辉瑞公司停止阿尔兹海默症和帕金森治疗药物的研发。传统的药物研发中,通过海量筛选出几千个结构相似的候选化合物,然后通过高通量筛选、结构优化产生候选药物,少数几个通过临床前研究到临床研究,最终批准上市的只有 1 种甚至全部阵亡。整个研发过程中带有明显的盲目性和偶然性,许多关键环节依赖实验试错,在每一环节都存在多种可能的风险,导致前功尽弃。降低药物研发的成本、缩短上市时间、提高成功率一直是医药公司迫切希望解决的问题。

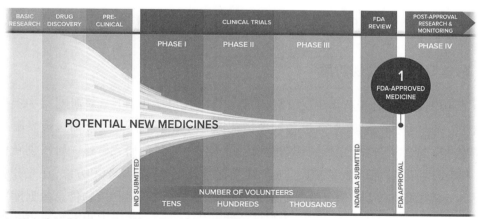

来源:PhRMA, The complex biopharmaceutical R&D process

图6-1 药物研发流程

●●●●●● 6.2 智能药物研发 ●●●●●●

人工智能无疑是全世界当下最为热门的科技话题之一。随着人们在大数据、云计算以及计算机深度学习等多个方面取得突破,人工智能在医疗领域中表现出广泛的应用前景。人工智能作为一种高效准确的算法,能为药物研发提供重要的数据依据和实验支撑,成为推动药物研发或者决定药物研发成败的关键因素。彻底打破过去依赖于大量的实验筛选、并行的化学合成的那种耗时、费钱和劳动力密集型的方式。人工智能通过机器深度学习、大数据分析等手段模拟药物研发过程、预测药物的效果、精简药物研发过程、减少不必要的实验、降低后续临床试验的失败概率,可大大加速药物研发进程、提高研发效率和降低药物研发成本。人工智能可应用于药物开发的不同环节,包括靶标筛选、先导物发掘、合理药物设计、预测候选药物的 ADMET(药物的吸收、分配、代谢、排泄和毒性)、评估通过人类临床试验的可能性降低后续药物临床的失败概率等。此外在上市后,人工智能也可通过大数据分析来优化药物研发的过程。根据在流程上的分布,我们将 AI + 药物研发的服务类型分成了三类:药物发现阶段、临床前研究阶段和临床研究阶段,如图 6-2 所示。

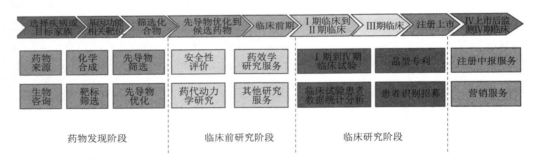

图 6-2 AI + 药物研发的服务类型

6.2.1 药物发现阶段

药物发现阶段处于药物研发早期,主要工作内容包括找到并确证针对某一疾病药物靶点,建立活性筛选模型,通过各种途径获得的大量化合物并通过筛选模型筛选出先导化物,先导物经过优化得到候选药物可进入下一阶段的研究。这一阶段创新程度高、不确定性也高,而成功率很低。人工智能利用大数据和机器学习方法,在充分利用基因组、蛋白质组和生物信息学研究结果,从基因组、蛋白质组和生物信息数据库中寻找药物作用新靶点;从论文、专利、临床试验结果的大量信息中提取出药物靶点和小分子药物的结构特征,自主学习药物小分子与受体大分子靶点之间相互作用机制,并且根据学习到的各种信息预测药物小分子的生物活性,设计出上百万种与特定靶标相关的小分子化合物,并根据药效、选择性、ADME 等其他条件对化合物进行筛选得到先导物;模拟靶点与先导物之间的相互作用,通过计算和分析两者间的亲和力大小及结合模式,从而进行先导化合物的优化和改造,增加药物与受体之间的作用强度,提高药物的生物利用度,最终成为发现新药的候选药物。人工智能在药物发现中的应用使研究人员能够:更快地产生新的候选药物;确定新的候选药物;以更高的成功率加速药物发现。

1. 靶标筛选

近年来,人类基因组、蛋白质组学、生物信息学的深入发展和现代生物技术手段如质谱、X–衍射及生物芯片等技术的综合应用推动了药物靶的发现进程。人工智能在充分利用基因组、蛋白质组和生物信息学研究结果,从基因组、蛋白质组和生物信息数据库中寻找药物作用新靶点。

以近期热门的肿瘤新药研发为例,人体所携带的癌症相关基因近 500 个,会产生将近 1 000 万个基因的变异,涉及 10 多条信号通路和 60 多个药物靶点,而且这些数字还在持续增加。如果人工解读这些信息,必然会耗费大量时间,还会出现遗漏或误判。而 AI 能实时抓取和动态学习更新,尽量穷尽肿瘤靶点的知识库。首先对患者的生物标本(如乳腺癌切片)基因测序,这些生物指标数据将与患者的已知病史结合起来送入 AI 平台,并利用数万个数据点建立起健康及患病组织的不同模型。最后 AI 算法找出横跨这些模型的生物标志物或药物靶点。成功案例:一个生物标志物作为药物研发(抗癌药物 BPM31510),Berg 公司的人工智能辅助开发的第一款药物 BPM31510 是一种使用在细胞代谢中发挥关键作用的酶制成的化合物。主要从 1 000 多位病人的健康组织和癌组织样本中提取生物数据,然后这些数据被交由人工智能算法进行处理,这些算法对这些数据进行了分析并建议了可能的药物。目前该药已经进入临床测试阶段。它可以重组癌细胞的新陈代谢,重新教会癌细胞如何死亡。

将 Watson 的超级计算能力用于其研发新型抗癌药中,核心技术:分析大量公开的可用数据以及公司自己的数据,不断假设药物靶点,然后实时交互得到有证据的结果。主要用于免疫肿瘤领域新药物靶点的发现,组合疗法的研究,和患者的治疗策略。成功案例:IBM Watson Health 和辉瑞签署协议加快研发新型抗癌药,已经有化合物在临床实验阶段用于帕金森症(targeting L-Dopa-induced dyskinesia)。博格公司已研发出一种人工智能平台来快速筛选病人的组织样本,以寻找潜在的药物靶点。研究人员首先将对来自健康供体的样品和各种乳腺癌亚型的样品进行基因测序,从而对存在于癌细胞和正常细胞中的突变、蛋白及细胞过程建立基因组信息。这些数据将与患者的已知病史结合起来送入人工智能平台,并利用数万个数据点建立起健康及患病组织的不同模型。该平台的算法最终将找出横跨这些模型的分子签名中的热点。这些热点或可代表生物标记或药物靶点。

2. 先导物发掘(药物发掘)

计算机技术模拟手段的提高及人工智能技术的逐渐成熟,使药物研发进入合理化药物设计阶段,即依据生物化学、分子生物学、遗传学、信息学和计算化学的成果,针对这些研究所揭示的酶、受体、离子通道等潜在的药物设计靶点,并参考其他类源性配体或天然底物的化学结构设计出合理的药物分子,发现作用于特定靶点的新药。在药物研发中,人工智能利用大数据和机器学习方法,即从论文、专利、临床试验结果的大量信息中提取出药物靶点和小分子药物的结构特征,根据已有的药物研发数据提出新的可以被验证的假设,自主学习药物小分子与受体大分子靶点之间相互作用机制,并且根据学习到的各种信息预测药物小分子的生物活性,设计出上百万种与特定靶标相关的小分子化合物,并根据药效、选择性、ADME 等其他条件对化合物进行筛选。对筛选出来的化合物进行合成并经过实验检测,然后把实验数据再反馈到 AI 系统中,用于改善下一轮化合物的选择。经过多轮筛选,最终确定可用于进行临床研究的候选药物。人工智能的使用大大加速药物研发的过程,并对新药的有效性和安全性进行预测。

发现新先导结构的速度越来越快,并注重成功率,将发现药物的失败因素控制在先导结构的发现阶段,将大大节约了药物研究的周期和经费。世界制药巨头葛兰素史克(GSK)也正在追赶这一"潮流",它与位于苏格兰的初创企业 Exscientia 签订了一项合作协议:借用后者的 AI 技术搜索 10 个疾病相关靶点的候选药物,AI 系统需要传统方法 1/4 的时间和成本筛选候选药物,旨在减少识别疾病干预靶点的分子所需的时间,从现在平均 5.5 年到今后的 1 年时间。通过活用人工智能,能够大幅缩短原本需要 2 ~ 3 年的新药候选物质的寻找时间。如果人工智能能够剔除可能出现副作用的新药候选物质,将有望提高新药开发的成功率。

将 AI 应用于医学研究的数据库来快速筛选和组织数据。利用深度学习软件摄取、分析信息,找出关联并提出相应的候选药物,进一步筛选具有对某些特定疾病有效的分子结构。通过深度学习和自然语言处理理解和分析大量的生物科学信息如文献专利、基因组数据、生物医学期刊和数据库每天上传的 10 000 多份出版物。Benevolent AI 是英国的一家人工智能公司,公司旨在将人工智能应用于医学研究的庞大数据库以快速筛选和组织数据,并且有一个"小目标":用 AI 颠覆整个药物研发过程。目前已经获得了一定数量的临床阶段的新药物,以及相关专利的独家许可证。

被誉为 2018 全球 AI 人工智能百强公司 Insilico Medicine 公司成立于 2014 年,至今已建立 250 多个产学合作案,成功搭建在药物研发与生物标记研发领域的应用,并成为制药行业的创新驱动者。该公司收集了大量不同年龄的健康和患病人群的多类组学数据(multi-omics data),并且利用机器学习对这些数据进行综合分析,从中找出与衰老和疾病有关的生物标记物,并且根据这些数据寻找上市药物的新功能,发现新的抗衰老药物。该公司的另一项业务是与研究所和制药公司合作,利用自身对深度神经网络机器学习的专长,帮助他们进行药物研发、发现生物标记物和开发研究衰老的新工具。

Pharnext 公司的 AI 药物发现模式 PLEOTHERAPY 则代替了传统药物研发早期阶

段,不是从头开始研制化合物,而是通过充分发掘上市药品的药效,将这些药品以特殊的比例组合,利用它们的协同作用,得到全新的治疗药。此模式能够显著缩短研发的时间和资金消耗,并能够以更低花费得到更加安全、有效的药品。

计算功能强大的超级计算机在计算生物学和药物设计中的应用,给药物先导结构的发现带来了新的机遇,特别是虚拟高通量筛选技术(High Throughput Virtual Screening,HTVS),一种并行分子对接(Parallel Molecualr Docking)技术的发展,药物分子设计无论是速度还是成功率均有了突飞猛进的提高。将 HTVS 作为发现药物先导结构的核心技术,许多公司的发展给出了许多药物研究成功的经验。美国结构生物信息公司(Structural Bioinformatics, Inc., SBI)利用 HTVS 方法为美国 Johnson 和日本山之内制药株式会社(Yamanouchi)等几大制药公司设计了一系列先导化合物,在药物设计和新先导化合物发现研究领域处于国际领先地位,IBM、Informax、Johnson 和 Yamanouchi 等计算机、生物信息和制药公司纷纷投注大量资金给 SBI,用于进行新药研究;英国生物科技公司 Protherics 发展了高通量虚拟筛选方法 DockCrunch,目前正用此方法针对雌激素受体筛选一百多万个化合物的数据库;另一个发展势头较好的药物设计公司是美国的 Locus Discovery Inc.(LDI),该公司是一个新的计算药物设计公司,成立于 1999 年,其核心技术是 HTVS 和计算蛋白质组方法,利用这些方法为大制药公司设计先导化合物。LDI 仅用两年时间,即得到了具有促进血红细胞生长功能的小分子化合物和高活性的抗HIV 分子。这些例子说明,HTVS 方法将会在创新药物研究中发挥更大的作用。

3. 合理药物设计(药物优化)

药物分子首先必须分布到受体生物大分子部位并与受体结合,才有可能发挥作用。使用计算机分子模拟软件,模拟生物大分子与先导物之间的相互作用,研究与药物的结合部位(Binding Site)的静电场、疏水场、氢键分布、整体构象、π-π 作用、化学结构特征等"描述符"。依靠这些描述符通过计算和分析两者间的亲和力大小及结合模式,从而进行先导化合物的优化和改造,增加药物与受体之间的作用强度,提高药物的生物利用度,最终成为发现新药的候选药物。

药物的构效关系是指药物的化学活性与药效的关系。最早期的构效关系研究以直观的方式定性推测生理活性物质结构与活性的关系,进而推测靶酶活性位点的结构和设计新的活性物质结构。随着信息技术的发展,以计算机为辅助工具的定量构效关系成为构效关系研究的主要方向,定量构效关系也成为合理药物设计的重要方法之一。根据药物的化学结构对生物活性的影响程度,宏观上将药物分为非特异性结构药物和特异性结构药物。前者的生物活性与结构的关系主要是由这些药物特定的性质决定的。而多数药物,其化学结构与活性相互关联,药物一般通过与机体细胞上的受体结合然后发挥药效。

现在已经有很多软件可以将化合物的构效关系分析的过程在计算机上模拟,并对化合物可能的活性作出预测,进而对最有可能成为药物的化合物进行有针对性的筛选,从而可以极大地削减药物挖掘的时间。Peptone 公司使用 AI 来预测蛋白质的特性,以降低蛋白质设计的复杂性,检测生产和表征问题,并发现新的蛋白质特征。基于 AI 的抗流感蛋白质的美国生物治疗技术公司 Virvio 成立于 2015 年,使用 AI 来优化合成生物疗法,这些生物疗法易于制造,耐储存并优于已知的抗体。目的是基于已知疗效的单克隆抗体,研发更安全、更有效的生物替代品。该公司已经创造出一种附着在病毒表面的抗流感微型粘合剂,用来解决哮喘和流感等多种疾病问题。该微型粘合剂是一种小型结构蛋白,其设计完全满足分子靶标和适应症的要求,同时具有小分子药物的超稳定性和可制造性。

4. 人工智能预测小分子药物晶型结构

药物晶型对于制药企业十分重要,其不但决定小分子药物的临床效果,同时具有巨大的专利价值。简单来说,药物晶型专利是药品化合物专利之后的最重要的专利,是原研药企业阻止或推迟仿制药企业在其化合物专利过期后将仿制药推入市场的重要筹码,药物晶型专利可以延长药物专利 2~6 年,对于重磅药物而言,则意味着数十亿美元的市场价值。对于仿制药企业而言,通过规避晶型专利,便可在原研药的化合物专利过期之后立即销售产品,通过低价策略迅速抢占市场。

这里举例简单介绍常见的利用药物晶型专利狙击仿制药的策略。假设某种小分子药物在 2016 年完成了特定化合物的专利申请,专利于 2036 年到期。随着处方前研究在 2022 年开展,药企接着申请该药的晶型专利。产品 2026 年上市,市场反响极好,仿制药企业决定跟进。但即使到了化合物专利解除的 2036 年,仿制药企业仍然无法使用原料制药,必须等到 2041 年晶型专利过期。如此一来,晶型专利又为原研药企阻挡仿制药进入市场延长了 5 年时间,该药企可获得更高收益。

以著名的肺癌分子靶向药盐酸埃克替尼为例。跨国药企在药物研发时,出于专利保护的考虑,会尽可能地覆盖将一个结构的改造空间。埃克替尼找到了一个巧妙的侧链成环结构,整个分子结构相似,风险较低,但差异合理,突破了专利。从研发厄洛替尼的罗氏的角度看,埃克替尼的专利突破使其收入减少,这也是类似的拥有较强原研能力的药企的痛点。

为了解决这类痛点,出现了一些数字化创新手段。以初创公司晶泰科技为例,这是一家为全球创新药企提供药物晶型设计服务的公司,主要提供药物晶型预测和晶型专利保护服务,帮助药企提高研发效率,降低药物的质量风险和专利风险。公司位于深圳,成立于 2015 年 9 月,并在 2015 年 12 月获得腾讯和人人公司数千万元人民币 A 轮融资。其自主研发的 FACES 系统,结合人工智能和云计算,在云端高效地动态配置千核的药物晶型,三十天内可以把一个小分子药物的所有可能的晶型全部预测。相比传统药物晶型研发,晶泰科技提供的解决方案让制药企业再也无须担心由于实验搜索空间有限而漏掉重要晶型,可以更加自如地应对来自仿制药企的晶型专利挑战。此外,晶型预测技术也大大缩短晶型开发的周期,更有效地挑选出合适的药物晶型,缩短研发周期,减少成本。

6.2.2 临床前研究阶段

人工智能为制药公司、创业公司和研究机构提供候选药物预测服务。用深度学习神经网络分析化合物的构效关系,识别医药化学中的基础模块,用于新药发现和评估新药风险。

借助人工智能,可以进一步提升药物的构效关系分析的速度。当存在成千上万个化合物都可能对某个疾病显示出某种疗效,但又对它们的安全性难以判断时,便可以利用人工智能的意义便得以显示:快速挑选最具安全性的化合物,作为新药的最佳备选者。其次,对于尚未进入动物实验和人体试验阶段的新药,也可以利用人工智能来检测其安全性。因为,每一种药物作用的靶向蛋白和受体都并不专一,如果作用于非靶向受体和蛋白就会引起副作用。人工智能可以通过对既有的近千种已知药物的副作用进行筛选搜索,以判定其是否会有副作用,或副作用的大与小,由此选择那些产生副作用概率最小和实际产生副作用危害最小的药物进入动物实验和人体试验,从而大大增加成功的概率,节约时间和成本。此外,利用人工智能还可模拟和检测药物进入体内后的吸收、分布、代谢和排泄、给药剂量—浓度—效应之间的关系等,让药物研发进入快车道。

1. 候选药物药效学研究服务

人工智能技术已经介入药学研究中并取得了显著的成绩和进展。其中,作为 AI 的重要分支——人工神经网络(ANN)技术的应用尤为抢眼。药学领域广泛应用于定量药物设计、药物分析、药动/药效学等方面。例如:用于预测药物效应。采用神经网络预测阿芬太尼对兔心率的影响,对用药后 $180 \sim 300$ 分钟的药物效应取得了较好的预测结果(平均相对预测准确度达 78%)。分析群体药动学数据,以获知群体药动学特征和不同人口统计因子对药物行为的影响,对临床用药具有指导意义。

2. 候选药物安全性预测

成立于 2012 年的硅谷公司 Atomwise 是一家药物挖掘与人工智能结合领域比较有代表性的初创公司,核心技术平台称为 AtomNet,这是一种深度卷积神经网络,通过自主分析大量的药物靶点和小分子药物的结构特征,学习小分子药物与靶点之间相互作用规律,并且根据学习到的规律预测小分子化合物的生物活性,减少研究人员花费合成和测试化合物的时间从而加快药物研发进程。

这家公司通过与 IBM 超级计算机合作,通过分析数据库,并用深度学习神经网络分析化合物的构效关系,于药物研发早期评估新药风险。早在 2015 年,这家公司宣布寻找埃博拉病毒治疗方案方面有一些进展,在为时一周的时间内,从已有的药物中找到两种或许能用来抗击埃博拉病毒的药物。

总的来讲,Atomwise 的商业模式是为制药公司、创业公司和研究机构提供候选药物预测服务。公司成立以来,已经与斯坦福大学、Scripps 研究所等著名科研机构合作开展了 27 个药物研发项目。Molplex 公司的 AI 技术平台 Optiplex,能从大数据中提取疾病和化合物之间的联系,预测潜在药物的有效性和毒副作用,帮助选择最佳的候选药物。AI 作为全球当下最热门的科技话题之一,大数据、云计算以及计算机深度学习等多个方面取得突破。当新药研发遇到 AI,通过数据生成假定药物,显示出更快、更有效率开发新药的潜力。通过深度学习进行非常详尽的数据分析,学习药物的毒性数据后对新药的副作用进行预测。

3. 候选药物药代动力学研究

该公司的创新药物设计平台运用基于机器学习技术来模拟小分子化合物的药物特性,比如靶点结合能力和特异性,药物动力学和药物代谢特性,以及毒副作用。这一平台通常的药物筛选流程会依据特定的药物活性、特异性和 ADME 模型,从包含一兆个模拟化合物的化合物库中选出 2 500 万个化合物进行模拟测试。这个过程只需要一周就可以完成,每个模拟化合物的测试成本为 0.01 美分。化学家会对测试结果进行分析,挑选出最有希望的模拟化合物进行合成和实验。实验结果被用于修正和改良模拟的准确性,随着这个过程的不断循环,模拟系统给出的候选化合物将越来越有针对性。目前该公司的药物研发管道包含治疗代谢疾病,心血管疾病和阿兹海默病的候选药物。

6.2.3 临床研究阶段

GNS Healthcare 公司使用 AI 将不同的生物医学和保健数据流转换成代表个体患者的计算机模型。使研究人员能够通过揭示个体患者的最佳健康干预措施,大规模地提供个性化医疗。PathAI 公司使用 AI 来改善病理分析,以确定将受益于新型疗法的患者。Trials. ai 公司使用 AI 来优化临床试验研究设计。使患者更容易参加临床试验,消除不必要的临床操作负担。

1. 病人识别与招募

招募合适的志愿者一直是制药公司面临的难题之一,在时间就是金钱的药物研发过程中,除了招募的直接成本,由于延长时间造成的间接成本也不容忽视。在实际过程中,大多数临床试验不得不大幅延长其时间表,因为在原定时间内很难发现足够数量的患者。这类麻烦并不罕见,根据拜耳的数据,90% 的临床试验未能在指定时间内招募到足够数量的患者,通常而言所耗费的时间是指定时间的两倍左右。根据塔夫茨研究,药物研发的成本极为巨大,每增加一天便会产生约 37 000 美元的运营成本,预计收入损失 110 万美元。在过去,招募志愿者主要依赖于海报、在线广告和塞往医生办公室的传单。根据调研,运用这些传统方法,27% 的美国临床研究因为没能招募足够的合适的志愿者而搁浅。

现在,数字健康设备提供了新的选择。技术的提升也许能把招募的成功概率提升。2016 年,Biogen 进行了一项研究,使用 Fitbit 智能手环追踪多发性硬化症患者的活动。结果,24 小时内便成功招募了 248 名患者,其中 77% 的人完成了后续研究。这项实验显示,有一小部分可穿戴设备使用者非常愿意自我量化,并分享他们的生理数据。使用数字健康设备(包括医疗级的可穿戴设备)招聘大量的志愿者参加临床试验正在成为趋势。

例如,西奈山伊坎医学院(Icahn School of Medicine at Mount Sinai)采用苹果的 researchkit 开源的医疗研究平台开发了一款应用程序。该应用程序通过 iPhone 招募哮喘患者参加大型临床研究。超过五万人下载了该应用程序,约 8 600 人参与了临床试验,同时不需要和研究人员产生任何面对面的接触。这种利用应用程序招募志愿者的方式也大大扩展了临床研究所能覆盖的地理范围。只有 13% 的参与者住在纽约的研究所附近。在过去类似的临床试验中,如果需要参与者去某处的研究中心,则该批参与者几乎全部是附近的居民。而为了确保参与者的地理多样性,往往得耗费很大的成本在多地区建立研究中心,这无疑需要更多的研究人员和更高的预算。从参与者的角度而言,过去很多临床试验是侵入性的,而移动医疗和传感器的进步使得参与者感到更舒适,因为基本是非侵入性的。

值得一提的是,采用应用程序和可穿戴设备进行临床试验的招募对于慢性病患者和居住在偏远地区的人群更有吸引力。例如在涉及阿尔茨海默氏症的临床试验中,招募参与者一直是非常困难的。数字医疗设备和 Researchkit 带来的变革是显著的,无论是招募的数量还是识别是否合格。而且,成本的降低尤为明显。过去,这类招募往往花费 10 000 美元招募几百名参与者,而现在仅需 1 000 美元便能招募数千名参与者。Deep 6 AI 公司使用 AI 分析医疗记录以找到临床试验的患者,这将有助于加速招募患者,以更快地完成临床试验。Mendel. ai 公司使用 AI 通过个人病史和遗传分析使癌症患者自动与临床试验匹配,加快癌症治疗的临床试验注册。

2. 服药依从性管理

美国纽约的智能医疗助理(APP)开发商 AiCure 公司使用 AI 通过智能手机直观地确认服药。允许研究人员在临床试验中改善服药依从性。Brite Health 公司使用 AI 来分析结构化和非结构化的临床试验参与者数据。允许研究人员通过个性化沟通降低临床试验失访率。旧金山的 Athelas 公司采用了深度学习和机器视觉,使用视觉来快速分析血细胞并产生诊断报告。只需通过几滴血,就能在几分钟之内识别白血病、感染、炎症等。这款设备可在一滴血中分析癌症生物标志物,可被研究人员利用生物标志物监测平台和数百万患者数据点优化肿瘤药物研发。

成立于 2011 年的 AllazoHealth,致力于帮助患者更好的管理自身健康,减少因用药非依从性造成的大量医疗花费。公司开发的 AllazoEngine™ 面向医疗保险公司、美国医药福利机构、医疗问责机构等,将行为学研究、先进的预测分析方法、数据结合在一起以预测医药非依从性,之后为与这些机构相关的每一个患者提供最行之有效的干预策略。该平台对病患是否按时吃药的预测准确度高达97%。

3．患者数据收集

一旦临床试验开始,研究人员必须定期收集参与者的数据,以确定药物的影响和监测潜在的不良事件。传统的临床试验数据采集和数据管理对临床试验本身产生的负面影响有以下几类:

①新药研发的投资巨大,但成功率并不高。主要的解决方式是大量筛选候选的化合物,并时刻关心其疗效和毒性。若发现该化合物存在某种严重缺陷,立即停止,以便控制研发和支出。若整个临床试验过程中只能凭借纸质化的临床试验数据采集手段,可能会延误决策者发现问题,从而导致本可避免的经费浪费。

②由于受试对象必须有一定代表性,而且总体数量有限,目前流行的新药临床试验很多会联合多个实验中心同步进行。此处涉及不同中心之间的信息传递。纸质化的临床试验数据采集手段会造成横向沟通的沟通成本较大。

③药物临床试验进入三期和四期后,不良反应成为检测的重点,纸质化的信息采集和沟通可能会对患者和研发进程均造成负面影响。若遇到意外状况,医生开展抢救治疗,必须明确知晓患者的病理、用药历史、过敏反应和禁忌,纸质化的信息采集模式不利于及时抢救。

临床实验数据采集和管理会直接影响药物研发临床试验的质量。信息化水平的提升可以有效减少药物研发的时间,缩短新药上市的流程,从而节省相关的成本。从1995年起,美国、日本和欧洲的生物制药公司和医药研发合同外包服务(CRO)逐步由传统的纸质化临床数据采集和数据管理模式转向电子化的临床数据采集和数据管理。基于临床实验数据采集(EDC)的多阶段数据分析使得决策更加快速,方便研究人员扩大样本量和样本的地域范围、对不同组别的样本分配比例进行调整、再次估计样本量、改变实验组、停止实验等。另一方面,对志愿者而言,临床实验数据采集(EDC)对不良反应的数据反馈更加及时,可以更好地保护志愿者的健康状况。

●●●●●● 6.3 人工智能与药学服务 ●●●●●●

人工智能可以从药品供应、药品调配、处方审核、处方点评、个体化给药、用药教育、药物咨询、不良反应监测等方面,协助药师的工作,使药学服务更加高效,更加精准化和智能化。

1．人工智能用于药品供应领域

药品供应领域是一个庞大的体系。从药品生产到药品出厂,从药品出厂到药品进入商业公司,再从商业公司进入医院,人工智能不仅从物流领域发挥着不可替代的作用,而且更是利用独特的大数据优势,对临床所需的药品的种类及数量分析,利用人工智能,维持着整个药品供应领域的供需平衡,哪些药品需求量大,哪些药品市场处于紧缺状态,一目了然。另一方面,随着国家对药品两票制的执行,人工智能在两票制的监管方面发挥着不可替代的作用。

2.人工智能用于药品调配

不管是在医院的门诊药房还是住院药房,用机器进行药品调配已经不是什么新鲜事。通过设定相应的操作程序,机器就会准确无误的将处方上的药品调配在一起,不仅节省了大量的人工劳动,也使药品调配的差错率大大降低。这说明人工智能已经部分取代药师的机械化劳动,用于药品调配。

3.人工智能用于药品处方审核

处方审核是处方调配的重要环节,药师需根据已有的药学知识,对处方的规范性和适宜性进行审核。审核处方的规范性包括逐项检查处方的前记、正文和后记书写是否清晰、完整,并确认处方的合法性。最关键、技术含量最高的是,对处方的适宜性进行审核,包括以下几个方面:处方用药与临床诊断的相符性,剂量、用法和疗程的正确性,选用剂型与给药途径的合理性,是否有重复用药现象,对于需要做皮试的药物,处方上有没有表明皮试结果,处方上药物之间是否有不良相互作用和配伍禁忌等。药师在对处方进行审核的过程中,可能会因药师的主观原因或掌握的药学知识的能力或素质的不同,造成对不规范处方或不合理处方的遗漏,对病人的人身健康造成危害。人工智能不仅是一个集合了无数药学知识点的机器,同时能将这些药学知识点进行整合、并且根据病人的情况进行处理,在药师的指导下工作,又恰恰能够弥补药师的不足,提高了处方审核的效率和准确性。

4.人工智能用于处方点评

处方点评是根据国家有关处方的法律、法规和相应的技术规范对处方的规范性和用药适应证、药物选择、给药途径、用法用量、药物相互作用、配伍禁忌等进行综合评价,以提高处方质量,促进合理用药,是临床药师的常规工作。传统的处方管理模式,大多以实时提醒督促医生合理用药,缺乏完善的多层次回顾式的处方监察管理系统,对于大量的医生处方只能每月随机抽取 100 张或 1‰的处方进行点评,人工查阅统计,没有统一标准对不合理用药进行评价,缺乏说服力和权威性。通过人工智能,建立起处方点评的自动化模式,不但可以实时对抽样处方点评,还可涵盖医院所有处方点评细节,不仅仅对处方抗菌素、注射剂等用药的情况统计、点评。还可增加安全用药模块,对不合理处方的点评项目包括:联合用药不适宜、重复给药、配伍禁忌、是否会产生药物不良反应(ADR)及潜在的具有临床意义的药物相互作用。

5.人工智能用于个体化给药

Berg Health 公司成立于 2006 年。该公司的 Interrogative Biology 技术平台对从患

者样本进行高通量质谱分析,获得患者的基因组、蛋白组、代谢组以及线粒体功能等多方面信息。这一过程可以从一个患者样本中获得上兆个数据点。这些数据与患者的临床信息相结合,通过 AI 分析,详细描绘出患者体内生物系统个体化状态。根据这些信息,研究人员可以进一步发掘与疾病相关的生物标记物,检测手段和治疗方法。

6. 人工智能用于不良反应(ADR)监测

随着监管的加强,药物上市后会继续收到监测,主要监测数据是该新药被较大规模的人群使用后的临床疗效和不良反应。药物使用须知将根据该阶段的反馈结果进行相应的修订。若在该阶段发现了之前研究中没有发现的严重不良反应,例如服用该药会显著增加用药人群的动脉粥样硬化发病率,FDA 会强制要求该药下架。制药公司将在药品上市后继续证明治疗的好处,而临床四期的研究仍然非常昂贵。持续的临床研究需要保持与患者的持续接触,让制药公司收集每个参与者的数据。

数字医疗设备有利于长期监测,同时不会推高成本。例如,多发性硬化症患者每年大概需要看两到三次神经科医生,而每次问诊仅 15 分钟。利用可穿戴设备,可以有效地监测患者的多发性硬化症症状,监测内容包括完整的身体和心理评价、症状的演变、耐受性和治疗变化。另一个例子是 Biogen 使用基于 iPad 的神经系统评估工具来减轻成本,更好地跟踪每天的疾病变化。该款程序经过了 FDA 临床验证,提供可量化的信息。根据评估结果,医生能够更好地识别因素的变化,然后药企能够更深入地识别哪些患者在服药后疗效最好,哪些患者产生了副作用。就这样,可穿戴的数字医疗设备可以帮助制药公司在药物上市后,继续追踪年龄、性别、疾病等因素和药物的相互作用。

●●●●● 本 章 小 结 ●●●●●

人工智能通过机器深度学习、大数据分析等手段模拟药物研发过程、预测药物的效果、评估临床风险、优化临床试验、实现规模化个性化医疗、降低药物开发成本,缩短上市时间并提高新药成功的可能性。但人工智能不是魔法,不能将 14 年的新药开发过程缩短到四五年;更不能取代实验数据,药物设计结果最终还需要实验的验证,并借助实验结果来改进和完善人工智能方法与策略。无论如何,人工智能为新药研发提供了一种新的思维模式,并渗透到新药研发的各个阶段,其可行性很强。

第7章

智能健康管理

1929年美国蓝十字和蓝盾保险公司首次提出健康管理理念。1969年美国政府将健康维护组织(HMO)纳入国家医疗保障体系中,此后,健康管理便逐渐成为世界各国医疗卫生保健研究的一个热点。2008年,美国谷歌公司推出一款早期预警流感发生的产品"谷歌流感预测趋势"(Google Flu Trends,GFT),其预测结果与美国疾病控制和预防中心(CDC)的报告存在惊人的一致,且较后者提前2周,可以实时研判疫情的发生,令人震惊的同时,也似乎在向世人宣告,基于大数据的智能健康管理时代即将到来。

本章涉及健康管理的起源与发展、健康管理的服务流程、健康教育与自主健康管理、人工智能在健康管理领域的应用、案例分享及趋势分析等几个方面,为深入研究人工智能在健康管理领域的应用提供了知识背景,做出了前瞻性的思考。

●●●●●● 7.1 健康管理概述 ●●●●●●

7.1.1 健康及健康管理的概念

1. 健康是什么

在一些词典中,"健康"通常被简单扼要地定义为"机体处于正常运作状态,没有疾病",这是传统的健康概念。在《辞海》中,健康的概念是"人体各器官系统发育良好、功能正常、体质健壮、精力充沛并具有良好劳动效能的状态。通常用人体测量、体格检查和各种生理指标来衡量。"《辞海》关于健康的提法,要比"无病即健康"完善些,但仍然是把人作为生物有机体来对待。它虽然提出了"劳动效能"这一概念,但仍未把人当作社会人来对待。这种对健康的认识,在生物医学模式时代被公认是正确的。

《黄帝内经》认为,一个健康的人必须在天时、人事、精神方面保持适当的和有层次的协调。按《黄帝内经》的标准,我们日常所言的健康人只能算是"常人",而一个真正健康的人应该符合以下三个条件:

①合天时。"处天地之和,从八风之理,法于阴阳,和于术数"。

②合人事。"适嗜欲于世俗之间,无意嗔之心,行不欲离于世,被服章,举不欲观于俗,外不劳形于事,内无思想之患,以恬愉为务,以自得为功"。

③精气神。"志闲而少欲,心安而不惧,形劳而不倦,恬淡虚无,真气从之,精神内守,病安从来"。

1946 年世界卫生组织(WHO)成立时在它的宪章中对健康这么定义:"健康是肉体、精神和社会生活的完好状态,而不仅仅是没有疾病或不虚弱。(Health is a state of complete physical, mental and social well-being and not merely the absence of disease or infirmity.)"这就是人们所指的身心健康,也就是说,一个人在躯体(生理)健康、心理健康、社会适应良好和道德健康四方面都健全,才是完全健康的人。生理健康具有较明确的标准,心理健康由于社会、文化背景等因素的影响,标准比较模糊,人的精神、心理状态和行为对自己和他人甚至对社会都有影响。道德健康的内容是指不能损坏他人的利益来满足自己的需要,能按照社会认可的行为道德来约束自己及支配自己的思维和行动,具有辨别真伪、善恶、荣辱的是非观念和能力。

2. 什么是健康管理

健康管理目前尚未有举世公认的定义。韩启德教授在 2004 年全国卫生年会上将健康管理定义为"对个人及人群的各种健康危险因素进行全面监测、分析、评估、预测以及进行预防的全过程";陈君石和黄始建 2005 年主编的《健康管理师培训教材》将健康管理定义为"对个体或群体的健康进行全面监测、分析、评估、提供健康咨询和指导以及对健康危险因素进行干预的全过程"。

健康管理的宗旨就是调动个体和群体乃至整个社会的积极性,有效地利用有限的资源来达到最大的健康效果。健康管理的具体做法就是为个体和群体(包含政府)提供有针对性的科学健康信息并创造条件采取行动来改善健康。

国外的健康管理是由一系列经组织按制定的策略实施而提供的相关服务活动组成,这些活动旨在提高人群健康,宗旨就是改变组织行为,提高人群健康。美国健康管理得出结论:健康管理可以让任何单位和个人获益,其中包括直接医疗费用的降低、健康相关问题的其他获益、卫生资源达到高效合理的配置等。

7.1.2 健康管理的起源与发展

现代健康管理起源于美国。第一次世界大战后,美国的企业发展迅速,一些大型企业将员工的医疗承包给保险公司,保险公司为了减少支出,需要对企业员工进行健康管理,尽量让员工少得病,这就是健康管理的雏形。1929 年美国蓝十字和蓝盾保险公司进行疾病管理实践与探索中首次提出健康管理理念。直至 1969 年美国政府将健康维护组织(HMO)纳入国家医疗保障体系中,并于 1971 年为其立法,逐步形成了一个系统化管理的健康观和对健康进行系统化管理的理念。此后,健康管理便逐渐成为世界各国医疗卫生保健研究的一个热点。

健康管理作为一门学科及行业是最近二三十年的事，最早在欧美风行，并逐渐形成一个独立的行业。这个行业的兴起是由于市场的需要，特别是人的寿命延长和各类慢性疾病增加以及由此而造成的医疗费用大幅度持续上升，而寻求控制医疗费用并保证个人健康利益的需求有力地推动了健康管理的发展。

凯撒医疗集团是美国最大的健康维护组织（HMO），也是管理型医疗的鼻祖，集医疗服务与经费管理（医疗保险）于一体，目前有近 30% 的美国人选择凯撒医疗集团作为参保单位。凯撒医疗集团的宗旨是让美国居民享受到优质、便宜的医疗服务。其分支机构分布在美国 17 个州，有医学中心 38 个，医学办公室 620 间，雇员包括 2 万名医生和 5 万名护士，服务会员达到 1 010 万人。2014 年，非营利的凯撒保险、凯撒医院的营业收入 564 亿美元，净收入 27 亿美元。在各地，凯撒医生集团是独立的营利机构，并由地区性的凯撒保险资助，凯撒医疗集团业务收入和会员发展一直保持稳步上升。

凯撒医疗集团最初由西德尼·加菲尔德（Sidney Garfield）医生联合几个资本家，为一位在边远地区修水坝的企业家亨利·凯撒（Henry J. Kaiser）（"二战"期间因只花四天零 15 个半小时完成著名的"自由轮"（Liberty Ship）——Robert E. Peary 号万吨远洋巨轮的建造而被誉为战时船王），设计了一个全新的医疗保险模式，为拥有三万名员工的造船厂，以及造船厂上游的钢铁公司（亦即亨利·凯撒的工业集团）提供医疗服务，并将其命名为永久健康计划（Permanente）。通过雇主与工会合作，工业集团每月为每名工人预付 1.5 美元作为工伤医保费用，同时集团从工人工资里扣除 5 美分转给加菲尔德医生的诊所，用于工伤以外的其他医疗费用。由于收费是定额的，医生的收益总体是固定的，这种情况下只有员工少得病、早治病，尽量减少开支，医生的收入才会更高。这就使得医生更加关注工业集团员工们的职业安全和日常保健，最终降低了员工的整体医疗成本，无论对于医生、员工还是雇主都是相当有利的。这种强调预防和维护、早期发现和治疗的模式在现在被称为管理型医疗（Managed Care）。

我国浩瀚的中医学文献中不乏健康管思想的火花。两千多年前的《黄帝内经·素问》记载"圣人不治已病治未病，不治已乱治未乱，此之谓也。夫病已成而后药之，乱已成而后治之，譬犹渴而穿井，斗而铸锥，不亦晚乎"已经孕育着"预防为主"的健康管理思想。《吕氏春秋·尽数》所载"流水不腐、户枢不蠹，动也"就含有生命在于运动的哲理。中医养生十分重视饮食补益和锻炼健身防病，如《黄帝内经》指出："毒药攻邪，五谷为养，五果为助，五菜为充，气味合而服之，以补精益气"；一千八百多年前的医学家华佗说："动摇则骨气得消，血脉流通，病不得生，譬犹户枢，终不朽也"；而"上医治未病，中医治欲病，下医治已病"则与健康风险评估和控制的思路不谋而合。

西方古代医学文献中也蕴涵着健康管理的思想。医学家希波克拉底指出"能理解生命的人同样理解健康对人来说具有最高的价值。"罗马大百科全书载：医学实践通过生活方式治疗、通过药物治疗和通过手(术)治疗三部分组成。生活方式治疗就是在营养、穿着和对身体的护理,进行锻炼和锻炼的时间长度,按摩和洗澡、睡眠、合理限度内的性生活方面提供健康方式的处方和建议。

现代健康管理的出现是时代发展的需要,与生产力和人力资源观念的演变密切相关。前工业化时代,判断生产力的指标是劳动力,"我的人比你的人劳动更卖力";工业化时代判断生产力的指标是机器,"我的机器比你的机器更大、更快、更有威力";后工业化时代判断生产力的指标是员工的生产效率,"我的员工比你的员工更有创造力,更有工作效率"。

今天,要提高生产力就必须关注员工的工作效率。研究发现,员工的工作效率和健康密切相关。因健康问题造成的生产效率下降已经威胁到美国的经济和发展。研究发现,雇主每花 1 美元的员工医药开支就意味着还有 2～3 美元因员工健康问题造成生产效率下降而带来的损失。而目前每年花费 1.9 万亿美金的美国医疗系统和美国人的健康维护和促进几乎没有什么关系。实际上,美国的医疗系统是一个"诊断和治疗"的系统。人群中最不健康的 1% 和患慢性病的 19% 共用了 70% 的医疗卫生费用。最健康的 70% 人口只用了 10% 的医疗费用。现代社会每个人都处在疾病的威胁之下,每个人都有可能成为最不健康的 1% 或患慢性病的 19% 的部分。如果只关注疾病人群,只在"诊断和治疗"系统上投资,忽视各种健康风险因素对现在健康的 80% 人口的损害,疾病人群必将不断扩大,现有的医疗系统必将不堪负荷。而且,医疗卫生领域的高科技投资对总体人群健康的回报率已经开始走下坡路。

为了提高生产力,保证经济的健康发展,就要提高员工的工作效率。要提高员工的工作效率,就要保证员工及其家属享有健康。要使人人享有健康,当务之急不是改良主要为不健康人服务的昂贵的"诊断和治疗"系统,而是建立同时能为健康和不健康的人服务的健康维护和管理系统。

总之,健康管理的兴起是由于市场的需要和人类知识的积累。老龄化,急性传染病和慢性病的双重负担及环境恶化导致医疗卫生需求不断增长。市场出现医疗费用的持续上升无法遏制和与健康相关的生产效率不断下降的局面,构成了对美国经济和发展的威胁和挑战。传统的以疾病为中心的诊治模式应对不了新的挑战,于是,以个体和群体健康为中心的管理模式在市场的呼唤下和主要科学技术进展的基础上诞生了。第二次世界大战后与健康管理有关的主要科学技术进展是:①公共卫生和流行病学关于健康风险及循证公共卫生干预的大量研究(美国关于心脏病的队列研究和英国关于吸烟和肺癌关系的病例对照研究等)为健康管理积累了大量的科学证据;②管理科学和行为医学的发展也为健康管理的起步提供了理论和实践基础;③20 世纪末互联网的出现和信息产业的迅猛发展为健康管理的起飞安上了翅膀。

20 世纪 90 年代,有 7 700 万美国人在大约 650 个健康管理机构中享受医疗服务。

经过 20 年的努力,90% 的个人和企业通过实施健康管理,医疗费用降到原来的 10%,而 10% 没有进行健康管理的个人和企业,医疗费用则比原来上升 90%。经验表明,接受健康管理与否,健康效果对比十分明显。

健康管理理念自 20 世纪末进入我国后,国内第一家健康管理公司于 2001 年注册,劳动和社会保障部首次将健康管理师纳入 2005 年 10 月 24 日公布的第四批新职业。十多年来,无论在学科体系、产业实践还是在人才培养方面都取得了较为长足的发展。据统计,2000 年以来,我国健康管理机构每年以 25% 的速度增长。2013 年的一次全国抽样调查显示,体检机构已过万家。除体检服务外,以休闲、美容、保健、运动健身与康复为主要健康管理服务内容的非医学服务机构也得到了蓬勃发展,目前超 60 万家,从业人员 3 000 万人以上。基于节省开支的目的,保险公司也开始重视投保人的健康管理,组织力量和资源来提供健康管理服务。

但是,目前在中国大陆地区仅有少数专业的健康管理机构,大部分为医院及体检中心的附属部门。全国居民享受科学、专业的健康管理服务的人数只占总人数的 0.02%,与美国 70% 居民能够在健康管理公司或企业接受完善的服务相去甚远。

我国快速进入老龄化社会,目前全国人民健康状况十分严峻,慢性病患病率快速上升、亚健康人群庞大,全国确诊患者已超过 2.6 亿人,慢性病死亡占居民总死亡构成升至 85%,慢性病在全社会疾病负担中所占比重高达 70%,巨额的医疗费用,给个人、家庭、社会带来了沉重的负担。

面对不断上升的慢性病患病率和死亡率以及不堪重负的医疗费用和社会负担,西方发达国家的经验告诉我们,若过度通过强化治疗手段和先进技术来治疗慢性病,其结果会造成医疗费用的急速上涨,而对人群发病率的控制却收效甚微;相反,通过广泛开展健康促进、预防服务和健康管理,其成本相对较低,无论是经济效益还是社会效益,都取得了很好的效果。

7.1.3　健康管理的服务流程

在健康管理中,健康体检是基础,健康评估是手段,健康干预是关键,健康促进是目的。健康体检和健康评估为健康干预提供依据,健康干预是健康管理的关键环节。

对于健康人群,通过定期的健康体检和疾病早期筛查,识别健康风险因素,并通过调整不良生活习惯、平衡膳食、改善运动等方式进行健康干预,预防疾病发生或延缓发病时间。

对于慢性病患者或出院康复患者,则需要基层的家庭医生团队进行日常监测、跟踪随访和定期复查,通过药物治疗或康复治疗,控制疾病发展或预防健康恶化。一旦出现病情变化,需要及时进行评估和急救转运,避免延误最佳抢救、治疗时机而产生后遗症或带来不良严重后果。

周洲等人提出一个基于物联网的区域健康管理服务模式框架,如图 7-1 所示。

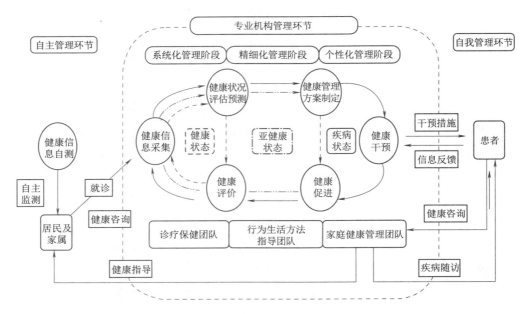

图 7-1 基于物联网的区域健康管理服务模式框架

专业机构的健康管理服务过程划分为健康信息采集、健康状况评估预测、健康管理方案制定、健康干预、健康促进、健康评价六个环节。六个环节按管理精细程度分别纳入系统化管理阶段、精细化管理阶段和个性化管理阶段;同时根据工作重点不同,承担这些工作的健康管理团队可分为诊疗保健团队、行为生活方式指导团队和家庭健康管理团队。诊疗保健团队可包括综合性医疗机构或区域医疗机构的体检部门、妇幼保健机构、精神卫生机构、学校卫生机构等;行为生活方式指导团队可包括慢性病管理医师、公共营养师、心理咨询师、健康管理师等;家庭健康管理团队主要为全科医生领衔的社区健康管理团队。另外,在专业机构管理环节之外,还加入了居民自主管理环节和自我管理两个环节,进一步完善健康管理服务体系。

健康信息采集环节是健康管理的前提。信息采集可来源于综合型医疗机构、健康保健机构、健康体检机构、社区诊疗机构等多个渠道,健康信息采集工作主要由诊疗保健团队承担。因采集内容要求尽量系统地采集个体或群体的全部信息,此环节纳入系统化管理阶段。

健康评估预测环节是健康管理的基础,是综合个人或群体生活行为、生理心理、社会环境诸多因素的前瞻性、个性化的定性与定量相结合的分析。其目的是为诊断疾病,维护、促进和改善健康管理,控制健康风险提供科学依据。此环节的焦点逐步精细化为针对健康信息采集中发现的异常结果,且工作开展的依据除涉及临床诊疗结果,还涉及健康生活方式等影响因素,由诊疗保健团队和行为生活方式指导团队共同完成。

健康管理方案制定环节是健康评估环节的延续。此环节是依据健康评估预测的结果进行个性化健康管理方案的制定,逐步进入个性化管理阶段,可由行为生活方式指导团队和家庭医生健康管理团队共同完成健康管理方案的制定。

健康干预环节是健康管理的关键。此环节主要为家庭健康管理团队按照健康管理方案,对患者实施干预措施,并通过一定渠道获取患者对于干预效果的信息反馈。在这一环节中,患者可与家庭健康管理团队进行互动,包括健康咨询、疾病随访等。

健康促进环节是实现健康管理长期效果的保证。此环节主要结合健康管理方案,鼓励健康行为,增强居民改进和处理自身健康问题的能力,促进亚健康状态或疾病状态的居民改善健康状况的过程,目标是使他们的精神和身体逐步调整到最优状态。这一过程可由行为生活方式指导团队和家庭健康管理团队共同完成。

健康评价环节是一轮健康管理过程阶段性的结点。这一环节可对处于健康状态、亚健康状态和疾病状态居民的健康状况水平和健康危险因素进行分析,以明确下一步健康管理方案。此环节由精细化管理阶段逐步回归系统化管理阶段,可由诊疗保健团队和行为生活方式指导团队共同完成。

自主管理环节是借助管理学的理念,通过健康居民或亚健康居民的自我监测、自我控制、自我发现问题、自我分析问题、自我寻求解决途径的形式,变被动健康管理为主动健康管理,这类居民通常为上班族或居家老人,他们可依托信息化技术进行自我监测或对家庭成员进行监测,及时掌握自身或家庭成员的健康指标变化情况,若发现异常情况,可及时就诊,进入健康管理体系。本环节的核心是上述对象如何有效依托信息技术,尽早发现自身存在的异常状况,并及时就诊。

自我管理环节是指在医护人员的有效支持下,居民依照健康管理方案,自己解决慢性病给日常生活带来的各种躯体和情绪方面问题的过程。此环节中的对象与自主管理环节中的对象不同,在于本环节中的对象已有明确的健康管理方案,而自主管理环节对象尚未接受过专业机构的健康状况评估,也尚未获得个性化的健康管理方案。本环节的核心是上述对象是否严格按照健康管理方案进行自我管理和促进健康改善。

7.1.4 健康管理的新技术应用

互联网、物联网、大数据、人工智能、机器人等新技术在健康管理中发挥着重要作用。随着信息技术的不断发展和普及,互联网技术被广泛应用于医疗卫生保健体系,尤其是在慢性病健康管理领域,已成为为患者提供长期健康指导和医疗服务的新工具。以互联网为载体和技术手段,利用移动医疗应用程序、互联网平台和智能可穿戴设备等,可实现电子健康档案管理、疾病风险评估、远程疾病监测和指导、在线问诊、电子处方和在线健康教育等多种形式的健康服务。研究表明,将互联网技术用于慢性肾脏病健康管理取到较好效果。

王惠来、雷寒等人进行了基于大数据的智能健康管理信息模型研究,以医疗大数据、物联网、可穿戴设备、互联网等信息技术为基础,研究新型的符合中国国情的智能健康管理模式。这种健康管理模式实现了如下的创新:①将传统的人群健康由医疗机构和医生负责的模式,变成由本人、家属、商业机构、医疗机构、医生等多角色参与的健康管理模式,实现了健康管理的模式创新;②用医学整合的思维(临床医学、康复医学、运动医学、营养医学、心理医学等),同时考虑气候环境对健康的影响,改变传统健康管理只是某一学科、某一机构负责的管理模式,实现了健康管理的理论创新;③用新模型对慢性病人群的智能健康管理,解决了慢性病需要长期跟踪,产生信息量大,弥补传统手工统计做不到高效、持续、准确的缺点,实现了健康管理的技术创新;④新的健康管理模型,避免传统必须到医院体检、检查花费较高费用的缺点,投入较少的费用可以随时监测个人健康情况、易于推广,吸引更多的慢性病患者或亚健康人群参与健康管理中,实现健康管理的应用创新。

健康管理机器人的应用也获得人们的广泛关注,主要应用领域包括:①远程交互技术应用于机器人健康问询;②微传感器应用于机器人健康诊断;③脑机接口技术应用于机器人健康监测;④虚拟现实技术应用于机器人健康干预等。

7.1.5　我国健康管理与服务面临的挑战

1. 经费投入不足

我国政府在医疗卫生支出方面的水平偏低,主要表现为政府医疗卫生支出占财政总支出和 GDP 的比重偏低、政府医疗卫生支出在卫生总支出中的比重偏低、政府医疗卫生支出占财政支出和 GDP 的比重偏低。有数据显示,我国的医疗卫生支出占 GDP 的比重不仅低于 10.60% 的世界平均水平,而且低于平均水平为 5.28% 的低收入国家;政府医疗卫生支出在医疗卫生总支出中的比重较低,且低于我国社会卫生支出和个人卫生支出在卫生总支出中所占的比重。因此,在医疗服务供给严重满足不了服务需求的情况下,有限的服务资源优先投入到需求更迫切的医疗服务上,有效、规范的健康管理难以开展。

2. 人才短缺

长期以来医疗服务高度专业化的模式使专科医生更多地注重疾病本身的处理,往往在疾病发展的中后期依赖药品、医疗设备等在医疗机构内被动地为病人提供诊治服务,不能满足疾病预防、慢性病长期治疗与方便患者就医等需要。

全科医学人才不足、从业人员素质不高是制约健康管理的瓶颈,而且,大专院校对于全科医师的培养也跟不上基层医疗护理的需求,加剧了健康管理人力资源的短缺。全科医生的准入机制、补偿机制、规范认定机制还存在不同程度的问题,如缺少规范化的准入标准以及相关的法律法规、缺少长远的全科医学发展计划与配套政策、缺乏可操作的全科医生职称制度等。基层全科医师的工作仍然侧重于传统的诊疗模式，每个全科医生团队每天诊疗患者数平均为 400～500 人。普遍反映，大量的诊疗时间消耗在询问一般情况和病史等问题，填写、补充全面的电子病历以及开药上。医生诊疗的时间本就有限，很多时候即使是临床预防服务也无法认真完成。全科团队构成不合理，临床诊疗工作任务重等问题阻碍着健康管理工作的开展。调查发现，庞大且不断增加的慢性病患者是目前社区卫生服务中心的负担，医生的工作时间很大程度上用于每月就诊频次很高的慢性病门诊，尤其是开药上，而非用于药物治疗、分级管理、自我管理等更为有效的管理方式上。

健康管理人才缺乏是制约健康管理能力提升的一个瓶颈，人才匮乏导致的一个直接结果是健康管理的水平和能力薄弱，不能有效提供健康检测、健康咨询等服务。我国目前健康管理师的培养和职业认证处于起步阶段，人数少、市场认可度还很低。目前，我国健康领域人才培养，除医生、护士之外，还缺乏培养健康管理专业型、复合型及应用型人才的模式和途径，健康管理学科体系并未建立，师资力量匮乏。

3. 管理模式不成熟

我国目前的健康管理实践，尤其是以政府和事业机构来驱动和推动的健康管理实践，很多都是在推行理念和方法，而且这些方法目前还较少考虑到成本效益问题，更多的是在研究健康管理的成本效果环节。在我国推行健康管理的重要原因之一是因为我国是一个人口大国，人口的快速老年化和医疗费用的急剧增长，将会或者已经给我国的经济发展带来了一定压力，健康管理是目前公共卫生界为了减少今后疾病负担提前控制成本而积极探索的方法之一。因此，在目前的理念和方法探索中，必须要探索目前开展的社会健康管理的成本效应与效益，只有有了较好的经济学效益，健康管理才能保持持久的活力。

4. 民众意识有待提高

我国居民普遍缺乏健康管理意识，导致慢性病长期治疗方案并未得到有效的实施，及时控制病情。大多数中国人的健康保健意识薄弱，不注重生命质量，等到疾病发生才去看病，不仅错过治愈的最佳时间，还会付出远超预防的费用。

5. 健康数据共享水平低

系统、连续的居民健康档案资料，对开展健康管理工作意义重大。然而，我国历时十余年基于公共卫生体系建成的居民电子健康档案系统，因健康医疗数据共享水平制约，收效甚微，出现大量的"假档""死档"。目前全国各地推进的全民健康信息平台，以互连互通和健康数据共享为方向，期待此项工程最终能够助力健康管理。

●●●●● 7.2　健康宣教与自主健康管理 ●●●●●

据世界卫生组织研究报告：人类三分之一的疾病通过预防保健可以避免，三分之一的疾病通过早期的发现可以得到有效控制,三分之一的疾病通过信息的有效沟通能够提高治疗效果。因此,及时了解掌握自己的身体存在哪些疾病或是隐患十分重要。因为很多时候,身体虽然没有什么异常,但是可能会有处于潜伏期的病变,如高血脂或糖尿病,早期发现就能够及时治疗。定时进行全面的健康检查和掌握一些简单实用的健康检测方法,能够让人们随时掌控自身的健康动向,及时采取相应对策。

健康教育是通过有计划、有组织、有系统的社会和教育活动,促使人们自愿地改变不良的健康行为和影响健康行为的相关因素,消除或减轻影响健康的危险因素,预防疾病,促进健康和提高生活质量。

健康教育的核心问题是促使个体或群体改变不健康的行为和生活方式,尤其是组织行为改变。诚然,改变行为与生活方式是艰巨的、复杂的过程。许多不良行为并非属于个人责任,也不是有了个人的愿望就可以改变的,因为许多不良行为或生活方式受社会习俗、文化背景、经济条件、卫生服务等影响,更广泛的行为涉及生活状况,如居住条件、饮食习惯、工作条件、市场供应、社会规范、环境状况等。因此,要改变行为还必须增进有利健康的相关因素,如获得充足的资源、有效的社区领导和社会的支持以及自我帮助的技能等,此外还要采取各种方法帮助群众了解他们自己的健康状况并做出自己的选择以改善他们的健康,而不是强迫他们改变某种行为,所以健康教育必须是有计划、有组织、有系统的教育过程,才能达到预期的目的。

同时,随着社会的发展和人民生活水平的提高,健康的观念也在发生变化,人们对健康的需求不仅仅是没有疾病,而是寻求生理、心理、社会多方面的满足。医学模式也由原来的"生物医学模式"转变为"生物－心理－社会医学模式"。

美国前10位死因疾病中,不良行为和生活方式在致病因素中占70%。美国通过30年的努力,使心血管疾病的死亡率下降50%,其中2/3是通过改善行为和生活方式而取得的。1992年国际心脏保健会议提出的维多利亚心脏宣言指出健康的四大基石是:合理膳食、适量运动、戒烟和限酒、心理健康。可见,行为和生活方式对健康影响具有举足轻重的意义。只有通过健康教育促使人们自愿地采纳健康的生活方式与行为,降低致病的危险因素,才能更有效地预防疾病,促进健康。

健康教育是一项投入少、产出高、效益大的保健措施。健康教育可改变人们不良的生活方式和行为,减少患病的危险性,是一项一本万利的事业。已有越来越多的资料证明健康教育在增进群体健康水平方面起到重要的作用,受到全世界的重视。健康教育可使人们获得必要的卫生科学知识、树立正确的健康价值观,养成良好的学习和生活方式,并改变不健康的环境,从而达到预防和治疗疾病、增强体质、促进身心全面发展的目的,为终生健康奠定基础。

世界卫生组织(WHO)的调查数据显示,全世界75%的人处于亚健康状态,20%的人处于疾病状态,仅有5%的人属于真正健康状态人群,不健康的生活方式和行为习惯对人体健康的影响已成为 21 世纪疾病的主要源头,而建设"健康中国",提高整个人群的健康状况,必须要从源头,即整个人群而非少部分疾病人群着手,这也正是健康管理的目标,即全人群生命周期的健康管理。60% 的疾病的发生是由于不健康的生活行为习惯和生活方式引起的。全社会人群尤其是亚健康人群、健康人群的健康提高,有效降低医疗支出并且更好地拥有健康,形成国民健康的良性发展循环。

●●●●●● 7.3　人工智能技术在健康管理中的应用　●●●●●●

基于大数据、云计算的人工智能,在医疗领域发挥着越来越重要的作用,并得到广泛应用。人工智能在医疗领域的巨大发展,首先得益于医疗数据的不断积累和数据库的不断壮大,同时也得益于机器学习对医疗数据的分析功能的不断提升。

7.3.1　智能诊断

在医疗大数据分析应用层面,表现最为显著的领域就是智能诊断。从主体上看,智能诊断的主体依然是医疗机构或医生个人,但是诊断所运用的技术手段和判断依据则发生了重要变化。从技术上看,智能诊断首先需要医疗机构和人员利用现代信息技术收集并分析大量数据和信息,运用人工智能的机器学习和计算方法,迅速找准病例的数据依据,从而做出具有高度准确性的诊断决策。智能诊断可以为公共机构和医院提升医疗服务质量,以实现有效的疾病管理和公共卫生建设。目前,在人工智能的影响下,医疗诊断领域正在不断加强对机器学习的应用,并对一些医学专业的具体从业者产生了根本性的影响,甚至有的医学专业可能会完全被人工智能所取代。2016 年 9月,哈佛医学院奥伯梅尔(Ziad Obermeyer)与宾夕法尼亚大学伊曼纽尔(Ezekiel Emanuel)在《新英格兰杂志》上发表文章,认为医疗保健领域将因机器学习的介入而在医学领域划分出输家和赢家,而病理医师和放射医师不幸沦为前者。

在智能诊断领域,推动人工智能具体应用的主要力量,其实是人工智能企业,其中最具代表性的企业是 IBM。Watson 系统是 IBM 在智能诊断领域的领先产品,这一 AI系统已在医疗领域深耕多年。Watson 系统主要专注于癌症诊断领域,同时也涵盖了糖尿病、心脏病等重大疾病,其覆盖领域还在不断拓展。值得一提的是,Watson 在中国的商业化运作也开始逐步落地,虽然目前仍然处于应用初期,但是未来的规模化应用十分值得期待。

7.3.2　智能治疗

除了智能诊断,人工智能也正在被应用于治疗领域,其中最重要的应用形式便是手术机器人。实际上,在这波人工智能浪潮之前,手术机器人已经有近 30 年的研发和应用历史,但其成本一直居高不下。随着人工智能技术的兴起,手术机器人也迎来新的发展,并可以预期,其成本也会随着技术的普及而逐渐降低,从而使得更多的人群受益。目前,手术机器人已经能够很好地协助医生实施手术,尤其在微创外科领域可以发挥非常有效和准确的作用。手术机器人主要分为两个层级:一是医生控制的机器人;二是全自动的机器人。

到目前为止,由医生控制的手术机器人系统发展得较为成熟,其中有一些具有代表性且相互竞争的系统,体现出这类机器人的发展脉络。它们主要包括:达芬奇手术机器人、Verb 微创手术机器人、MAKO 机械臂手术辅助系统和 SPORT Surgical 机器人手术系统。其中,达芬奇手术机器人是应用最广泛、最成功的手术机器人,也是世界上技术水平最高的微创外科手术系统之一。相对于达芬奇手术机器人,Verb 微创手术机器人的优势体现在价格、体积和功能上,同时,它放弃远程手术的做法而采用贴身手术操作,从而在操作上更具有便利性。MAKO 机械臂手术辅助系统主要应用于膝关节手术,可进行实时手术。SPORT Surgical 机器人手术系统是加拿大泰坦医疗公司(Titan Medical)开发的项目,享有达芬奇终结者的美誉。2017 年 8 月,泰坦公司与中国的龙泰医疗达成合作,龙泰医疗将在中国推广 SPORT 外科手术系统业务,甚至将业务拓展至东南亚。

当然,由医生控制的手术机器人远远不止这四种,国内外的许多医疗公司和科研机构都在不断开发新型的手术机器人系统,并且正在逐步投入市场。然而,这种手术机器人仍然需要医生的控制和人工操作,因此严格来说并不是完全意义上的机器人。相比之下,全自动的手术机器人在技术上更进一步,也更能体现智能化的前沿水平。

目前,全自动的手术机器人依然处于实验室应用阶段,但是已经显示出巨大的发展潜力。美国的儿童国家健康系统(Children's National Health System)研究团队为了提高手术的效率与安全性,开发了全自动手术机器人。2016 年 5 月,该团队在著名期刊《科学转化医学》上公布了他们的研究成果——STAR(Smart Tissue Autonomous Robot),即智慧组织自主手术机器人。这是全球第一台可以处理软组织的自主手术机器人。目前,STAR 自主手术机器人正在逐步向临床阶段迈进,由此,手术机器人的"辅助"或"助手"的地位将会发生根本改变,智能机器有望真正接手外科医生的工作,为人类进行外科手术等治疗服务。

7.3.3 智能健康管理

人工智能在医疗领域得以迅速应用和发展的关键,实际上在于医疗大数据的积累和数据库的发展。而这些数据并不仅仅产生于医学影像的获得或者医院诊断的信息录入,而是可以在人们的日常生活中随时随地产生。因此,未来的医疗大数据实际上是在人们对自身进行日常健康管理的过程中产生和积累起来的。在此基础上,通过人工智能的算法,人们不仅可以对个人的健康状况进行精准化的把握,而且还可以通过大数据把握传染性和季节性等疾病的发展态势,从而做出相应的应对措施。在一定程度上可以说,这或许是人工智能与人类日常生活融合最为密切的一个领域,可以为人类提供高质量、智能化与日常化的医疗护理服务。从目前的整体发展来看,依托大数据和算法技术,人工智能在健康管理领域的发展主要集中在以下五个方面:

(1)大数据与流感预测

早在2008年,美国谷歌公司就已经推出了流感预测服务,它通过检测用户在谷歌搜索引擎上的搜索内容就可以有效地追踪到流感爆发的迹象。谷歌还会通过分析用户的电子邮件,并将用户的搜索情况与之关联,从而更加精确地研判出这类疫情的发生。此外,谷歌基线研究项目(Google Baseline Study)希望建立一个庞大的人类健康数据库,找出完全健康的人类基因模型。根据这个数据库,只要发现用户的健康数据与模型有出入,谷歌就会提醒用户可能出现的健康问题,促使其进行预防。谷歌健康(Google Fit)开发了一系列可穿戴设备,这些产品都在不断收集海量的生物统计数据并且与谷歌基线的研究结合起来,提供更加强大的应用。

不难看出,结合大数据和互联网技术,我们可以对某些传染性疾病进行较为及时、准确的监测和预防,并且在建立一些数据库、智能分析模型后,使得这些活动更为便捷和迅速。

(2)机器学习与血糖管理

2015年11月,《细胞》(Cell)杂志发表的一篇文章,阐释了机器学习应用于营养学的积极意义。该团队通过对800名志愿者进行标准化饮食试验,采集了多项数据,并收集他们饮食、锻炼以及睡眠数据。实验结果表明,不同人即便食用同样的食物,反应差异依然很大。因此,以往通过直观经验而得出的那种一般性的饮食摄入建议,往往都是极不准确的。此后,研究团队进一步验证了机器学习能否进行健康饮食指导。通过细致比较,他们发现机器学习算法给出了更精准的营养学建议,能够更好地控制餐后血糖水平。不难看出,机器学习的作用在这一研究中得到了充分的体现,在精准营养学上,人工智能可以帮助用户进行精确的辅助分析,从而使用户做出更为合适的膳食选择。

(3)数据库技术与健康要素监测

位于德国柏林的Nuritas生物科技公司是一家在影像学中应用人工智能的初创公司。该公司通过将人工智能与基因学相结合,以发现有利于健康的自然生物有机因子。在我国,最为出名的人工智能生物科技初创公司碳云智能(iCarbonX)也在从事相关的研发,该公司试图建立一个健康大数据平台,利用自身与合作者的力量收集人们各种各样的生物数据。最终可以利用人工智能技术处理这些数据,帮助人们进行健康管理。不难看出,无论是食品数据库还是健康大数据平台,都旨在通过大数据与人工智能技术来对人体的健康要素进行监测、记录,并通过分析这些记录和数据得出更加准确和有效的健康管理计划。

(4)健康管理与生活品质提升

随着人们生活水平的不断提升,对于自身健康的严格管理将成为很多人的日常诉求。如果能够收集到每个人的各方面的健康数据,以这些数据为基础,通过人工智能算法找出对个人最适合的健康管理计划,最终可以轻松实现对健康的日常管理。近年来发展快速的 Welltok 公司主要关注的就是个人健康管理和生活品质的提升。该公司的核心产品——CaféWell 健康管理优化平台(CaféWell Health Optimization Platform),正是基于"医疗健康服务并不是只有病人才需要,普通人也需要时刻关注和维护自身的健康"的理念。如前所述,这种趋势源自于人们对自身健康的更高追求,在很大程度上也显示出社会大众对于健康方案的迫切需求,在医疗服务之外,还需要延伸健康服务业。

(5)人脸识别与情绪分析

位于圣地亚哥的初创企业 Emotient 致力于通过分析面部表情来判定人的情绪。Emotient 起源于加利福尼亚大学的"机器感知实验室"(Machine Perception Lab),其最终目的是打造一套"无所不在"的人类情感分析系统。Emotient 利用摄像头来获取、记录面部肌肉运动,并根据人工智能计算模型来分析面部表情,可在数秒内解读出面部表情所代表的意义。这种技术的应用领域其实很广泛,例如在医疗领域,用来判断病人的感受以获得更为客观的治疗效果评估。目前,Emotient 已经能够辨别出类似于喜悦、悲伤、愤怒、惊讶等简单表情,还能分析出一些更细微和复杂的表情。2016 年 1 月,苹果公司宣布收购了这家人工智能技术公司,这在某种程度上也说明了这项技术的发展潜力。

7.3.4　智慧医疗管理

人工智能的应用,既能够极大地增加有效的医疗资源,同时也可以进一步促进医疗的人性化程度。而这种发展最重要的社会效益,便是缓解医患矛盾。实际上,医患间的矛盾,并不一定是因为诊断错误或者治疗失败,更多的原因其实在于医院所提供的服务未达到患者的心理预期,或者说患者无法得到应有的或理想中的医疗资源。从医院的角度分析,医患矛盾的产生,往往来源于医疗资源无法得到高效合理利用,因此也就降低了应有的服务水平。事实上,医疗资源常常会因为管理低效和利用不善而产生大量的浪费现象。比如说,一个手术室是需要日常维护的,即使不做手术,其运营成本也很高。由此可见,医疗资源的浪费是一个顽疾。

但是,如果在诊疗过程中,能够充分利用人工智能的辅助服务和运算安排,不仅可以补充医疗服务的力量,还能更加合理地分配医疗资源和提高就诊效率。例如,运用大数据分析和人工智能算法,就可以合理和错峰安排就诊和治疗的时间,这样不仅可以减少患者排队的时间,而且也能提高预约和就诊的效率,减少医务人员的工作压力,使其有更多充裕的时间去诊治患者。同时,人工智能在医院中也应用于其他许多方面,使得诸如挂号、问讯、缴费、打印报告等程序变得更加方便快捷。因此,就诊效率的提高能够减少医患矛盾的发生。目前,一些医院已经安装了自助就诊服务的机器,但是这些机器并非严格意义上的人工智能,其用户界面还有待完善,否则如果使用不便,患者宁可去窗口排队。

目前,人工智能产品已经进入到医院管理与服务之中,就未来的发展趋势而言,与医院管理相关的人工智能应用场景将主要集中在两大领域:一是虚拟医疗助手,二是医院的智能决策。虚拟医疗助手可以在医生诊疗之外提供辅助性的就诊咨询、健康护理和病例跟踪等服务,相当于"虚拟护士",能够对医院的患者分流起到重要作用,而患者也不必非要到医院才能进行就诊。而医院的智能决策则旨在将医院决策的过程建立在人工智能的基础上,从而更好地提高医疗资源的利用效率和医院运行的智能化程度。

在虚拟医疗助手方面,目前市面上有四种具有代表性的产品:

①Alme Health Coach:该产品能够自动帮助慢性病患者规划日常健康安排、监控睡眠、提供药物和测试提醒,甚至可以反向推导出一些不服从提醒按时服药的患者产生懒惰的原因。

②电子医疗助手(EMA):通过 EMA 的应用,医生可以快速追踪每个病人的医疗数据,从而迅速了解病人的病史,并借助相应的数据分析来判断最佳的治疗方案。

③AiCure 治疗监测技术:可以利用面部识别技术来判断患者是否按时服药,再通过获取的患者数据,用自动算法来识别药物和药物摄取。

④Ask The Doctor:该平台的目标是让患者迅速获得全世界医疗专家的建议。

除了医疗虚拟助手之外,人工智能在医疗方面的另一个重要应用便是医院智能决策。其中的代表性案例是美国的 Analytics MD 公司。这是一家成立于 2013 年的初创企业,致力于提供医院智能决策分析系统技术,其创始团队具有丰富的医疗健康以及大数据处理领域经验。该公司开发的 SaaS(软件即服务)可以从美国政府医疗网站收集详细的医疗数据,并对这些数据进行智能分析,从而给医生提供最合理的建议,使他们无须再去反复研究复杂的病例数据,从而及时地为病人提供最合适的治疗和服务。这种服务的运用,一方面可以让医院的管理者随时掌握目前的工作状态和进度,做出更好的选择;另一方面可以提高病人和医护人员看病的质量和效率,而且一旦有空闲的医疗资源就可以迅速得到利用,避免资源的空置和医患之间的不对称。因此,医院智能决策可以发挥诸多的积极作用,既能够提升病人就医的效率与满意度,同时也能够降低医疗资源的消耗,控制相应的医疗成本。

无论是医疗虚拟助手还是医院智能决策,都是人工智能改善医疗领域发展的具体实例。在人工智能的助力下,医疗资源的规模可以得到有效地扩大,节省大量的人力物力,而且还能够有效提升医疗管理的科学性和效率。在这种情况下,患者就能够享受到更加满意的医疗服务,这无疑会大大改善医患关系,从而可以有效避免医患之间因供需关系不对称而产生的种种矛盾问题。

7.3.5 家庭智能药箱和智能康复机器人

1. 家庭智能药箱

家庭智能药箱是一种智能化的家庭用药辅助设备,它是家庭的急救药箱,支持若干长期口服药品的个人药品储存、服药提醒和用药进度反馈。药箱通过蓝牙、Wi-Fi等方式,连接到家庭通信站与云端的服务中心互联,通过服务中心更新处方并向中心报送服药记录和健康状况(血压、体温、体重等),健康管理团队通过服务中心能够及时了解患者的药物服用情况和主要健康状况。

智能药箱根据医生的医嘱在患者服药时间窗提醒患者及时服药,并具有一键紧急呼救功能,紧急呼救期间,还可以播放常见的家庭自我急救知识与高危急病早期征兆识别方法,提醒患者家属采取必要的紧急防护,避免错过急救黄金时间。

2. 智能康复机器人

康复机器人作为医疗机器人的一个重要分支,贯穿了康复医学、生物力学、机械学、电子学、材料学、计算机科学以及机器人学等诸多领域,已经成为国际机器人领域的一个研究热点。将机器人技术应用于康复医疗领域,不仅可以将康复医师从繁重的训练任务中解放出来,减轻医疗人员的负担,而且还可以详细客观地记录训练过程中的治疗数据,供康复医师分析和评价康复训练效果。

康复机器人分为康复训练机器和辅助型康复机器人两种。康复训练机器人的主要功能是帮助患者完成各种运动功能的恢复训练,如行走训练、手臂运动训练、脊椎运动训练、颈部运动训练等;辅助型康复机器人主要用来帮助肢体运动有困难的患者完成各种动作,如机器人轮椅、导盲手杖、机器人假肢(外骨骼系统)、机器人护士等。

●●●●●● 7.4 健康管理应用案例 ●●●●●●

7.4.1 我国台湾地区民众健康保险案例

我国台湾地区健康保险制度起源于 20 世纪 50 年代,至 90 年代发展为公保、劳保、农保、军人医疗照护等 10 多种健康保险,但各险种差别较大,总体覆盖率低(近60%)。为改变这种不合理的状况,我国台湾有关方面于 1994 年 10 月 3 日颁布所谓"全民健康保险法",1995 年 3 月 1 日依据所谓"全民健康保险法",实行民众健康保险制度(简称"健保")。

台湾健保实行民众统一的强制性健康保险制度。由"健保总局"下设 6 个"分局",作为保险人,负责全台健保工作。健保对象为台湾全体民众,总体上分为被保险人及眷属,按照就业单位和就业状况将被保险人分 6 类,眷属分 3 类;保险费用由被保险人单位、行政主管部门和被保险人三方承担,支付比例分别为 60%、10% 和 30%,无就业单位者由行政主管部门支付保费的 70%,个人承担 30%。保险费率 4.25% ~ 6%。无收入者和经济困难人员行政主管部门给予津贴。

健保实行特约就诊制度。医疗单位提出申请,加入健保特约单位。"健保局"核定特约医疗单位资格及其健保床位、健保医生。健保医生需具有主治医师资格。民众凭健保卡至特约医疗单位就诊,就诊时需支付一定的自付医药费用,其余由"健保局"结算。健保医疗项目民众自付费限额为 30 000 台币/年,健保支付费用无额度限制。健保医疗项目和价格由"健保局"统一制定,但各级医疗机构的收费价格有所不同。健保费用实行总额预算制,分科划拨,点值结算:每年提前 6 个月"健保局"提出下一年度的健保预算,交有关部门审核,确定后按照比例划分为西医、牙医和中医部分,并与各特约医疗机构商定下一年度的预算点数。各医疗机构的健保收费首先按点数记录,最终由"健保局"按年度预算和全年全部记录点数之比确定点值,再按点值及"健保局"与各医疗机构的协议点数进行最终结算。

7.4.2 我国深圳"罗湖模式"基层医疗集团案例

深圳罗湖医院集团是在国内探索新医改涌现的一个典型成功案例,被称为"罗湖模式",体现了"以医疗为中心"向"以健康为中心"转变的改革宗旨。

深圳罗湖医院通过整合辖区医疗资源,以医保支付方式改革为抓手形成了一个利益共同体;鼓励全方位引进和培养全科医生,促进全科医学发展,推动分级诊疗水到渠成,体现了"以基层为重点、以改革创新为动力"的理念。利用医保支付的改革,使医生、医院、患者的利益协调到一致状态,目的就是让居民少生病、少住院、少负担、看好病。

7.4.3 心脑血管疾病健康管理案例

心脑血管疾病是发病率较高的一类慢性病,也是可以通过生活方式进行有效干预的疾病。通过美国、芬兰、德国等国家的实践表明,针对慢性病高危人群和患病人群分层次、有计划的健康管理模式效果显著。

美国从 1972 年以后的 20 年间,通过健康管理,美国国民的由生活方式引起的疾病已大幅度下降,心血管病发生率下降了 55%,脑卒中发病率下降了 75%。芬兰政府选取国内心脑血管病发病率最高的地区进行试验,1972—1997 年,该地区 25 ~ 64 岁男性心脑血管病、冠心病死亡率分别下降 68%、73%,男性和女性的期望寿命分别增长了约 7 年、6 年;1997 年芬兰将此项目推广到全国,全国的心脑血管病死亡率由 450/10 万下降到约 150/10 万人,下降 66%,效果十分显著。德国针对慢性病的健康管理模式与美国、芬兰有所不同,是将慢性病的健康管理与医疗保险及公共卫生服务结合实施。类似脑血管病这样的常见高发慢性病,其预防及诊疗所需费用高,由国家为社会医疗保险提供完善而高标准的医疗保障。该高投入的医疗保障无费用限制,除了支付疾病保障与医疗康复外,还提供预防保健、健康促进等预防性服务。德国脑血管病高危及患病人群,从这种健康管理模式中获得极大益处,不考虑费用的预防保健及疾病诊疗服务,对降低发病率、改善预后提供良好充足的医疗资源与帮助。

●●●●●● 7.5 健康管理发展趋势 ●●●●●

当前,全球医疗卫生模式面临着由医疗医学向预防医学转换的过程,健康维持、健康促进的地位显得分外显著,健康管理的发展为医学模式发展提供新的尝试实践,它不仅可以更好地维护、促进健康,还可以有效地降低医疗费用,减轻社会医疗负担。以普通人群(包括疾病、亚健康、健康人群)为对象的区域健康管理模式,是目前国内外理论研究中比较受认可的模式。它的关键之处是将占人口比例最大的亚健康和健康人群纳入到健康管理之中,并向它们提供可获得的、持续的、高质量的健康服务。

在面向全人群的宏观健康管理层面,欧美及日本等世界主要发达国家或地区纷纷采取措施,取得了显著的成就。我国卫生与健康领域面临新的形势与更高要求,党中央做出建设健康中国的战略部署,2016 年 10 月印发的《"健康中国 2030"规划纲要》,是今后 15 年推进健康中国建设的行动纲领。坚持以人民为中心的发展思想,牢固树立和贯彻落实创新、协调、绿色、开放、共享的发展理念,坚持正确的卫生与健康工作方针,坚持健康优先、改革创新、科学发展、公平公正的原则,以提高人民健康水平为核心,以体制机制改革创新为动力,从广泛的健康影响因素入手,以普及健康生活、优化健康服务、完善健康保障、建设健康环境、发展健康产业为重点,把健康融入所有政策,全方位、全周期保障人民健康,大幅提高健康水平,显著改善健康公平。

在面向个体的微观健康管理领域,健康管理将因精准医疗技术的发展而发生重要变化,精准健康管理的概念也应运而生。精准医疗(Precision Medicine)是以个体化医疗为基础、随着基因组测序技术快速进步以及生物信息与大数据科学的交叉应用而发展起来的新型医学概念与医疗模式。其本质是通过基因组、蛋白质组等组学技术和医学前沿技术,对于大样本人群与特定疾病类型进行生物标记物的分析与鉴定、验证与应用,从而精确寻找到疾病的原因和治疗的靶点,并对一种疾病不同状态和过程进行精确分类,最终实现对于疾病和特定患者进行个性化精准治疗的目的,提高疾病诊治与预防的效益。

精准健康管理是运用精准医学的理念和技术,重点对个人或群体的健康危险因素——基因组进行更精准的检测。更科学的评估,达到对其健康干预更准确、健康管理更有效的目的。精准健康管理以预防治病为主,避免盲目健康干预和无效健康管理,实现减少不必要检查、获得最佳健康干预时效的作用。

●●●●● 本 章 小 结 ●●●●●

本章系统阐述健康管理概念、健康宣教及自主健康管理、人工智能在健康管理中的应用、健康管理案例分享,以及健康管理的发展趋势等几个方面。互联网、物联网、大数据、人工智能、机器人等新技术将在健康管理中发挥重要作用,特别是人工智能在健康管理领域得以迅速应用和发展。提出了基于群体的宏观健康管理和基于个体的微观健康管理的概念。健康管理的数据信息不仅仅来源于诊疗信息、健康体检信息,也来源于人们日常生活中随时随地产生的各种健康信息。健康大数据实际上是在人们对自身进行日常健康管理的过程中产生和积累起来的,通过人工智能,人们不仅可以对个体的健康状况进行精准的把握,而且还可以预测某些疾病的发生和流行态势,提早做出相应的应对措施。人工智能与健康管理的有机结合,有望为人类防病、治病,提高健康水平、不断延长预期寿命成为可能。如何将不同医疗机构之间的疾病诊疗信息、健康体检信息、可穿戴设备检测信息互连互通,并与社区居民健康档案信息有机整合,形成全口径、全生命周期、翔实准确的个体和人群健康档案,且能有效防止个体隐私信息泄露,需要在制度设计和技术进步层面取得新突破。

第8章

智能基因测序

●●●●●● **8.1 基因测序概述** ●●●●●●

基因测序是一种新型基因检测技术，能够从血液或唾液中分析测定基因全序列，预测罹患多种疾病的可能性，个体的行为特征及行为合理。基因测序技术能锁定个人病变基因，提前预防和治疗。

8.1.1 基因

基因是指携带有遗传信息的 DNA 或 RNA 序列，也称为遗传因子，是控制性状的基本遗传单位。核酸分为 DNA(脱氧核糖核酸)和 RNA(核糖核酸)两类，它们共同执掌着细胞的新陈代谢，核酸作为生命的根源是遗传因子的本体，能完全控制细胞的分裂、成长与能量的产生。现代遗传学家认为，基因是 DNA(脱氧核糖核酸)分子上具有遗传效应的特定核苷酸序列的总称，是具有遗传效应的 DNA 分子片段。基因位于染色体上，并在染色体上呈线性排列。基因不仅可以通过复制把遗传信息传递给下一代，还可以使遗传信息得到表达。不同人种之间头发、肤色、眼睛、鼻子等不同，是基因差异所致，DNA 结构如图 8-1 所示。

染色体：DNA 的主要载体存在于细胞核中，显微镜下呈丝状或棒状，由核酸和蛋白质组成，细胞有丝分裂容易被碱性染色得名。人体染色体为 22 对 +1 对。每条染色体只包含有一个 DNA，含有四种核苷酸，排列顺序不同决定遗传信息的差异。

8.1.2 基因检测

基因检测是通过血液、其他体液或细胞对 DNA 进行检测的技术，可以用于疾病风险的预测、诊断与治疗。

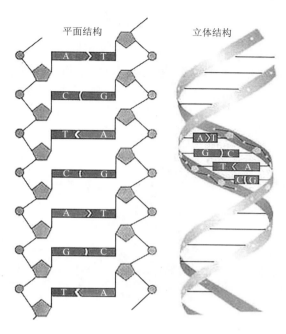

图8-1 DNA结构

在疾病的预测方面,利用基因检测技术发现疾病易感基因,并评估罹患遗传疾病风险的高低,及早辅助患者更好地预防疾病;在疾病诊断方面,则可借助基因检测技术,帮助临床病理进行疾病的判断和确认,据统计,目前有1 000多种遗传性疾病可以通过基因检测技术做出诊断;对于疾病的治疗,基因检测技术找到疾病发生的内在驱动基因,通过了解疾病的内在分子机制,指导临床医护工作者选择相应的治疗药物,如对肺癌患者EGRF、ALK等基因进行检测,以此来选择合适的药物进行靶向治疗。

传统的医疗检测手段是针对疾病的具体症状或已有病变进行检测。现代科学的发展促进了医疗检验手段的进步,可以深入细微之处对疾病进行纵向或横向的剖析。如果可以对细胞展开一种实质的剖析,就可以找到疾病产生的根源。以癌症为例,一般医疗检测手段是要看身体是否已经有癌细胞存在,而对于没有产生癌变但已经具有风险的细胞却无从得知。

通过基因检测不仅可以得知所患某种类型的癌症风险有多大,而且对于已患癌症的患者,基因检测还可以找到癌症发生的相关驱动基因,并以此有针对性地选择合适的药物进行靶向治疗。

8.1.3 基因测序

基因测序是一种新型基因检测技术,能够从血液或唾液中分析测定基因全序列,预测罹患多种疾病的可能性,个体的行为特征及行为合理。基因测序分析特定DNA

片段的碱基序列,也就是腺嘌呤(A)、胸腺嘧啶(T)、胞嘧啶(C)与鸟嘌呤的(G)排列
方式,如图8-2所示。基因测序技术能锁定个人病变基因,提前预防和治疗。在基础
生物学研究中和众多的应用领域,如诊断、生物技术、法医生物学、生物系统学中,DNA
序列知识已成为不可缺少的知识。

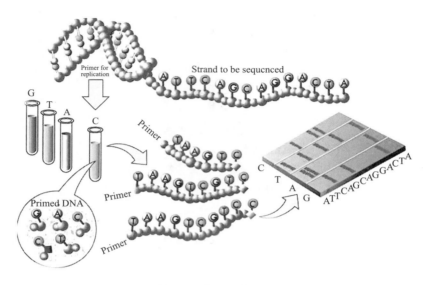

图 8-2　基因测序技术

由于 DNA 上的每一个碱基出现在可变终止端的机会均等,因此上述每一组产物
都是一些寡核苷酸混合物,这些寡核苷酸的长度由某一种特定碱基在原 DNA 全片段
上的位置所决定。在可以区分长度仅差一个核苷酸的不同 DNA 分子的条件下,对各
组寡核苷酸进行电泳分析,只要把几组寡核苷酸加样于测序凝胶中若干个相邻的泳道
上,即可从凝胶的放射自影片上直接读出 DNA 上的核苷酸顺序。基因通过指导蛋白
质的合成来表达自己所携带的遗传信息,从而控制生物个体的性状表现。基因通过复
制把遗传信息传递给下一代,并通过控制酶的合成来控制代谢过程,从而控制生物的
个体性状表现,还可以通过控制结构蛋白的成分,直接控制生物性状。因此对生物从
分子生物学水平上进行研究,在医学上对某种遗传疾病的研究等都离不开对 DNA 或
RNA 的序列进行测定。

8.1.4　基因测序与医药

1996 年,一对双胞胎出生了,男孩叫诺亚,女孩叫艾丽西斯。然而,他们的行为举
止与别的孩子有所不同。从回到家的那天起,这对双胞胎就开始腹痛,并且一天要呕
吐好几次。在孩子们两岁的时候,他们被确诊为脑瘫。在精心的治疗和护理之下,这
对双胞胎的病情似乎得到了控制。然而,5 岁半的时候,双胞胎的病情又开始恶化。女

孩艾丽西斯的眼珠开始上翻,手也无法正常下垂;男孩诺亚则是一天24小时地不断呕吐。他们甚至无法像正常人一样走路、说话。此后,双胞胎的病情又几次反复,一直没有找到能治愈他们的方法。

2003年,机缘巧合,这对双胞胎和他们的哥哥以及父母进行了一次基因测序。经过对比分析,最终发现双胞胎致病的罪魁祸首是体内一种还原酶发生了基因突变。它破坏了产生多巴胺以及其他两种神经递质的细胞途径。找到病因后,医生立刻做出了精确的治疗方案。一个月后,这对双胞胎被治愈。让这对双胞胎重获健康的,便是来自于生命技术公司的基因测序技术。

基因测序可应用于万亿级别的肿瘤预防;协助医生对患者精确诊断;以标志物驱动的精准新药研发等多个方面。

1.精准预防——肿瘤易感基因筛查和健康管理

2013年5月好莱坞明星安吉丽娜·朱莉(Angelina Jolie)自曝已经接受了预防性乳房切除术,以降低罹患癌风险。而真正的原因是朱莉母亲给她遗传了突变的BRCA1基因,因此患乳腺癌和卵巢癌的机会都比较高,分别是87%和50%。某知名公司创始人患癌时,曾经将他的癌肿瘤和正常的DNA进行测序。

根据美国NCCN医学指南对乳腺癌早期筛查的建议,中国妇女发展基金会和女性肿瘤预防基金发起和领导了最大规模的乳腺癌流行病学调查,建立中国预防乳腺癌模型金标准,肿瘤预防和体检市场正在迅速成长。

2.基因测序诊断与治疗

基因测序是癌症个性化治疗的基础,细胞癌变是由基因突变驱动的,驱动突变(Driver Mutation)的不断累积最终导致细胞癌变。通过基因测序,能查到肿瘤的发生来源,通过测定某些特定的基因序列位点(肺癌的KRAS突变和EGFR突变),在一系列的药物或治疗方案中找到对特定患者最为有效的药物或方案,从而能达到确认诊断的效果,进一步实行靶向药物治疗,因为就目前临床来说,一般的化疗药物并不具有靶向性,采用通用的化疗药物仅30%~50%有效,而在经过基因测序进行肿瘤筛查之后,有80%的医生会改变原来的治疗方式,从而使癌症的死亡率大大降低,以卵巢癌为例,在经过基因测序筛查肿瘤之后改变治疗方式,患者的死亡率降低了36%。以 *Nature Genetics* 上发表的一项新成果为例,英国一国际研究小组对156个病例或家庭开展了临床基因组测序。通过基因组测序,他们诊断出五分之一的病例,其中三分之一以上被认为是孟德尔疾病。

3.精准药物开发——基于大数据分析的、biomarker驱动的药物开发

基于基因测序的"药物–伴随诊断"正受到全球制药界越来越多的重视。不同组织类型的肿瘤有同样Biomarker,可参与同一个试验药物的临床试验;不同组织类型的

肿瘤病人,按照不同的 Biomarker,分在不同的试验药物组,可以是不同的临床阶段。通过基因测序以及挖掘已有基因信息来确定疾病的驱动基因的信息,确定癌症发生发展的具体靶点,通过驱动基因突变定义治疗肿瘤和治疗人群。

随着人工智能,大数据等新一代信息技术的深入应用,基因测序将越来越多地应用到人们的健康与生活,更多地造福于人类。

●●●●● 8.2　基因测序技术 ●●●●●

在 DNA 测序过去的 40 年中,我们见证了诸多技术的变革和测序规模的极度增长——从几千个碱基到第一个人体基因组,乃至当前数以万计的人体和无数其他物种的基因组。包括作为大量分子现象的"计数器"在内,DNA 测序被广泛和创造性地应用于各个领域。

8.2.1　基因测序技术发展历程

在 20 世纪 50 年代早期,Fred Sanger 确定了第一个蛋白序列,即胰岛素,他把胰岛素断裂成两条链,解码每一条片段,然后通过两条链之间的重叠区域将它们拼接成一条完整的链。他的这个工作明确地揭示蛋白具有特定模式的氨基酸残基。随后发展的 Edman 降解法,通过连续降解肽链的 N 端残基,使蛋白测序变得更加简单。即使这些方法显得很笨重,但是到 20 世纪 60 年代末期,很多蛋白的序列已经被测定,显而易见,每个蛋白序列在物种和个人之间是不同的。

在 20 世纪 60 年代,通过相同的处理过程解决了 RNA 测序问题:首先用 RNases 将 RNA 片段化,紧接着通过层析和电泳技术对这些片段进行分离,然后通过连续的外切酶降解对单个片段的序列进行测定,最后通过每个片段之间的重叠区域将它们连接成完整的 RNA 序列。第一个测序的 RNA 序列,即丙氨酸 tRNA,对于其 1g 纯净的样本,需要 5 个人工作 3 年才能确定其 76 个核苷酸。"指纹"技术对该过程进行了大大的简化,包括对放射性标记的 RNA 片段进行双向分离和可视化,然后通过最终的位置来确定 RNA 的大小和序列。

DNA 测序技术的发明。在 1968 年,Wu 报道了通过引物延伸法来确定 lambda 噬菌体粘性末端的 12 个碱基。在 1973 年,Gilbert 和 Maxam 报道了乳糖抑制物结合位点的 24 个碱基,该结果是通过将该序列复制到 RNA 序列中,然后对 RNA 进行测序而得到的,该过程花费了 2 年,一个月测定一个碱基。

在 1976 年,两个能够在一个下午对成百上千个碱基进行测定方法的发明改变了该领域。这两个方法是:Sanger 和 Coulson 发明的链终止法和 Maxam 和 Gilbert 发明的化学切割法,这两种方法都是利用放射性标签到每个碱基在 DNA 上所处位置的距离来确定核苷酸顺序的。Sanger 的方法涉及荧光标记引物的四次 DNA 聚合酶扩增,每次扩增利用微量的链终止核苷酸,产生不同长度的片段。Gilbert 的方法利用末端标记的 DNA 限制性片段,并且在四个反应中,利用化合物对特定碱基进行部分切割。对于这两种方法,利用聚丙烯酰胺凝胶电泳来测定每个碱基特异性反应产生的片段大小。在凝胶上,每个泳道包含一个碱基,通过 X 射线照射产生一个具有梯度的图像,通过图像可以快速读取序列,按照大小对四个泳道进行排序,从而获得每个碱基的顺序。这些方法迅速地得到了应用。1979 年 Staden 提出了鸟枪法测序——对随机克隆子进行测序,然后基于重叠区对序列进行拼接,在 1980 左右,Messing 发明的单链 M13 噬菌体克隆载体极大地改善了该技术,并被用于基因组的 de novo 组装,例如早在 1982 年,利用该方法测定了 lambda 噬菌体的基因组。1987 年,Smith 和 Hood 发明了自动的、基于荧光的 Sanger 测序仪,并将其用于生物系统,每天可以产生大约 1 000 个碱基。序列数据以指数形式增长,逼近了摩尔定律,促进了中心数据库的产生(如 GenBank),通过搜索工具(如 BLAST),放大每条序列的值,并且形成了数据共享的思想。在 1982 年,超过 50 万的碱基已经被提交到了 GenBank;到 1986 年,有将近 1 000 万的碱基。

8.2.2 第一代基因测序技术

第一代基因测序技术出现于 20 世纪 70 年代,MAXAM 和 GILBERT 发明的化学裂解法,其基本原理是特定化学试剂可对碱基进行特异性修饰,在修饰碱基处(5′或3′)打断磷酸二酯键将一个 DNA 片段的 5′端磷酸基做放射性标记,再分别采用不同的化学方法修饰和裂解特定碱基,从而产生一系列长度不一而且 5′端被标记的 DNA 片段,这些以特定碱基结尾的片段通过凝胶电泳分离,再经放射自显影,确定各片段末端碱基,从而得出目的 DNA 序列。该方法能够检测双链 DNA,但是其操作烦琐,程序复杂,被同时期的 SANGER 双脱氧链终止法取代。

双脱氧链末端终止法测序是 1977 年由 SANGER 提出,双脱氧链末端终止的优点如下:

①可用于未知或已知突变的检测,更容易实行;

②假条带的出现减少,结果更加清楚;

③读取的长度更长;

④由于掺入了同位素标记的三磷酸,末端终止法可以测更小序列的核苷酸链;

⑤基本适用于所有的突变类型,准确率几乎 100%,在单基因病的基因诊断和产前诊断中仍广泛使用。

双脱氧末端终止法的缺点如下：

①离不开 PCR 扩增,且只能分析单个的 DNA 片段,通量小,不能进行基因组层面的分析;

②自动化程度低,检测速度慢,对于某些需要快速检测的疾病不适合;

③双脱氧链末端终止法成本高,不适用于大规模测序。

在过去的几十年,第一代测序技术一直作为基因诊断的标准,在基因病特别是单基因病症病人和各种遗传性酶病如苯丙酮尿症、自毁容貌综合征等其他疾病的诊断上发挥着举足轻重的作用,是最常用的基因测序技术。

8.2.3　第二代基因测序技术

尽管 SANGER 的双脱氧链末端终止法已经提高了 DNA 测序的速度,但是在费用和效率上仍有不足,高通量、成本低的第二代测序技术(High-Throughput Sequencing)诞生了。它能一次并行对几十万到几百万条 DNA 分子进行序列测定和一般读长较短等为标志。大多数的 NGS 都是通过合成进行测序,每个目标 DNA 片段绑定到一个芯片上,然后加入被标记的核苷酸,在 DNA 聚合酶的作用下延长,高分辨率的摄像头捕获并整合每个核苷酸信号,标出空间坐标和时间坐标,每个位点的 DNA 序列通过计算机推断出来。与第一代测序技术相比,NGS 的优势非常明显:①高通量,高准确性,高灵敏度;②自动化程度高;③成本低;④可用于未知物种,未知基因的检测。

NGS 的应用十分广泛,在基因组学、转录组学,表达组学方面都有重要作用,在临床通过检测基因突变对肿瘤进行诊断,例如:在对纤维板层肝细胞癌(FL-HCC)进行 RNA 测序时发现一个嵌合转录,正常肝没有,通过全基因组测序得知,这个嵌合转录是 19 号染色体 400 个碱基缺失造成的,对病人的检测表明,与肝癌的发病机制有关。结合全基因组扩增技术,SALVIANTI 等人探究了 NGS 对单细胞的分子特征进行检测的可行性。他们采用了乳腺癌细胞株,成功地对其中 5 个细胞进行了测序,在 18 个基因中发现了 27 个变异,但是,单细胞水平的基因诊断成为新的医疗方法还需要不断地探究优化。

8.2.4　第三代测序技术(单分子 DNA 测序)

为了更好地发掘 DNA 信息,研究人员开发了新一代测序方法,单分子测序技术,即第三代基因测序技术,包括 Heliscope 测序技术,SMRT(Single Molecule Real Time,单分子实时测序)离子半导体测序技术(Ion Torrent)等技术。较为成熟的是 SMRT 测序技术。SMRT 测序技术的原理:四种 d NTP 的 γ-磷酸被不同荧光标记,被 DNA 聚合酶捕获,与模板链互补的碱基形成磷酸二酯键,荧光基团被聚合酶切掉,作用时间较长,荧光能够被激发检测到信号,而不能和模板匹配的碱基,停留的时间很短,不能被检测。

SMRT 优点:

①超长读取;

②不需要模板扩增;

③运行时间短,读取速度可达每秒 10 个碱基;

④能够直接检测表观修饰位点。第三代基因测序技术可以直接检测 RNA 的序列,对唐氏综合征的检测有重大意义。个体大多数的发育过程都是由 miRNA 调控的,不同胎儿发育过程可由母体血浆细胞外的 miRNA 反射。1 043 条 miRNA,来自七例唐氏综合征妊娠孕妇和相同年龄相同胎儿性别的正常孕妇,通过高通量 PCR 检测发现,695 条 miRNA 确定可被用作唐氏综合征产前诊断的生物标志物。虽然第二代基因检测技术已经能够对母体血浆内 cf DNA 进行分析,但是假阳性出现的概率仍然很大,结合 miRNA 的检测可提高确诊的准确性。

8.2.5 第四代测序技术(纳米孔测序)

自从 1996 年第一次有关纳米孔的报道出现后,以纳米孔为基础的单分子测序技术迅速成为基因测序技术的热点。纳米孔测序技术正朝着不需标记、长读取(104 ~ 106 个碱基)、高通量、少样本制备的方向发展,将会成为低成本快速进行基因检测的选择。

2018 年伊始 *Nature Biotechnology* 上发布的一项研究报告称,科学家们使用一部手机大小的测序仪 MinION ,完成了对人类基因组的测序。该仪器上的基因测序通过识别 DNA 单个分子在流过纳米孔膜时流量的变化实现,每次可读取一百万个 DNA 字母。这项技术的价值在于,它填补了据称完全测序人类基因组的 12 个空白,基因检测技术发展再创新高。

用于 DNA 测序的纳米孔可大致分为两类:生物纳米孔和固态纳米孔。生物纳米孔,也称作跨膜蛋白通道。α-溶血素(α-HL)是第一种也是运用得最多的纳米孔,α-溶血素是金黄色葡萄球菌分泌的一种外毒素,是一个蘑菇状的七聚体跨膜通道,能够快速将自己插入到平面双成膜中,在最窄处形成一个 1.4 nm 宽的纳米通道,内直径与单链 DNA 的直径(约 1.3 nm)相近,因此,单链 DNA 可以通过。而且,此纳米孔结构可以耐受将近 100 ℃ 的高温和宽范围 pH。但是,α-溶血素的 β - 桶结构限制了它直接检测长链 DNA 分子。耻垢分枝杆菌孔蛋白 A 也是生物纳米孔的一种,但是最近的一项研究发现,本来关闭状态的含有 MSCL(Mechanosensitivechannel of large conductance)蛋白通道,在合适的电压范围内,会为单链 DNA 打开。含有 MSCL 的蛋白通道对四种核苷酸的膜张力不同,而且四种不同的核酸通过时会有不同的点电信号和机械信号,这提高了信噪比,并且 DNA 的转移速率比耻垢分枝蛋白 A 低了一个数量级,在 DNA 测序方面是一个很有吸引力的蛋白孔。由于微细加工技术的发展,固态纳米孔也逐渐得到关注,其在化学、热、机械稳定性、大小可调性和整合性方面都优于生物纳米孔。而且,固态纳米孔可以在多种实验条件下工作并且可以通过传统的半导体工艺大规模生产。常见的固态纳米孔有 Si_3N_4、SiO_2、Al_2O_3、BN、石墨单原子层、聚合物膜和其他混合材料,其中 Si_3N_4 和 SiO_2 因为低机械应力和高化学稳定性应用最为广泛,他们可以通过互补金属氧化物半导体兼容的工业集成电路工艺来制造。

近十几年,基因测序技术迅猛发展。虽然第一代测序技术仍然活跃在各个检测平台,但第二代、第三代测序仪已相继问世,第四代测序技术也日趋完善。第一代到第四代测序技术都有优势与不足,如图 8-3 所示。

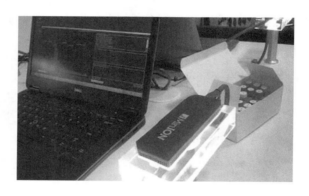

图 8-3　Min ION 纳米测序仪

①第一代测序技术 SANGER 测序成本高、通量低、读长较长,有较高的准确率,对于较少样本测序仍是最佳选择。

②第二代测序技术已发展成熟,高通量、低成本的特点使其在大规模测序工作中广泛应用,但是测序读长相对较短是第二代测序技术的主要缺陷。

③第三代测序技术不仅提高了读长,而且可以直接检测 RNA 序列和甲基化序列。第三代测序技术仍然在不断开发中,其中 Ion Torrent 测序技术前期文库制备过程复杂,读长不足;SMRT 测序技术的有效反应孔数目不足,原始测序数据准确率不高。

④第四代测序技术建立在第三代测序技术之上,与前三代技术相比较,代表性的纳米孔测序技术在成本和速度方面都得到大幅提升,仪器也更加小型化。

●●●●● 8.3　基因测序与诊疗 ●●●●●

"人工智能 + 基因"在医疗领域有非常大的应用前景,尤其是在中国多层次的医疗环境下。基因测序技术可以让人直观了解自身遗传基因对应的疾病风险,包括遗传健康风险、血统信息、健康状况等,基因测序从实验室走入临床,逐渐成为全球医学界的热门话题,专家分析指出,基因测序已经成为我国快速发展的新兴领域之一,自从国家提出"精准医疗"以来,基因测序行业战略地位凸显,受到行业众多专家及投资者追捧。

8.3.1 基因测序与精准医疗

随着人类基因组测序技术的飞速提升、生物医学分析技术的快速发展和大数据分析工具的日益完善,我们正进入全新的医疗健康时代——精准医疗。

精准医疗(Precision Medicine)是一种将个人基因、环境与生活习惯差异考虑在内的疾病预防与处置的新兴方法,如图8-4所示,是以个体化医疗为基础、随着基因组测序技术快速进步以及生物信息与大数据科学的交叉应用而发展起来的新型医学概念与医疗模式。其本质是通过基因组、蛋白质组等组学技术和医学前沿技术,对于大样本人群与特定疾病类型进行生物标记物的分析与鉴定、验证与应用,从而精确寻找到疾病的原因和治疗的靶点,并对一种疾病不同状态和过程进行精确分类,最终实现对于疾病和特定患者进行个性化精准治疗的目的,提高疾病诊治与预防的效益。

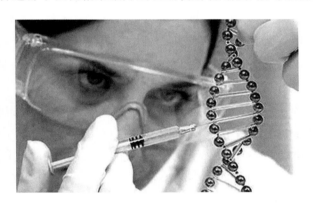

图8-4　精准医疗

精准医疗是医疗健康增长最快的领域之一,也是目前发展最好的细分领域。

精准医疗包含诊断和治疗两个方面,与个体化医疗相比,精准医疗更重视"病"的深度特征和"药"的高度精准性;是在对人、病、药深度认识基础上,形成的高水平医疗技术,"精准"是核心,基因测序是基础。精准医疗作为下一代诊疗技术,较传统诊疗方法有很大的技术优势。相比传统诊疗手段,精准医疗具有精准性和便捷性,一方面通过基因测序可以找出癌症的突变基因,从而迅速确定对症药物,省去患者尝试各种治疗方法的时间,提升治疗效果;另一方面,基因测序只需要患者的血液甚至唾液,不需要传统的病理切片,可以减少诊断过程中对患者身体的损伤。可以预见,精准医疗技术的出现,将显著改善癌症患者的诊疗体验和诊疗效果,发展潜力大。

精准医疗市场发展最为成熟的是分子诊断、及时检验两大类,通过将基因组数据与无线生物传感器获取的生命体征信息(如血压、心跳、脑电波、体温等),成像设备中的个体信息(如 CT、MRI、超声等)以及传统医学数据相结合,精准医疗为个体提供全新的定制医疗。

2018 年全球基因测序市场规模将达 117 亿美元,未来四年年复合增速将达 21%,中国基因测序市场增速将达 20% 以上,为全球增速最快的地区之一。目前全球基因测序领域的主要技术来源国和专利受理国均为中国和美国。从全球专利申请情况来看,有关基因测序的专利申请主要分布在 C 部、A 部和 G 部,即关于 DNA 和蛋白质测序或检测的相关方法和设备的发明专利研发目前最为集中和热门。目前国内在基因测序领域的研究仍以高校和科研院所为主。随着 2015 年奥巴马提出的"精准医疗计划"的实施以及中国版精准医疗计划的发布,相信在未来基因测序领域的发明专利申请量会继续大幅增长。

目前的发展现状为:

①作为精准医疗基础的基因测序目前处于技术成熟期,全球基因测序市场增速强劲,中国是全球增速最快的地区之一。目前全球基因测序领域的主要技术来源国和专利受理国均为中国和美国。

②从全球专利申请情况来看,有关基因测序的专利申请主要分布在 C 部、A 部和 G 部,即关于 DNA 和蛋白质测序或检测的相关方法和设备发明专利研发目前最为集中和热门,我国也呈现相同的特点。

③国外在中国的技术布局已经展开,美国是在我国进行专利布局最多的国家,其在中国的专利申请量几乎相当于日本、韩国、德国和英国在中国专利申请量的总和。

④与国外发达国家相比,我国在基因测序领域的起步稍晚,浙江大学在基因测序领域的申请量位居全国第一位。目前国内在基因测序领域的研究仍以高校和科研院所为主,企业虽然也有相应的研发动态,但在科技成果的产出上仍达不到高校和科研院所的一半。

8.3.2　基因测序与肿瘤诊断

对于肿瘤,很多人谈癌色变、望而生畏;对于基因,则被视为"生命密码",被寄予无限厚望。随着生命科学和检测技术的不断发展,从人类基因组计划到美国精准医疗的"登月计划",基因宛如一位蒙着面纱的"美少女",慢慢被揭开其神秘而令人向往的面容,基因检测也成为生命领域,尤其是癌症领域最热门的话题之一。

随着检测技术和分子生物学的发展,基于基因检测的肿瘤精准医疗(分子靶向治疗)在肺癌、肠癌、恶性黑色素瘤等肿瘤领域(尤其是 EGFR 突变的非小细胞肺癌)开始显示价值,很多过去预期寿命只有短短几个月的晚期癌症患者生命得到了显著延长,几年不再是梦想,也让长期"带瘤生存"成为可能！基于基因检测的精准医疗毫无疑问是很多癌症患者获得新生的希望,但是鉴于许多肿瘤的多基因突变特点、基因/基因和基因/环境相互作用的很多机制尚未探明,注定了精准医疗在肿瘤领域的充分运用还有很长一段路要走。

目前,肿瘤的筛查主要以肿瘤标记物检测、体格检查以及常用的影像学检查为主,而肿瘤诊断的金标准为病理学诊断。随着技术的不断进步和检测成本的持续降低,基因测序技术常规应用于肿瘤筛查和诊断,将为肿瘤的预防和早期治疗提供帮助。通过检测个体 DNA 序列可以发现基因组的异常变异,从而可以评估肿瘤疾患的风险。

美国 23 and Me 公司于 2007 年开始向大众提供基因检测服务,内容包括始祖分析、基因寻亲、酒精耐受、药物过敏、遗传病筛查和疾病风险评估。通过基因组测序筛查癌症等疾病开始被美国民众(包括部分名人)所采用。但由于数据解读的准确性以及伦理争议,FDA 于 2013 年叫停了与健康有关的数据解读服务,但于 2015 年又重新批准 23 and Me 公司开展遗传病的基因检测,如布鲁姆综合征(一种可能导致身材矮小并且癌症高发的疾病)。目前,国内个别医疗机构也开始进行基因测序筛查癌症的临床试点工作,采用的技术为循环游离肿瘤 DNA 测序技术。循环游离肿瘤 DNA(ct DNA)测序技术是液体活检的一种,与现有的组织活检技术不同,其通过检测外周血或体液标本中 ct DNA 可以在疾病早期检出肿瘤。早在 1998 年就有研究证实了利用 ct DNA 诊断癌症的可行性。在结肠癌、胰腺癌、肺癌、肝癌、膀胱癌和头颈部癌等癌症中,ct DNA 中包含 DNA 点突变、甲基化、微卫星不稳定性等诸多变异信息。但由于传统检测方法的局限性,只能针对某一个或几个特定的基因进行检测,从而限制了其在癌症诊断领域的应用。高通量测序技术的发展使得研究者能够对 ct DNA 进行全基因组测序。Dawson 等证实采用基因测序技术检测 ct DNA 在监测肿瘤负荷的敏感性和动态性方面均优于传统的肿瘤标记物检测和循环肿瘤细胞检测。该研究提示利用基因测序技术检测 ct DNA 有望成为肿瘤患者早期诊断的有力手段。

8.3.3 基因测序与肿瘤个体化治疗

基因测序技术作为一种高通量基因检测技术,可大规模、准确地检测肿瘤基因组、转录组及表观遗传学的改变,从而为肿瘤发生机制的研究和临床诊疗提供强有力的平台。随着测序技术的不断发展、取材手段的改进(如液体活检 ct DNA)、计算机技术的匹配,人类通过基因测序的方法常规进行肿瘤筛查、预防、诊断和治疗的目标逐步实现。

个体化治疗一直是肿瘤治疗过程中的热点问题,高通量基因测序技术的出现推动了肿瘤个体化治疗的进展。部分肿瘤患者基因组存在特征性的改变,如甲基化水平的改变,KRAS、EGFR、TP53、BRCA1、BRCA2 基因突变等。通过高通量测序技术可以精确检测出这些变异,从而帮助制订个体化的治疗措施,包括分子靶向药物或通路靶向药物的使用和放化疗的应用。同时,采用高通量测序技术比较肿瘤原发灶与复发灶基因序列的差异,可以帮助评估化疗效果和了解耐药的潜在机制。既往肿瘤患者的基因测序取材手段主要为组织活检,但该方式的有创性会影响对基因状况的实时观察,同时由于肿瘤存在异质性,单一部位的活检并不能反映肿瘤的全貌;采用高通量测序技术无创性检测 ct DNA 将会很好地解决上述问题。Uchida 和 Sober 等证实对肺癌患者 ct DNA 进行深度测序可确定其表皮生长因子受体(EGFR)分型,从而决定是否使用酪氨酸激酶抑制剂(TKIs)进行靶向治疗。Liao 等采用高通量测序技术检测肝癌患者 ct DNA,证实其可预测无复发生存期,并可克服肿瘤异质性的限制。通过高通量测序技术监测编码免疫球蛋白受体的 ct DNA 片段可比影像学检查更早发现弥漫性 B 淋巴瘤的复发,同时还可提供肿瘤异质性、克隆演变进程和耐药机制方面的信息,从而指导淋巴瘤的个体化治疗。由于基因测序技术在取材手段和方式方法的不断更新,其必将在肿瘤个体化治疗中发挥举足轻重的作用,从而开启精准医疗的新篇章。

8.4 基因测序与大数据

基因测序为个体提供连续的基因大数据,结合大数据的存储和运算实现疾病的"精准"诊断和治疗。

大数据处理在现代社会中最常用的一种方式是云计算,云计算是利用网络进行的一种可收缩的计算模型。云计算呈现出超大规模、成本低、虚拟化、通用性、高可靠性、高可伸缩性等的特点。云计算的载体可以分为 3 种软件、平台、基础设施。因此其服务类型也可以相应地分为三类,软件服务云计算、平台服务云计算、基础设施服务云计算。

1. 大数据处理特有的优点

全面提升数据处理效率。大数据处理将零散的数据整合起来,从全局入手,提高了数据处理的效率,并且这种效率的提升是跨越式的,以几何技术的速度增长,大大提升了效率,节约了时间,并且解放出大量的人力,有助于行业产业化,了解事物发展客观规律。人们的认识是有限的,所做的决定常常被困于特定的时间与空间之内,大数据处理通过整合全面的、时间跨度长的信息,可以分析出最佳的问题解决策略,创造经济价值。大数据应用于各个行业中都可以创造巨大的商业价值,通过建立数据库,整合行业所需信息,进行分析与数字性的转化,建立起模型,当数据信息发生变化时,只需通过模型进行相应的变化即可。

2. 大数据处理在基因工程中的应用

生物体的基因中隐藏着生物体遗传的秘密,对生物体的形状表现具有决定性的作用,但是基因数据库庞大而复杂,并且随着生物科技的发展,基因数据库的规模仍在不断地扩大,在诸多基因信息中筛选出对人类有用的基因序列是一项复杂的工程,另外对筛选出的基因进行多种信息的表达与控制也需要对诸多的基因信息进行分析,面对海量的基因库数据,为更有效、更准确分析需要应用大数据处理。大数据处理可以将同一种属的千万个生物体的生理数据整合提炼,利用计算机技术及统计学原理,将生物体的性状表现以图谱形式表现出来,进而结合数据进行基因的测序与重组的基础分析。另外,大数据不仅包含基因信息,与形状表现有关的生活环境、生活方式、饮食卫生等非基因信息也包含在大数据处理之中。基因测序经过了几代的发展,借助大数据处理的帮助也逐渐趋向成熟。

通过将基因库与大数据处理技术结合起来,使基因库能随着数据的变更而进行实时的更新,另外还可以在海量基因库中提取有效的信息,这些信息具有针对性,帮助人们随时投入使用。大数据处理对于基因芯片的建立也具有很好的参考性。

总之,基因组的数据复杂多样,并且随着生物技术的发展,生物体性状的复杂性更加凸显出来,数据库也在相应的不断完善与发展,大数据处理,不仅将基因、分子、性状表现、生物体种群结合起来,帮助人们从系统的生物学对生物体进行更加详尽的了解与探索,帮助我们破解生物体的奥秘。同时大数据处理在基因中的成功应用,为基因信息数据的采集与分析提供了新的思考方式与计算模型,可以帮助分析基因信息,并且与基因测序、重组等结合起来,以直观的方式体现出基因所携带的遗传信息的表现,并且根据人类的需求对某些物种的基因改造,从而保障利益的最大化,创造巨大的商业价值,并且能保障市场的需求并带来巨大的市场效益。

●●●●●● 8.5　基因测序与人工智能　●●●●●

人工智能是以云计算为动力,以大数据为原材料的。那么,哪个领域,是数据规模最大和最复杂的? 基因科学是首先被考虑的对象,人工智能+基因科学的兴起,对人类社会来说,更是一场充满不确定性的大机遇与挑战。

2017年5月,《"十三五"生物技术创新专项规划》印发,旨在加快推进生物技术与生物技术产业发展,到2020年实现整体"并跑"、部分"领跑"。其中提到,发展新一代基因测序技术,重视单分子技术在其中的应用和测序数据的分析解读。国务院还于去年7月发布了《新一代人工智能发展规划》,指出基于人工智能开展大规模基因组识别、蛋白组学、代谢组学等研究和新药研发。政策利好为人工智能与基因行业的结合创造了良好契机。人工智能与基因测序结合的理念也将在国内蓬勃发展。2018年,百洋智能科技与拓普基因在北京正式签署合作协议,双方将整合资源,围绕基因测序在国内市场的实际应用,开展提高"人工智能+基因"对于临床医疗准确性、提升肿瘤治疗精准性合作,促进 Watson for Genomics 在中国的落地发展,助推 Watson 进驻拓普基因覆盖的所有城市。全新的商业模式与技术浪潮的冲击,使中国的基因测序竞跑者来到了全新的起跑线。

尽管基因测序已达临床普及应用的水平,但数据计算依旧是其最大瓶颈。基因组所涉及的数据量是 TB 级的,要实现这些数据在不同用户之间平滑、及时地传输和分享,对很多数据科学家来说都是挑战。通常情况下,全基因组分析需要花几周的时间,这个时间对很多临床医疗服务而言过长,所以必须要加速临床或者门诊对基因组的分析速度。

从现阶段来看,基因测序的确能够获取更多具有临床可执行性的突变检测结果,更加有利于辅助医生进行肿瘤的临床精准治疗,但同时它也需要更加有力的人工分析支持。多数肿瘤的发生和发展伴随多个基因的多种变异形式,人体所携带的癌症相关基因近 500 个,有近 1 000 万种基因变异表达方式。据了解,目前全球顶级的非人工智能基因测序公司可识别的基因变异种类最多不超过 10 万个,且需要耗费大量时间。由于解读人员水平参差不齐以及基因数据库匮乏等问题,无法在解读过程中避免遗漏。

Watson 基因解决方案(IBM Watson for Genomics(以下简称 WfG))是由 IBM 公司针对肿瘤分子检测数据解读而开发的人工智能云平台。WfG 可在短时间内规模化地从结构化和非结构化的信息源中提炼所需信息,并进一步进行机器学习。同时,WfG 能够了解并读懂肿瘤具体的变异情况、病理学情况,并重建知识库、识别潜在治疗方案,帮助医生节省精力和时间,做出精准的治疗决策。

目前,WfG 解决方案已经支持目前所有已知的肿瘤类型,包括但不限于肺癌、乳腺癌等常见的实体肿瘤、白血病、淋巴瘤、骨髓瘤在内的血液肿瘤和原发灶不明及罕见肿瘤等。同时,WfG 已经与美国 14 家顶级癌症中心和独立医学实验室的专家团队建立了合作社团,使临床解读更加规范化。美国顶级癌症研究院北卡罗来纳大学莱恩伯格综合癌症中心对 WfG 进行了综合的评估研究,对于 1 018 例加入研究组的患者,经靶向全外显子测序和生信分析后,WfG 在 3 分钟内即完成每例患者的临床解读;解读结果不但包括了该中心专家组的解读,还额外发现了 8 个可靶向治疗基因,因此而潜在获益的患者达 32%(323/1 018 例)。

●●●●● 8.6　基因测序与深度学习 ●●●●●

加拿大多伦多大学生物医学工程教授布伦丹·弗雷在 2015 年创办了一家深度学习基因公司 Deep Genomics。他认为在基因组学领域运用当前最热门的深度学习技术,可以改变现在的医学。

目前大多数深度学习的应用试图赋予机器以人的能力,虽然人类擅长文本分析、语音识别,但人类不了解基因信息。一个能够深度学习的系统可以处理大量的基因数据,也可以比人类更好地理解基因突变。弗雷的团队通过深度学习的方法,让机器学会通过测量细胞内的内容物(如特定蛋白浓度等指标),与基因检测数据结合起来,以细胞系统作为一个整体而得出最终诊断结论。除了在疾病领域,深度学习结合基因检测还可以更好地管控我们的饮食健康。通过基因检测我们可以知道自身对各种营养元素的吸收状况、饮食偏好等。目前利用深度学习算法,可以通过拍照或向手机说出饮食情况,就能自动识别食物中的营养成分,获取自身的营养数据;与基因检测数据结合,为我们提供更好的饮食建议,进行健康管理。随着人工智能技术的不断发展,相信在不久的将来,深度学习能够与基因检测有更好的结合,让健康管理变得更加容易,让千千万万的普通老百姓从中受益。

●●●●●● 8.7　人工智能与基因测序未来发展 ●●●●●●

近年来,一大批提供基因测序服务的公司如雨后春笋般纷纷涌现,以国内测序市场发展现状来看,目前市场上基因测序公司有很多,以有专注于基因检测的华大基因、中源协和基因、贝瑞基因、承启生物等为代表,还有第三方检测公司,如金域医学、博奥生物、达安基因等。测序技术更好、更快、更便宜的趋势势不可挡。精准医疗基因测试解决方案被更多人熟知,基因组检测逐渐形成全面发展新格局。

针对人工智能与基因测序未来前景,归纳如下:

1. 内在需求

一方面,基因测序数据庞大:生物体的基因中隐藏着生物体遗传的秘密,但是基因数据库庞大而复杂,而且在不断地扩大,数据量是 TB 级的。重大疾病、出生缺陷、恶性肿瘤都与基因有关,一个人有 10^{14} 个细胞,每个细胞携带的基因数是 6×10^9。要实现这些数据在不同用户之间平滑、及时地传输和分享,对很多数据科学家来说都是挑战。另一方面,基因测序分析过长:2015 年前为了破译这个庞大的基因数,美国政府牵头,6个国家参与,中国科学院也参与了这个计划。当时做了一个人的基因组,花了 13 年时间全基因组分析需要花几周的时间,这个时间对很多临床医疗服务而言过长,所以必须要加速临床或者门诊对基因组的分析速度。第三方面,"精准"诊断和治疗更需要利用计算机技术及统计学原理,将生物体的性状表现以图谱的形式展现出来。以上三方面原因表明人工智能时代开展新的测序是内在需求。第四方面,基因突变。多数肿瘤的发生和发展伴随多个基因的多种变异形式,人体所携带的癌症相关基因近 500 个,有近 1 000 万种基因变异表达方式。

2. 技术进步

人工智能是以云计算为动力,以大数据为原材料的。人工智能对大数据进行挖掘分析提炼和消化的技术日益成熟,AlphaGo 人机大战又将人工智能推向了一个新的高潮,人工智能也已经从实验室逐步走向了商业化。新生态环境下,云计算、大数据、深度学习和人脑芯片等因素正在推动着人工智能的大发展。通过深度学习从海量数据中获取的内容,将赋予人工智能更多有价值的发现与洞察,而人工智能也将成为进一步挖掘大数据宝藏的钥匙,助力大数据释放具备人类智慧的优越价值。而基因测序问题的关键在于,需要通过人工智能来自动分析个体基因序列信息,自动给出有用的临床信息和临床判断。

3. 政策东风

2016 年 12 月,发改委发布《"十三五"生物产业发展规划》,制定 2016—2020 年目标:通过生物产业的发展,使基因检测能力(包括孕前、产前、新生儿)覆盖出生人口50% 以上。国务院 2017 年 7 月发布《新一代人工智能发展规划》,指出基于人工智能开展大规模基因组识别、蛋白组学、代谢组学等研究和新药研发。数据显示,国家计划在 2030 年前为中国精准医疗计划投入 600 亿元人民币。

4. 历史趋势

据了解,目前全球顶级的非人工智能基因测序公司可识别的基因变异种类最多不超过 10 万个,且需要耗费大量时间。2018 年,百洋智能科技与拓普基因签署合作协议,双方开展提高"人工智能 + 基因"对于临床医疗准确性、提升肿瘤治疗精准性合作,WfG 能够了解并读懂肿瘤具体的变异情况、病理学情况,并重建知识库、识别潜在治疗方案,帮助医生节省精力和时间,做出精准的治疗决策。

5. 产业机遇

根据 BBC Reserch 统计,2007 年全球基因测序市场规模为 7.9 亿美元,到 2013 年市场规模为 45 亿美元,预计 2018 年全球基因测序市场规模将达到 117 亿美元,年复合增长率为 29%。我国每年确诊 430 万例癌症,280 万人因癌症死亡,肿瘤医生需要智能工具给予精准的决策支持,而患者需要精准医疗的解决方案。基因测序服务市场规模未来将超过 1 000 亿元大关,成为继美国之后全球第二大基因测序大国。

●●●●●● 本 章 小 结 ●●●●●●

基因测序技术作为人类探索生命奥秘的重要手段之一,对生命科学和生物医学等领域的发展起到了巨大的推动作用,尽管目前最为先进的纳米测序技术具有诸多进步,但仍面临很多挑战,例如 DNA 控制和纳米孔制造技术还处于实验室阶段。但可以预见的是,随着基因检测应用领域的逐渐扩大,基因检测服务机构业务范围也将随之扩大,业务范围覆盖率进一步增加,基因测序指导下的传病诊治、个性化精准医疗等能够更加高效的进行,基因测序进一步结合人工智能的新一代发展方向,充分结合大数据应用,借助生物科技技术的不断提升以及实验室检测技术的不断革新,将为我国成为全球第一大基因测序大国奠定更坚实的基础,也必将对人类健康和历史进步产生重大影响。

　　由于人类全基因组测序的技术越来越先进,纳米孔技术的应用,测序装备的先进轻巧,精准医学的应用越来越广泛,同时计算能力持续增加,成本的下降,人工智能机器学习与大数据处理的日益强大,"人工智能＋基因"测序成为历史必然,大势所趋,在政策的东风和广阔的市场前景下,关系人类健康的民生问题同时也蕴含巨大的科研、产业和商业机会,结合我国庞大的基因大数据,基因测序结合人工智能的新一代发展方向,充分结合大数据应用,为我国成为全球第一大基因测序大国奠定更坚实的基础,也对人类健康和历史进步产生重大影响。

第9章

人工智能与精神健康

随着人工智能在医学领域应用的进步,未来可能会解决临床心理学实践中一些长期存在的问题——比如精神疾病的防范与控制,这或许能够带领我们进入一个预防、诊断和治疗精神失常的新纪元。

●●●●●● 9.1 情绪调节概述 ●●●●●●

人工智能情绪识别的能力用处极大,在医疗业、服务业甚至审讯领域都会发挥不小的作用,很多世界顶尖的研究机构都在进行这方面的研究。

9.1.1 情绪的概念

情绪是对一系列主观认知经验的统称,是多种感觉、思想和行为综合产生的心理和生理状态。情绪调节主要有具体情绪的调节(包括所有正性和负性的具体情绪调节,例如快乐、兴奋、悲伤、愤怒、恐惧、抑郁、焦虑等),唤醒水平的调节和情绪成分调节。

情绪调节的范围相当广泛,它不仅包括情绪系统的各个成分,也包括情绪系统以外的认知和行为等。

情绪系统的调节主要是指调节情绪的生理反应,主观体验和表情行为,如情绪紧张或焦虑时,控制血压和脉搏;体验痛苦时,离开情境使自己开心一点;过分高兴时掩饰和控制自己的表情动作等。此外还有情绪格调的调节,动力性的调节等,如调节情绪的强度、范围、不稳定性、潜伏期。发动时间,情绪的恢复和坚持等。情绪调节的机制是一种自动化的机制,不需要个体的努力和有意识地进行操作。

情绪调节分为以下几个方面:

1.生理调节

情绪的生理调节是以一定的生理过程为基础的,调节过程中存在着相应的生理反应变化模式。

生理唤醒是典型的情绪生理反应,如心率、舒张血压、瞳孔大小、神经内分泌的变化,皮下动静脉联结处的血管收缩等都是常用的生理指标。孟昭兰等人(1995)的研究发现,正情绪诱发后,心率变化不明显;负情绪诱发后,心率显著增加。

2. 情绪体验调节

情绪体验调节是情绪调节的重要方面。当体验过于强烈时,个体会有意识地进行调整。不同情绪体验有着不同的情绪调节过程,可采用不同的策略。萨尔利(sami,1997)发现,在愤怒时人采取问题解决的策略;悲伤时采取寻求帮助策略;伤感时采取回避的策略。格罗斯等人(Gross,1993)发现,忽视可以比较有效地降低厌恶感,抑制快乐的表情可以降低快乐感受等。

3. 行为调节

行为调节是个体通过控制和改变自己的表情和行为来实现的。在日常生活中,人们主要采用两种调节方式,一是抑制和掩盖不适当的情绪表达;二是呈现适当的交流信号,如一个人在向他人表示请求时,即使感到失望或愤怒,也要管理或控制自己的情绪,不要影响信息的表达和交流。行为调节可以对情绪体验产生影响,莱尔德(Laird,1974)发现,快乐和愤怒的脸部肌肉使个体产生相应的体验,孟昭兰等人(1993)也发现,愤怒的表情活动可以增强愤怒的情绪体验。

4. 认知调节

道奇(Dodge,1991)等人认为,情绪系统和认知系统是信息加工过程中的两个子系统,情绪可以是信息加工过程的启动状态,也可以是信息加工的背景。道奇等普通心理学家进一步提出,良好的认知调节包含以下步骤:知觉或再认唤醒需要调节的情绪;解释情绪唤醒的原因和认识改变情绪的方式和途径;做出改变情绪的决定和设定目标;产生适当的个体力所能及的调节反应;对反应进行一定的评价,尤其是评价这些反应是否达到目标;将调节付诸实践。

5. 人际调节

人际调节属于社会调节或外部环境的调节。在人际调节中,个体的动机状态、社会信号、自然环境、记忆等因素都起重要作用。坎培斯(Compas,1989)认为,个体的动机状态,主要指个体正在追求的目标。如果外部事件与个体追求的目标有关,那么这些事件就可能引起个体的情绪。在社会信号中,他人的情绪信号,尤其是与个体关系密切的人如母亲、教师、朋友等发出的情绪信号对情绪调节有较大的作用。在自然环境中,美丽风景令人赏心悦目;而混乱、肮脏、臭气熏天的环境则令人恶心。个人记忆也会影响人们的情绪,有些环境让人想起愉快的情境,而有些环境让人回忆起痛苦。

9.1.2 情绪的影响因素

情绪调节是个体发展的核心动力,是个体身心健康的一个重要机制,关于情绪调节问题的研究,国内外已经有了完善的知识系统。种种实践显示,心理意识对于情绪调节有着重要的影响,控制情绪可以实现个体的心理健康,对于积极情绪的培养也有重要意义。在日常生活中,情绪的管理就显得尤为重要。想要控制自己的情绪,先要从捕捉它们开始。而人们是否能够很好地控制自己的情绪,是和个人的情绪粒度(Emotional Granularity)有关的。所谓情绪粒度,指的是一个人区分并识别自己具体感受的能力。那些情绪粒度高的人,更能够分辨并表达自己的情绪,知道自己究竟在经历什么,才能把握好自己可能出现的生理、行为反应,也才能有的放矢地去应对每一种具体的情绪。

如果天生情绪粒度不高的话,在谈及控制情绪之前,你更需要去识别自己的情绪。学习更多的情绪词汇或许能够帮助我们更好地表达自己的内心。耶鲁大学情绪智能中心的研究显示,学校里的儿童仅仅是通过学习更多的情绪概念,也能够改善情绪管理能力,提高行为表现。除此之外,学会监控情绪也是一种帮助我们辨别情绪的好方法。一种行之有效的情绪监控方法是,在日常生活中,时不时地评估自己的情绪状态。你可以用数字 1 ~ 10,给自己情绪的激烈程度打分,1 表示"很轻微",而 10 表示"极度激烈"。一旦发现情绪达到 6、7 分,就需要注意自己的情绪状态,并进行深入的分析了。

●●●●● 9.2 精神疾病预测 ●●●●●

未来人工智能可实现针对人们的所说所写生成精神健康和身体健康状况的可测指标。语言和文字形成的规律会被认知系统进行分析,这种分析得出的数据能够帮助医生和患者更有效地预测并追踪早期的发展障碍、精神疾病和退化性神经疾病等。

9.2.1 精神疾病相关概念

精神疾病(或称精神障碍,Mental Disorders):在各种生物学、心理学以及社会环境因素影响下,大脑功能失调,导致认知、情感、意志和行为等精神活动出现不同程度障碍为临床表现的疾病,包括传统概念中的精神病、神经症、人格障碍与精神发育迟滞。

精神疾病从严格意义上讲是由于大脑功能失常引起的疾病。引起大脑功能失常的原因有很多,如基因突变、缺失或重叠、大脑外伤等,都可引起多方面的大脑功能紊乱,导致患者在感知、思维、情感和行为等方面出现异常,产生多种精神疾病,如精神分裂症、抑郁症、情感性精神障碍、器质性精神障碍等。

9.2.2 精神疾病的危害

1. 伤害自己
由于患者的精神表现异常,自控能力差,因此患者易做出伤害自己的行为。据了解，自伤自杀是对精神疾病患者危害最大的一种行为方式。

2．祸及他人

受精神病症状的影响，患者们会做出很多危险的行为。由于受病态心理的影响，或者受精神症状的支配，会出现危险的冲动行为，攻击他人，多会对被攻击者的心理和身体造成不同程度的伤害，而且被攻击者往往是患者四周熟悉的人，甚至亲人居多。

3．殃及家庭

患了精神病的患者，其家庭会受到很大的影响，这是毋庸置疑的。作为精神病患者的家人不仅仅要承受患者带来的一系列的问题，还要经济的投入，导致整个家庭的生活质量下降。影响家人的工作和生活。还会对家庭中的未成年人造成某种影响。

4．危及社会

精神病患者对于社会的危害已经成为一个严重的社会问题，有精神病患者没有民事行为能力，所以很容易做出一些无法想象的事情。

9.2.3 精神疾病的早期症状

精神病是一种很常见的疾病，很多人都因为不了解精神病的症状从而错失了精神病的最佳治疗时期，那么，常见的精神病的症状有哪些呢？

许多精神病的症状会出现失眠、注意力不集中、头疼、情绪不稳定以及工作学习能力下降等情况。

1．行为改变

精神病常见的症状表现为行为上的一些的改变，会有一些怪异的不正常行为，行为改变在一些患者的身上表现出奇怪的动作和行为，动作增多，呆板重复，无目的性；有的举止迟缓，生活懒散，不能工作和料理家务；有的人收集一些无意义的物品，甚至随身携带一些果皮、废纸等不必要的东西；有的人反复洗涤或表现刻板仪式动作等，这是精神病的症状之一。

2．情感改变

精神病常见的症状表现会有一些情感改变，这些患者在早期的情绪变化常表现为情绪高涨、洋洋自得、趾高气扬、管闲事、说大话、夸夸其谈，做事有始无终、发脾气；或情绪低落、抑郁寡欢、愁眉不展、唉声叹气、自责自罪、悲观厌世，甚至出现自杀行为；或情绪波动、焦虑紧张、缺乏适应的情感交流等；或对镜自我欣赏、自言自语、无故哭笑等精神病的症状。

3．性格改变

性情大变往往容易让一个人发生很大的变化，本来非常合群热情的一个人，突然间变的为人冷漠、疏远甚至出现寡言少语、喜欢独处的习惯都是不正常的反应，长此以往非常容易导致精神分裂症，这是明显的精神病的症状。

●●●●●● 9.3　精神疾病诊断与治疗 ●●●●●●

精神疾病又称精神病,是指在各种生物学、心理学以及社会环境因素影响下,大脑功能失调,导致认知、情感、意志和行为等精神活动出现不同程度障碍为临床表现的疾病。

9.3.1　精神疾病的病因学

生物医学的基本假设之一是还原论,即认为所有疾病均可线性地还原到某一病因或发病机制。在这一观点指导下,人们将那些"有明确病因的","有组织形态改变或明确发病机制的"疾病归于器质性疾病,而将那些未能找到肯定的病因和形态学改变的一类疾病归于功能性疾病。然而,新的医学模式认为人类不但是生物学的人,同时还是心理的人和社会的人,生物 – 心理 – 社会医学模式的兴起,使人们认识到包括功能性疾病和器质性疾病在内的任何疾病的发生都可能是生物、心理和社会环境中某一因素为主的多因素综合影响的结果。

1.生物因素

（1）遗传因素

一般认为,功能性疾病患者遗传到的是亲代的易感素质,不但包括同种疾病的易患趋向,也包括病理心理和生理素质。

（2）理化生物性因素

全身性的特别是累及中枢神经的感染、中毒、外伤、癌瘤、缺氧、代谢障碍与内分泌疾病、营养缺乏、血管与变性疾病等,以及高温中暑、放射线损伤均可直接或间接损害人脑的正常结构与功能,引起精神障碍。例如:梅毒螺旋体如进入脑内可致神经梅毒,导致神经系统退行性变,如痴呆、精神病性症状及麻痹。人类免疫缺陷病毒（HIV）进入脑内将产生进行性的认知行为损害。

（3）素质因素

①心理素质:是气质和在其背景上形成的性格,其本身不是致病因素,但不良或易感的心理素质,在有害的外界致病因素冲击下,易于出现精神障碍。例如:表演型性格的人容易罹患癔症,具有强迫性格的人容易罹患强迫症,分裂样人格障碍者易患精神分裂症。

②生理素质:机体的功能状态本身不是发病原因,但不良的功能状态可能诱使疾病发生。儿童神经症,青年期的癔症,经前期紧张与月经周期性精神障碍,产褥期精神障碍,更年期神经症与精神障碍,老年期精神障碍等的发生,与不同性别,年龄的特殊功能状态密切相关。

2.心理社会因素

①心理因素:指个性,认知与价值系统,情感态度,行为方式以及社会支持等在疾病过程中的作用。

②社会因素:指政治与社会制度,经济状况,社会生活条件,医疗水平等在疾病过程中的作用。常见与健康有关心理社会因素是外在的生活事件和内在的需要受挫与动机冲突。

9.3.2　精神疾病的分类

1.概述

大多数精神疾病的发生尚未找到明确的主要原因,其中既有遗传与素质因素作为远因或素质性因素,又有生物性或社会、心理因素作为近因或促发因素,以及当时削弱了的功能状态或诱发因素。这是由大脑本身的复杂性和外界环境的复杂性两方面决定的,这决定了精神疾病分类不同于其他临床疾病。近20年来,精神障碍分类与诊断标准的制定,是精神病学领域中重大进展之一,它极大地促进了学派间的相互沟通,改善了诊断不一致的问题。作为定势的诊断工具,诊断标准不仅用于有关的科研,也广泛用于临床实践,在探讨各种精神障碍的病理生理和病理心理机制和心理因素对各种躯体疾病的影响,以及新药研制,临床评估和合理用药等方面,发挥了重要作用。一个合理而又统一的分类,对临床诊断治疗、科研、教学、开展社会防治,做好卫生统计和医疗行政工作都有重要意义。

2.精神疾病分类的基轴

①疾病分类的基轴有多种,如病因、解剖部位、病变性质、症状特点、处理手段、病程预后等。精神障碍多数病因与发病机制不明,缺乏实验室诊断手段,加上学派众多,观点不一,较难形成统一的分类和诊断标准。

②对疾病按病因,病理改变进行诊断与分类,是医学各科遵循的基本原则。但整个精神障碍的分类和诊断不能全部贯彻病因学分类的原则。

③目前分类的基轴主要根据症状表现。

④最重要的病因学分类,是将全部精神障碍划分为器质性的与功能性的;最重要的症状学分类,是将精神障碍分为精神病性与神经症性。

9.3.3　精神疾病的治疗

1.心理治疗

精神病的产生其实都源于心理出了问题,所以可以从心理上进行治疗,应从“心”入手,有助于患者真正打开心结,缓解精神病病情。但心理治疗最好配合药物的治疗,单独使用患者病症不容易治愈。

2.药物治疗

目前药物治疗是精神病的治疗主要方法,而药物治疗需要根据精神病患者不同期而治疗,在精神病的不同周期选择不同的药物。为了尽量避免药物的副作用,药物各类及用法用量,一定要按照医生的嘱咐用药,才能达到彻底康复的效果。若要改变药物的服用情况,一定要经过医生的同意后方可更改。

3.悉心护理

悉心护理是精神病患者治疗中重要的一步,无论是家人还是护士都不要在病人面前交头接耳,使病人产生猜疑,精神受刺激而导致发病。要严密观察发病的诱因和先兆。一旦发现有发病可能,即要做好预防工作,可给予镇静药。对狂躁的病人要随时跟随保护,及时藏好家中各种危险物品以防伤人。

9.4 精神疾病的监控

在智能医学开始迅速起势的时代,许多通过运用人工智能的方式来治疗和调节精神疾病的案例已屡见不鲜。

【案例一】据《自然》(*Nature*)网站报道,美国国防部高级研究计划局(DARPA)资助的研究团队正在开发设备来记录神经活动和自动刺激大脑,该设备主要用来治疗精神疾病。由 AI 控制的、针对情绪障碍的大脑植入物目前在进行人体试验。

可针对人的情绪和行为提供电脉冲的大脑植入物,目前首次在人身上进行试验。DARPA 资助的两个团队已经开始展开"闭环"大脑植入物的初步试验,植入物使用算法来检测与情绪障碍相关的模式。这些设备能够刺激大脑恢复到健康状态,无须医生亲自实施刺激。

这项最近在华盛顿特区的神经科学学会(SfN)大会上展示的研究,可能为目前难以治疗的严重精神疾病带来突破性的方法。同时它也容易引起棘手的伦理道德问题,尤其考虑到该技术可能会让研究人员能够在一定程度上实时了解到人的内心情感。

一般的方法——利用大脑植入物提供电脉冲来改变神经活动——被称作脑深部电刺激术。它被用于治疗帕金森症等活动障碍,但在治疗情绪障碍的试验中效果并没有那么好。早期的证据显示,持续性刺激脑部的特定区域会缓解慢性抑郁,但一项涉及 90 位抑郁症患者的大型研究发现,治疗一年以后患者病情并无改善。

DARPA 资助的项目背后的科学家表示,他们的研究可能会在之前的尝试失败的地方取得成功,因为他们的大脑植入物是专为精神疾病治疗而设计的——而且只会在需要用到的时候才会开启。"我们对于现有技术的局限性有了很多的了解。"加州大学旧金山分校(UCSF)领导其中一个项目的神经科学家爱德华·常(Edward Chang)说到。

DARPA 在支持爱德华·常的研究团队以及另一个在波士顿的麻省总医院的研究团队，最终目标是治疗患有抑郁症和创伤后应激障碍的士兵和退伍军人。两个团队都希望打造一个植入电极系统，来跟踪大脑被刺激时其各个部分的活动。

他们正在面向癫痫症患者的试验中开发他们的技术，那些患者已经在大脑中植入跟踪其癫痫发作情况的电极。研究人员能够利用那些电极记录患者大脑在被间歇性刺激时的情况——没有进行持续性地刺激，不同于旧的植入物。

在 SFN（神经系统科学学会年会）上，南加州大学的电气工程师奥米德·萨尼（Omid Sani）与爱德华·常的团队展示了首张关于情绪在一段时间内在大脑中如何"编码"的图谱。他和同事对六位已经植入电极的癫痫症患者展开研究，在 1 到 3 周里详细跟踪他们的大脑活动和情绪。通过对比这两类信息，研究人员可编写算法来根据人的大脑活动"解码"他们的情绪变化。

萨尼称，爱德华·常和他的团队准备一找到合适的志愿者，就在其身上测试他们新的单一闭环系统。爱德华·常补充道，他们已经在人身上测试过某种闭环刺激。不过他没有透露详情，因为该项研究还处于初始阶段。

麻省总医院的研究团队则采取不同的研究方法。他们没有去检测特定的情绪或者精神疾病，而是想要将大脑活动与存在于多种情绪障碍的行为关联起来，如难以集中注意力，缺乏同理心等。在 SFN 大会上，他们谈到了他们开发的、用以在人的注意力从特定任务分散时刺激其大脑的算法测试，那些任务包括匹配数字图像或者透过面部表情鉴别情绪。

研究人员发现，给涉及决策和情绪的大脑区域提供电脉冲，大大提升了测试参与者的表现。该团队还绘制了人在特定任务中因为健忘或者分心开始应付不来或者做得慢了的时候所发生的大脑活动，发现参与者能够借助大脑刺激扭转糟糕表现。研究人员目前开始测试根据大脑活动特定模式自动刺激大脑的算法。

休斯顿的贝勒医学院精神病学专家韦恩·古德曼（Wayne Goodman）希望，闭环刺激将被证明是比以往的脑深部电刺激术尝试更好的情绪障碍长期治疗方法——部分因为最新一代的算法更有针对性，基于生理学信号，而不是医生的判断。"你必须要做很多的调试才能够做好。"古德曼说。他即将启动一项小型的闭环刺激试验来治疗强迫症。

他指出，刺激与情绪相关的大脑区域的一个挑战在于，可能会出现过度纠正情绪的情况，例如，可能使人出现狂喜，甚至盖过其他所有情绪。其他伦理道德方面的考虑之所以出现，是因为用于闭环刺激的算法能够告诉研究人员被治疗者的内心情绪怎么样。

哈佛大学神经工程师兼精神病学专家、麻省总医院团队工程总监阿利克·维奇（Alik Widge）表示，虽然研究人员无法直接读出人的心境，"但我们会接触到反映他们的情绪的活动信息。"跟爱德华·常和古德曼的团队一样，维奇的团队也在与神经伦理学家一起解决围绕他们的研究的复杂伦理隐忧。

不过，爱德华·常指出，其团队和其他人在开发的大脑刺激技术，只是向给情绪障碍带来更好的治疗方法迈出的第一步。他预计，来自大脑植入物试验的数据，会有助于研究者针对精神疾病的开发出通过头盖骨刺激大脑的无创疗法。"这些技术令人兴奋的地方在于，"他说，"我们将第一次拥有一个窗口来了解大脑内部的情况，能够及时知道病情是否复发。"

【案例二】IBM 的计算精神病学和神经成像研究小组一直在研究如何利用机器学习预测人类罹患精神疾病的风险。日前，他们刚刚公布了最新的研究成果，研究结果表明，AI 对于精神疾病的评估具有重大价值。

基于 2015 年发表的研究成果，IBM 团队用人工智能算法分别对 59 名受试者的语言模式进行了追踪和分析。受试者参加了一项访谈测试，访谈的记录依据词性不同被逐个拆解，然后对句子的连贯性进行评分。机器算法则根据他们的语言模式判断哪些人有罹患精神疾病的风险。受试者中有 19 人在两年内患上了精神疾病，其余 40 人则一切正常，算法预测的准确率高达 83%。这套算法还能够区分近期罹患精神疾病的人群与正常人群的语言模式，并且准确率达到了 72%。研究人员发现，那些有患病风险的人说话时较少使用物主代词，说出的句子也不那么连贯。

虽然这项研究目前还在进行，但它表明人工智能在预测精神疾病方面也许是一种非常有效的工具，尤其是在专业精神卫生人员比较短缺的情况下，将发挥非常重要的作用。

"我们相信这是在为心理健康从业者开发工具的道路上迈出的重要一步，有了这个工具，护理者和患者就能够在诊所以外的地方进行精神疾病评估了。"这项研究的作者 Guillermo Cecchi 在一篇博客文章中说道。

Cecchi 表示，提前预测到患者未来几年的精神风险，有助于医护人员更好地分配资源，提供更好的精神护理。

这项研究最近发表在《世界精神病学》杂志上，Cecchi 表示，未来该研究小组还将分享更多关于其他精神健康状况的研究，包括抑郁症、阿尔茨海默病、帕金森病和慢性疼痛等。

9.5　精神健康发展趋势

现在也有许多初创公司开展了相关工作，比如动脉网最近通过公开渠道和非公开渠道，梳理了海内外 70 多家医疗类人工智能公司的信息，这些公司分布在北美、英国、欧洲、以色列、印度、新加坡、韩国和中国。我们把这 70 多家公司进行了分类，总共分为 10 类，包括①洞察/风险管理；②急诊室和医院监护；③生物技术；④健康与生活方式管理；⑤营养学；⑥可穿戴设备；⑦虚拟护理助手；⑧药物挖掘；⑨医学影像；⑩精神健康。目前看来，人工智能与精神健康结合的初创公司，无论是从项目数量还是融资额而言，都较为小众。但我们相信，这里隐藏着巨大的投资机会。

我们把精神健康加人工智能按照视角分为三大类。第一类是普通人的视角，即人工智能帮助用户进行情绪调节。第二类是心理医生和精神病医生的视角，涉及人工智能对精神疾病的预测、诊断治疗和监控。第三个视角是神经内科医师的视角，主要是用人工智能预测一些神经内科疾病，例如，阿尔兹海默症。人工智能＋精神健康医疗的五大应用场景如图9-1所示。

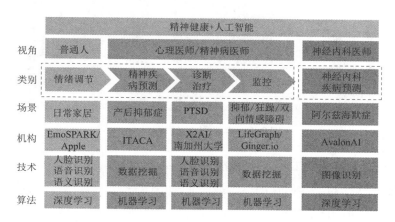

图9-1　人工智能＋精神健康医疗的五大应用场景

首先来看第一个场景。EmoSPARK是一款家居应用的轻量级产品，它包含一个立方体播放器和360°可转动的摄像头，并且可连接用户的iPhone等设备，如图9-2所示。一方面用摄像头持续捕捉用户的面部表情变化，一方面分析用户在手机等终端设备输入的信息。人工智能通过人脸识别、语义识别和语音识别，分析用户的情绪，并推送可调节情绪的音乐和视频。

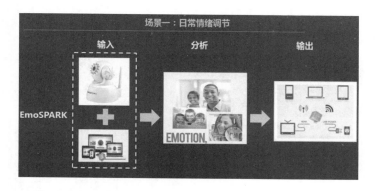

图9-2　EmoSPARK在分析用户情绪的应用

除了初创企业，苹果这样的巨头可能也对用人工智能调节用户情绪感兴趣。2016年1月份，苹果收购了人工智能初创公司Emotient，后者擅长用人脸识别分析用户情绪,他们把人情绪分为七大类,实时监测,然后得出一个加权值,如图 9-3 所示。未来,苹果有可能推出一款类似亚马逊 Echo 的产品,以占领智能家居的入口。要说问题,自然也存在,比如用户隐私。

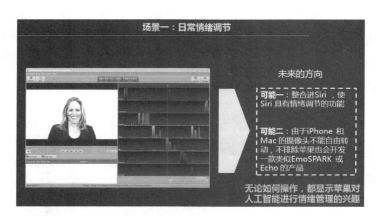

图 9-3　苹果未来 AI 战略方向

第二个场景是利用人工智能预测精神疾病。去年的 *Telemedicine and e-Health* 上出现了一篇论文,关于机器学习预测产后抑郁症,如图 9-4 所示。3 位作者从 7 所西班牙医院中收集了大量的产妇数据,目的是:①建立一套产后抑郁的风险分层模型;②开发一款 APP ,目标用户是渴望了解自身情绪的产妇。有意思的是,目前我们还没有看到用人工智能预测产后抑郁的初创公司。这可能和市场规模有关,我们预测中国每年的产后抑郁症患者在 120 万到 620 万,市场规模在十亿元人民币的数量级。对投资机构而言,池子可能太小了。对心理咨询机构而言,则缺乏获客渠道。目前我们也接触了不少母婴护理机构,他们对将产后抑郁整合到自己的服务体系中有浓厚的兴趣,也乐意和专业的心理咨询机构以及人工智能技术团队合作。很多欧洲的产后抑郁研究中并不涉及婆媳关系,这和文化传统有关。在整个受儒家文化影响的东亚地区,婆媳关系在家庭生活中的权重都很大,这一点不该忽视。

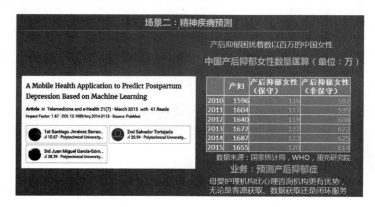

图 9-4　机器学习预测产后抑郁的分析

图中两张照片分别拍摄于叙利亚和伊拉克。难民和士兵都是 PTSD（创伤后应激障碍）高发人群，如图 9-5 所示。但过去对这两个人群的心理干预，无论是人员还是技术，都较受限制。2013 年笔者在埃及做项目，正好遇上穆兄会和埃及军政府的对抗。那种场景即不利于心理工作者开展工作，也无法有效保证他们的人身安全。

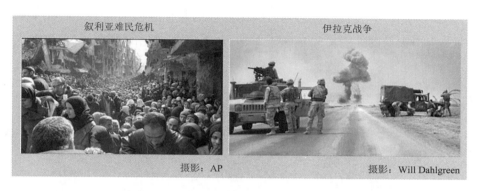

图9-5　PTSD（创伤后应激障碍）高发人群的部分成因

人工智能在这个领域可以有所作为。南加州大学已经推出了一款 AI 心理治疗师，它有拟人化的形象，有面部表情，有肢体语言，如图 9-6 所示。AI 会分析受访士兵的面部表情变化，以及士兵的语义和语音，再结合问卷调查，诊断其是否存在 PTSD 症状。士兵对 AI 心理治疗的配合程度高于平均水平，其中一个原因是，军队文化崇尚作风强硬，很多士兵不愿意向心理医生坦露自己柔软和脆弱的一面，但当其知晓为自己治疗的是 AI，则会放松很多。硅谷一家 X2AI 的初创公司也推出了针对叙利亚难民的 AI 心理咨询师，已经在土耳其的难民营中试用。功能相对简单，目前只能做阿拉伯语的语义识别。

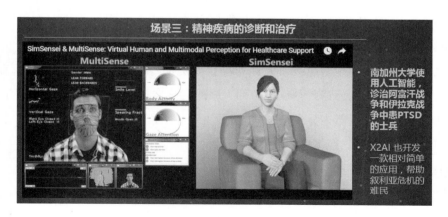

图9-6　AI 心理治疗师的应用

那么人工智能诊断 PTSD 在中国能有哪些应用呢？我们分了四大类，分别是军事行动、自然灾害、人为事故和性侵案件,如图 9-7 所示。先说军事行动,和平时期军队中 PTSD 的概率不到 1%,而一旦发生军事行动,概率急剧上升。以烟台 11.24 海难救援为例,一个月内军中 PTSD 的概率上升到 17% 以上。然后是自然灾害,比如湖北和安徽的洪涝灾害。更不用提中国每年大量的严重车祸、火灾和爆炸。最后一个是性侵案件。我们预测,中国每年患 PTSD 的性侵案件受害者至少有 15 000 人。当然,必须指出,这个数据其实是被严重低估的,因为我们的数据是根据公安部门立案的数量推算的。由于大量的性侵案件是熟人作案,加上耻感文化的影响,很多受害人没有报案。

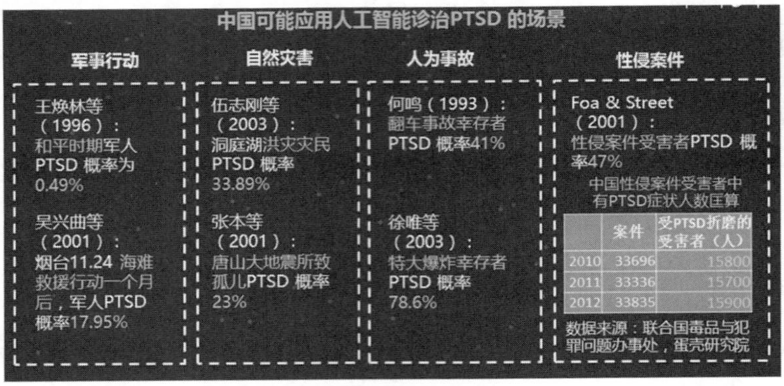

图 9-7　中国可能应用 AI 诊治 PTSD 的场景

在过去的数字医疗大潮中,初创公司的盈利模式迟迟没有解决。中国的医疗系统和美国的医疗系统有较大的差异,中国目前社保一支独大,商业保险处于刚起步的阶段,这就决定了中国的数字医疗企业很难单纯移植美国的模式。我们见识了中国形形色色的盈利模式,ToB、ToC、ToBAT、To 保险、To 药企等,但更多的还是 ToVC,这肯定不是好的模式。我们认为,有一个支付方长期以来被忽视了,那就是军方。在美国、英国和以色列,军方长期以来都是医药创新、医疗器械创新、医疗服务创新的买单方之一。在美国,国防部下属的国防高级研究计划局长期资助一些研究性的医疗项目;在以色列,有些医疗类的初创公司就是从国防部下属的孵化器里走出来的。中国目前的情况是,军事行动的频率近年来显著增加,军费开支逐年上涨,军队所承担的任务多样性和复杂程度也随之增加。在军事行动中如何及时捕获人员的心理状态并进行早期筛查和及时的心理干预,在这一领域人工智能大有可为。

图 9-8 场景讲的是用人工智能监控精神疾病,方式是通过患者佩戴的手机和可穿戴设备 24 小时不间断地采集用户的各种数据,包括睡眠数据、通化数据、行动数据等,然后用机器学习,预测发病的可能,以便提前通知患者家属。

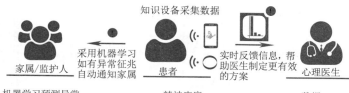

知识设备采集数据

家属/监护人　　采用机器学习 如有异常征兆 自动通知家属

患者　实时反馈信息，帮 助医生制定更有效 的方案

心理医生

机器学习预测异常：
- 若某病患的睡眠质量、睡眠时间、通话时间段、通话时间长度、通话时间频率、通话联系人、行为范围中的几项出现异常，则有病情发作之可能
- 运用机器学习，可有效预测病情发作的概率

精神疾病：
- 抑郁症
- 狂躁症
- 双向情感障碍
- 其它常见精神疾病

数据：
- 睡眠数据
- 通话数据
- 行动数据

图 9-8　智能设备采集数据应用情况

美国旧金山的明星企业 Ginger.io 和以色列的 LifeGraph 两家企业已经通过应用人工智能监控精神疾病，如图 9-9 所示。而目前的"互联网＋心理学"项目，主要是把线下搬到了线上，以诊断治疗为主，但诊前的预测和诊后的监控都处于薄弱环节，因为心理医生和精神病医生不可能做诊前预测和诊后监控。人工智能可以帮助现在的心理学的初创企业打通整个环节，形成更优的商业模式。

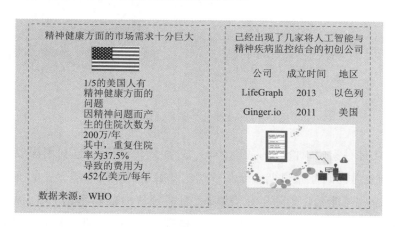

精神健康方面的市场需求十分巨大

1/5 的美国人有精神健康方面的问题
因精神问题而产生的住院次数为 200 万/年
其中，重复住院率为 37.5%
导致的费用为 452 亿美元/每年

数据来源：WHO

已经出现了几家将人工智能与精神疾病监控结合的初创公司

公司	成立时间	地区
LifeGraph	2013	以色列
Ginger.io	2011	美国

图 9-9　AI 预测精神健康市场分析图

最后一个场景是关于人工智能预测神经内科疾病，以阿尔兹海默症为例。该病目前已经成为法国、美国等发达经济体严重的公共卫生问题。在美国，发病人群高达 500 万人，主要为 65 岁以上的老年人，每年导致的医疗支出超过 2 000 亿美元，如图 9-10 所示。

轻度认知障碍是一种常见于老年人的认知障碍，它主要表现为记忆力的衰退，如图 9-11 所示。大约有 15% 的轻度认知障碍最终会恶化为阿尔兹海默症。早期筛查可以有效预防病情的恶化。可目前的早筛技术，如脊髓穿刺，是侵入式的，价格昂贵，且精度不高。那么，人工智能能发挥什么作用呢？

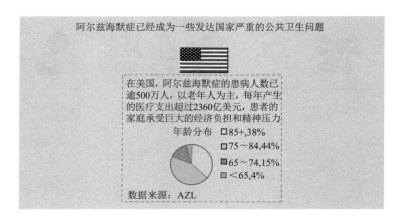

图 9-10 阿尔兹海默症统计图

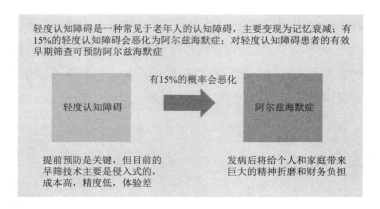

图 9-11 轻度认知障碍的演化过程

AvalonAI 是一家位于伦敦的初创公司,成立于 2014 年。它利用深度学习加神经成像,针对阿尔兹海默症做早期诊断和预防。图中是轻度认知障碍者的脑部 CT,AI 可以有效预测哪些可能恶化为阿尔兹海默症,目前预测的准确率达 75%,而且随着用于训练的数据量的提升,准确率还可以进一步提升。这些 7 万张 CT 来自 MRC 和 Zebra Medical Vision,后者是一家专注人工智能加医学影像的以色列初创公司。目前我们接触的国内的医疗类人工智能初创公司,大多面临如何获取医疗数据的难题。很多医疗机构仍然是数据孤岛,其管理层不愿或不能对外开放数据。从这个意义上说,占据大量的、高质量的医疗数据的人工智能初创公司,就占据了先机。

●●●●● 本 章 小 结 ●●●●●

精神疾病作为当今社会的疑难杂症之一,其发病原因、治疗与预后这一系列过程都处于慢慢地摸索中。总的来说,精神疾病是个体易感素质和心理社会因素共同作用的结果。如何通过人工智能的方式助力于改善精神疾病患者的个性特征,改变患者消极的认知行为模式,提高个体对于应激事件的承受和处理能力(比如各种社会比较及其带来的消极影响),进而预防精神疾病的发生发展,是当代临床心理学上的一个重大问题。

随着人工智能的浪潮即将席卷而来之际,其在精神分析领域的成果无疑是人类的福祉。本章主要讲解了精神分析的基础理论知识,结合了人工智能的概念、研究方法及内容、应用领域和发展趋势,期待未来智能医学在精神分析领域能给予更多支持,实现有效控制人类精神疾病的风险。

第 10 章

医疗智能语音

随着智能医疗的发展,智能语音技术开始在医疗领域走向应用并不断成熟。智能语音技术一方面应用于帮助患者解决听力、语言等方面的问题,另一方面应用在医疗系统或诊断过程中语音识别。如基于语音的门诊病历采集系统,通过语音输入方式以提高医生的工作效率,紧急语音求助,医患对话存档,呼叫中心的对话听写等。

本章通过讲解智能语音的发展历程、主要核心技术(语音识别技术、语音合成技术和自然语言处理等基本知识)和智能语音技术在医疗领域的具体应用,可以比较全面地了解智能语音技术的相关知识以及医疗智能语音的发展全景。

●●●●●● 10.1　智能语音概述 ●●●●●●

随着信息技术的快速发展,智能语音正悄然改变着人类传统的生活方式,已成为人们获取信息和人机沟通最便捷、最有效的手段,成为人类日常生活中不可或缺的一项新技术。伴随着人工智能时代的到来,智能语音作为人工智能的重要分支也必将成为人类文明发展的一个重要环节。2017 年 11 月 15 日,科技部召开了我国新一代人工智能发展规划暨重大科技项目启动会,公布了首批国家新一代人工智能开放创新平台名单,宣布在自动驾驶、城市大脑、医疗影像、智能语音四大领域建设国家新一代人工智能开放创新平台,由此可以看出语音识别领域在人工智能应用层面的重要性。

10.1.1　智能语音的概念

智能语音即智能的语音交互,是让计算机、智能仪表、手机和家电等通过电子设备对语音进行分析、理解,让电子设备具有像人一样"能听会说、自然交互、有问必答"能力的综合技术,是人机交互的一种重要方式。它涉及自然语言处理、语义分析和理解、知识构建和自学习能力、大数据处理和挖掘等前沿技术领域。

伴随着智能医疗的发展,智能语音技术和医疗信息化建设与医疗垂直领域的结合也在不断尝试和探索中逐渐开始走向应用。例如,基于医疗人工智能技术和大数据分析,实现智能语音交互的知识问答和病历查询。语音录入能取代打字,让医生通过说话的方式就可以轻松实现计算机、iPad、移动查房设备的文字录入,说话的内容会被转录成文字并显示在 HIS 系统、PACS 系统、CIS 系统等希望输入文字的位置。

10.1.2 智能语音的发展

智能语音技术的研究是以语音识别技术为开端并不断发展的,语音识别技术最早可追溯到 1907 年爱迪生发明的 Ediphone,这是一个用于记录语音以供回放或打印出来的录音设备,如图 10-1 所示。

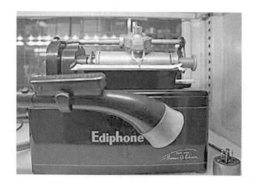

图 10-1 Ediphone

现代意义上的语音识别技术是从 20 世纪 50 年代开始发展的,根据语音识别技术发展的每个时期的特点,分为以下几个时期。

1. 20 世纪 50 年代

现代意义上的语音识别系统普遍认为是 1952 年 AT&T 贝尔实验室的 Davis 等人研制了第一个应用于电脑中的语音识别系统 Audry 系统,该系统可识别十个英文数字,若发音者为男性,语音识别度可达 97% ~ 99%。

1956 年美国普林斯顿大学 RCA 实验室的 Olson 和 Belar 等人研制出能识别 10 个单音节词的系统,该系统采用带通滤波器组获得的频谱参数作为语音增强特征。

1959 年,英格兰的 Fry 和 Denes 等人尝试构建音素器来 4 个元音和 9 个辅音,并采用频谱分析和模式匹配进行决策。这就大大提高了语音识别的效率和准确度。

从此计算机语音识别受到了各国科研人员的重视并开始进入语音识别的研究。

2. 20 世纪 60 年代至 70 年代

60 年代末 70 年代初语音识别技术取得实质性进展,其主要原因是计算机技术的发展为语音识别的实现提供了硬件和软件的可能。该时期语音识别主要基于模板匹配原理,研究的领域局限在特定人,小词汇表的孤立词识别。主要成就是提出了语音信号线性预测编码(Linear Prediction Code,简称 LPC)技术和动态时间规整(Dynamic Time Warping,DTW)技术,有效地解决了语音信号的特征提取和不等长匹配问题;实现了基于线性预测倒谱和 DTW 技术的特定人孤立词语音识别系统;同时提出了矢量量化(Vector Quantization,VQ)和隐马尔可夫模型(Hidden Markov Model,HMM)理论。

随着应用领域的扩大,这些技术又面临着许多新的问题,第一,词汇表的扩大使得模板的选取和建立发生困难;第二,连续语音中,各个音素、音节以及词之间没有明显的边界,各个发音单位存在受上下文强烈影响的协同发音(Co-articulation)现象;第三,非特定人识别时,不同的人说相同的话相应的声学特征有很大的差异,即使相同的人在不同的时间、生理、心理状态下,说同样内容的话也会有很大的差异。

3. 20 世纪 80 年代

20 世纪 80 年代末语音识别研究出现重大进展,一些小词汇量识别系统具备了较高的识别率,大词汇量、连续语音和非特定人的障碍才有了新的突破,这个时期代表性的系统是卡耐基梅隆大学(Carnegie Mellon University)的 Sphinx 系统,它是第一个高性能的非特定人、大词汇量连续语音识别系统。

这一时期,语音识别研究进一步走向深入,其显著特征是隐马尔可夫模型(Hidden Markov Model,简称 HMM)和人工神经网络(Artificial Neural Network,简称 ANN)在语音识别中的成功应用。HMM 模型的广泛应用应归功于 AT&TBell 实验室 Rabiner 等科学家的努力,他们把原本艰涩的 HMM 纯数学模型工程化,被更多研究者了解和认识,从而使统计方法成为语音识别技术的主流。在声学模型方面,以 Markov 链为基础的语音序列建模方法 HMM 比较有效地解决了语音信号短时稳定、长时时变的特性,并且能根据一些基本建模单元构造成连续语音的句子模型,达到了比较高的建模精度和建模灵活性。在语言层面上,通过统计真实大规模语料的词之间同现概率即 N 元统计模型来区分识别带来的模糊音和同音词。另外,人工神经网络方法、基于文法规则的语言处理机制等也在语音识别中得到了应用。

4. 20 世纪 90 年代

20 世纪 90 年代前期,语音识别研究又掀起了新一轮的浪潮,许多著名的大公司如 IBM、苹果、AT&T 和 NTT 都对语音识别系统的实用化研究投以巨资。语音识别的准确率指标在 20 世纪 90 年代中后期实验室研究中得到显著提高。推出的比较有代表性的系统有:IBM 公司推出的 ViaVoice、Dragon 公司的 NaturallySpeaking、Nuance 公司的 Nuance Voice Platform 语音平台、Microsoft 的 Whisper、Sun 的 VoiceTone 等。其中 IBM 公司于 1998 年又开发出可以识别上海话、广东话和四川话等地方口音的语音识别系统 ViaVoice98,平均识别率可以达到 95%。它带有一个 32 000 词的基本词汇表,可以扩展到 65 000 词,还包括办公常用词条,具有"纠错机制",该系统对新闻语音识别具有较高的精度。

5. 21 世纪

智能语音技术的技术推动力主要是语音技术核心算法和计算机芯片技术。语音合成技术在 2000 年时已达到用户基本可接受的准实用水平,2005 年开始获得了较为广泛的应用。随着 2011 年 10 月苹果发布了带有"Siri"语音助手功能的 iPhone 4S 手机,推动了智能语音交互技术的热潮,智能语音交互已成为智能手机的标配,各大手机厂商,操作系统厂商,互联网公司纷纷在语音门户产品上加大投资,推出产品。

语音识别技术发展到今天,特别是中小词汇量非特定人语音识别系统识别精度已经大于 98%,对特定人语音识别系统的识别精度就更高。这些技术已经能够满足通常应用的要求。大量的语音识别产品已经进入市场和服务领域。一些用户交换机、电话机、手机已经包含了语音识别拨号功能、语音记事本、语音智能玩具等产品,同时也包括语音识别与语音合成功能。人们可以通过电话网络用语音识别口语对话系统查询有关的机票、旅游、银行信息。语音识别技术在桌面系统、移动设备和嵌入式领域均有一定程度的应用。

表 10-1 中列出了智能语音技术发展标志性事件。

表 10-1　智能语音发展大事年表

时间	事件
1907 年	爱迪生发明 Ediphone,其功能为听写会议记录的电子秘书
1922 年	Elmwood Button 公司开发 Radio Rex 玩具声控狗,利用声音振动原理进行语音辨识
1938-1939 年	贝尔实验室 Dudley 及工程师 Richard Riesz 开发语音识别功能的计算机 VODER,并于 1938 年获得美国 2121142 号专利(专利名称为:System for the Artificial Production of Vocal or Other Sounds)
1952 年	AT&T 贝尔实验室发明 Audrey 语音识别系统,若读者为男性,则语音辨识度可达 97%~99%
1956 年	美国普林斯顿大学 RCA 实验室的 Olson 和 Belar 等人研制出能识别 10 个单音节词的系统
1959 年	毕业于伦敦大学的 Denes 首将语法概率置入语音识别技术中
1960 年	语音识别编码技术:线性预测系数及动态时间校准的出现
1970 年	语音识别编码技术:隐藏式马可夫模型出现
1980 年	小词汇量、大词汇量语音识别系统产品首出现
1995 年	Apple 首推出 Apple 首单字音语音识别产品——中文听写工具
2000 年	微软于 1999 年买下由英国剑桥大学工程系的机器智能实验室所开发的 HTK 软件(语音训练与识别软件),并于 2000 年开放民众免费使用
2010 年	Apple 公司收购了 Siri,随后通过与全球最大的语音识别厂商 Nuance 合作,Siri 实现了语音识别功能
2012 年	Windows 公司于 Windows 7 系统中加入 Mitini,提供简单的天气、数学语音查询与运算等

续表

时间	事　件
2012 年 8 月	Google 公司于最新一代 Android 4.1（Jelly Bean）系统加入 Google Now 语音搜寻功能
2016 年 9 月	谷歌 DeepMind 表示他们最新的深度生成模型 WaveNet 将机器语音合成的表现与人类之间水平的差距至少缩减了 50%
2017 年 11 月	我国科技部宣布在自动驾驶、城市大脑、医疗影像、智能语音四大领域建设国家新一代人工智能开放创新平台

10.1.3　我国智能语音的发展

我国智能语音研究起步于 20 世纪 50 年代，长期得到国家自然科学基金项目、国家 863 项目、电子信息产业发展基金以及国家"十五""十一五""十二五"等重点攻关项目的支持。1958 年中国科学院声学所利用电子管电路识别 10 个元音是我国智能语音技术的标志性开端。1986 年 3 月"863"计划启动，智能语音的研究列入"863"计划，每 2 年滚动支持。从 1991 年开始，在全国范围内每隔一至两年举行了多次语音识别系统评测。在国家科研基金的大力支持下，国内的一批科研院所和单位，例如中国科学院自动化研究所、中国科学院声学研究所、中国科技大学、清华大学、北京大学、哈尔滨工业大学、上海交通大学、中国科技大学、北京邮电大学等在中文语音识别方面进行了深入的研究，极大推动中文智能语音技术的发展。目前，我国智能语音技术的研究水平已经与国外基本同步，在汉语语音识别技术上还具有一些特点和优势，达到了国际先进水平。

目前在语音识别方面，面向中文的非特定人大词汇量连续语音识别技术方面我国保持着国际先进的研究水平。其中清华大学利用基于 HMM 的语音识别技术，可快速识别英文句子 900 句、英文歌曲 2 000 首中的英文句子。国内企业主要有科大讯飞、中科信利等语音技术提供商以及腾讯、百度等互联网信息服务提供商。语音识别应用领域主要有电子终端语音控制软件，如智能手机、平板电脑、智能电视、汽车等终端上语音控制软件，用户通过语音实现与手机的交互。另一类是语音教育工具软件，如普通话学习、普通话测试等。三是语音输入法，如讯飞语音输入法、QQ 语音输入法等。

科大讯飞的声纹识别产品在不限定使用者和语言文本的情况下，已实现了同信道条件下 20 秒语音注册、8 秒语音确认，且错误率小于 5%。并在金融系统中开始应用，主要是用于手机银行和电话银行，通过用户的声音进行身份认证。

智能语音的一项核心技术就是自然语音理解技术，由于中文的特殊性，我国凭借本土优势，在中文自然语音理解技术方面处于国际前列。其中北京大学计算语言学研究所,建立的综合型语言知识库在中文自然语言理解技术发展中发挥了重要作用,同时中文自动切分与词性标注、中文自动注音、汉英机器翻译、古诗词计算机辅助研究和中文信息提取等方面取得了一定的科研成果,微软、IBM 等国际 IT 企业从北大购买了科研成果许可使用权,开展一系列商业应用。

目前我国的智能语音技术已在金融、电信、邮政、电力、教育、政府和企业等各领域进行应用,并开始进入手机、电视、汽车等消费类产品中,形成了一个完整且发展较为迅速的中文智能语音应用产业链。

10.1.4　语音技术在人工智能中的应用

随着人工智能时代的到来,为了让人工智能更生动的展现出可以与人类沟通交流的一面,绝大多数人工智能离不开智能语音系统,包括百度语音助手、虫洞语音助手等均属于人工智能之列。智能语音技术已成为人工智能产业链上的关键一环,如图 10-2 所示。

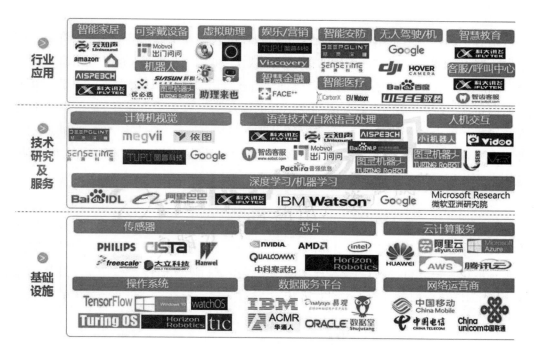

图 10-2　我国的人工智能产业链(引自易观网 https://www.analysys.cn/)

人工智能产业链主要分为三个层次(见图 10-2),底层是基础设施,包括芯片、操作系统、传感器,以及以数据服务平台、云计算服务和网络运营商。这部分参与者以芯片厂商、科技巨头、运营商为主。

中间层主要是一些基础技术研究和服务提供商,包括深度学习/机器学习、计算机视觉、语音技术和自然语言处理以及人机交互等领域。这一模块需要有海量的数据、强大的算法，以及高性能运算平台支撑。代表性企业主要有 BAT、科大讯飞、微软、亚马逊、苹果、Facebook 等互联网巨头和国内一些具有较强科技实力公司。

最上层是行业应用。大致分为 2B 和 2C 两个方向。2B 的代表领域包括安防、金融、医疗、教育、呼叫中心等。2C 的代表领域包括智能家居、可穿戴设备、无人驾驶、虚拟助理、家庭机器人等。相关代表性企业既包括互联网科技巨头，也包括一些初创厂商。

●●●●●● 10.2 智能语音相关技术 ●●●●●●

智能语音语义技术就是让计算机像人一样能听说，实现文字和语言相互转换，使计算机更加智能化和人性化，主要包含语音识别技术、语音合成技术和自然语言处理三项技术。

10.2.1 语音识别技术

语音识别技术是让计算机能接受、识别和理解人类发出的语音信号，并将语音信息"翻译"成机器内部可判断识别的文本信息或命令的技术，实现人机交互的输入。

语音识别技术应用的一个方向是大词汇量连续语音识别系统，主要应用于计算机的听写机，以及与电话网或者互联网相结合的语音信息查询服务系统，这些系统都是在计算机平台上实现的；另外一个重要的发展方向是小型化、便携式语音产品的应用，如无线手机上的拨号、汽车设备的语音控制、智能玩具、家电遥控等方面的应用，这些应用大都使用专门的硬件系统实现。

1.语音识别的原理

根据使用要求和识别对象的不同，语音识别系统的设计方案也有所区别，但其基本实现原理是一致的。首先需要对信号进行降噪处理，然后对降噪处理后的信号进行特征提取或参数分析，最后与模型库中的训练模型进行匹配估计，经判决后得到结果。图 10-3 为语音识别系统的一般设计方法。

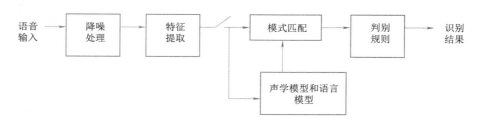

图 10-3　语音识别系统原理框图

一个完整的语音识别系统大致分为 4 个部分：

（1）降噪处理

语音信号在信道传输过程中,不可避免地存在噪声干扰,另外在采集过程中也会产生信号畸变。因此预处理目的是对原始语音进行数字化处理,尽量减少语音信号中外部噪声对特征参数提取的干扰。

（2）语音特征提取

从语音波形中提取出随时间变化的语音特征序列。这一过程可获得影响识别准确性的信号特征参数,所以特征参数提取是语音识别的一项关键技术。

（3）模式匹配

进行语音识别的基础性工作就是建立一套声学模型,有了模型才能在识别阶段用于对比分析。声学模型是语音识别系统中最为关键的一部分,其目的是提供一种有效的方法,计算语音特征矢量序列和发音模板之间的距离。在辨识时将语音特征同声学模型进行匹配与比较,达到最佳识别结果。声学模型的好坏决定了识别成功率的高低,模型通常是通过训练优化后产生的,训练的实质是对初始模型进行参数优化,让其具备更优良性能特征。因此,模型训练越充分、训练样本和次数越多,识别系统的准确率就越高。

语言模型包括由辨识语音命令构成的语法网络或由统计方法构成的语言模型,语言处理可以进行语法、语义分析。当分类发生错误时,可根据语言学模型进行判断纠正,特别是一些同音字,必须通过上下文才能确定其意义。

（4）判别规则

判别规则就是将经语音信号通过提取特征生成测试模板,然后按照搜索策略与参考模板进行比较,得到与输入语音信号匹配度较高的模板,最后得到最终的识别结果。用于模型训练和识别的具体方法,本文下面部分将分析。

2.语音识别系统的分类

语音识别系统可以根据对输入语音的限制加以分类。如果从说话者与识别系统的相关性考虑,可以将识别系统分为三类。

①特定人语音识别系统。仅考虑对于专人的话音进行识别。

②非特定人语音系统。识别的语音与人无关,通常要用大量不同人的语音数据库对识别系统进行学习。

③多人的识别系统。通常能识别一组人的语音,或者成为特定组语音识别系统,该系统仅要求对要识别的那组人的语音进行训练。

如果从说话的方式考虑,也可以将识别系统分为三类:

①孤立词语音识别系统。孤立词识别系统要求输入每个词后要停顿。

②连接词语音识别系统。连接词输入系统要求对每个词都清楚发音,一些连音现象开始出现。

③连续语音识别系统。连续语音输入是自然流利的连续语音输入,大量连音和变音会出现。

如果从识别系统的词汇量大小考虑,也可以将识别系统分为三类:

①小词汇量语音识别系统。通常包括几十个词的语音识别系统。

②中等词汇量的语音识别系统。通常包括几百个词到上千个词的识别系统。

③大词汇量语音识别系统。通常包括几千到几万个词的语音识别系统。随着计算机与数字信号处理器运算能力以及识别系统精度的提高,识别系统根据词汇量大小进行分类也不断进行变化。目前是中等词汇量的识别系统,将来可能就是小词汇量的语音识别系统。这些不同的限制也确定了语音识别系统的困难度。

3.语音识别方法

目前具有代表性的语音识别方法主要有动态时间规整技术(Dynamic Time Warping, DTW)、隐马尔可夫模型(Hidden Markov Model,HMM)、矢量量化(Vector Quantization, VQ)、人工神经网络(Artificial Neural Network,ANN)等方法。

(1)动态时间规整算法(DTW)

DTW 是在非特定人语音识别中一种简单有效的方法,该算法基于动态规划的思想,解决了发音长短不一的模板匹配问题,是语音识别技术中出现较早、较常用的一种算法。在应用 DTW 算法进行语音识别时,就是将已经预处理和分帧过的语音测试信号和参考语音模板进行比较以获取他们之间的相似度,按照某种距离测度得出两模板间的相似程度并选择最佳路径。

(2)隐马尔可夫模型(HMM)

HMM 是语音信号处理中的一种统计模型,是由 Markov 链演变来的,所以它是基于参数模型的统计识别方法。由于其模式库是通过反复训练形成的与训练输出信号吻合概率最大的最佳模型参数而不是预先储存好的模式样本,且其识别输出运用待识别语音序列与 HMM 参数之间的似然概率达到最大值所对应的最佳状态序列,因此是较理想的语音识别模型。

(3)矢量量化(VQ)

VQ 是一种重要的信号压缩方法。与 HMM 相比,矢量量化主要适用于小词汇量、孤立词的语音识别中。其过程是将若干个语音信号波形或特征参数的标量数据组成一个矢量在多维空间进行整体量化。把矢量空间分成若干个小区域,每个小区域寻找一个代表矢量,量化时落入小区域的矢量就用这个代表矢量代替。

(4)人工神经网络(ANN)

ANN 是 20 世纪 80 年代末期提出的一种新的语音识别方法。ANN 是一种模拟人类大脑神经系统功能的方法,运用大量的简单处理单元(神经元),经广泛并行互连所构成的人工网络,其方法是模拟人脑思维机制的工程模型,其分类决策能力和对不确定信息的描述能力得到举世公认,由于其分类器只能解决静态模式分类问题,并不涉及时间序列的处理,因此它对动态时间信号的描述能力尚不尽如人意。由于 ANN 不能很好地描述语音信号的时间动态特性,所以常把 ANN 与传统识别方法结合,分别利用各自优点来进行语音识别而克服 HMM 和 ANN 各自的缺点。

近年来结合神经网络和隐含马尔可夫模型的识别算法研究取得了显著进展,其识别率已经接近隐含马尔可夫模型的识别系统,进一步提高了语音识别的准确率。

4.语音识别技术研究方向

语音识别技术主要有声纹识别、关键词识别、语种识别、语言内容识别和语音标准识别五个研究方向。

(1)声纹识别

声纹识别指以说话人的发音特征作为参数,将语音中的声纹特征提取出来,与已有目标模型库中的数据进行对比,从而发现特定对象的技术。声纹识别的作用主要有两个方面:一是说话人辨认(Speaker Identification),主要用于判断某一语音材料是由若干发音者中哪一人所说;二是说话人确认(Speaker Verification),主要用于确认某一语音材料是否由指定的某个人所说。由于人类声纹如同人类指纹一样具有唯一性,纹也是人的个性特征,很难找到两个声纹完全相同的人。此项技术可用于安保、监控、生物认证等领域。

(2)关键词识别

关键词识别的任务是在连续海量的对话信息中,发现特定的敏感词汇。关键词识别的原理是将连续语音进行分割,与已有的模型参数进行模式匹配,计算出匹配的概率,从而判定结果。由于关键词识别不需要检测出每个语音,相对于连续语音识别来说,其计算速度更快,结果也更准确。

目前主流的语音关键词识别技术采用的是基于连续语音识别的解决方案,通过将语音自动转写成文本信息,然后在文字层面实现关键词的检出。通常为建立针对一个语种的连续语音识别系统,需要针对该语种人工完成数百小时甚至上千小时的精细文字转写工作,如针对汉语普通话和英语,都通过数十名标注人员长达数年的积累,完成了数千小时规模的集合。特定语种语音识别器的开发需要投入大量的人力资源来进行数据的标注,对于这些小语种在国内开发相应的语音识别器是不现实的。

(3)语种识别

语种识别用于判断对话所属语言种类,其原理是通过训练得到模型,将语音特征与模型比对后进行判决分类。当前主流的语种识别方法主要采用音素识别器模型、高斯混合模型和支持矢量机。计算机系统对多语种综合语音材料或不明语种单一语音材料进行识别时,要先把语音材料分拣到不同语种的识别器中进行识别,这时,就要通过语种识别技术发挥预分流作用。语种识别是对语音材料所承载的语种特点的识别,是话语内容识别和机器翻译技术的重要基础。

语种识别方法主要采用基于声学特征的方法和基于语种音素的方法。基于声学的方法是通过提取各语种的声学特征或韵律信息。通过大量的语料，训练出每种语言的声学特征或韵律信息模型，然后待识别的语音进入不同语种的模型，并计算其概率，概率最大模板所对应的语种就是识别出来的语种。基于音素的方法是将语种识别库中的语音，通过人工标注或计算机自动标注成音素序列，然后训练出不同语种共有的音素模型和各自语种的音素模型。识别时，将测试语音转换成一个音素组合序列，然后进入音素模型进行识别。

（4）内容识别

内容识别是对语音材料所承载的实际意义的识别。话语内容识别比声纹识别要困难得多。说话人的语音通常会受到母语、方言、发音器官和发音状态等诸多因素的影响，正是因为说话人语音特征各异，才为声纹识别提供了可能性。但是，要将具有个性的声纹与具有共性的语法和语义模型相匹配，要通过词语切分、词性标注、结构分析和语境理解等程序，达到正确识别话语内容，则是一个相当复杂的处理过程。内容识别是将人类语言转变为机器语言的技术，虽然目前语音识别技术已日趋成熟，但让机器根据语言内容理解语义并执行的智能识别技术仍处于研究阶段。

（5）语音标准识别

语音标准识别是通过个人语音材料与语音标准模型的对照，对个人语音标准状况做出评判，并指出发音是否标准的问题。这一技术可广泛应用于语言教学和语音标准测试。

10.2.2　语音合成技术

语音合成技术是指让计算机像人一样能够说话，将文本信息自动转换成语言信息，实现人机交互输出的一种技术。语音合成与传统的声音回放设备有着本质的区别。传统的声音回放设备，如磁带录音机，是通过预先录制声音然后回放来实现"让机器说话"的。使用语音合成技术能将任意文字信息实时转化为标准流畅的语音朗读出来，相当于让机器像人一样开口说话。

目前，语音合成技术已经在自动应答呼叫中心（包括金融、电信和政府等）、电话信息查询（包括天气、交通和旅游等）、汽车导航以及电子邮件阅读等方面得到广泛的应用，同时针对娱乐和教育方面的应用也正在开展。总而言之，语音合成技术正在影响着现代社会的方方面面。

1. 语音合成的原理

语音合成技术的实质是将文本内容转变为声音内容，是给机器装上"嘴巴"，模拟人的声音，让其开口说话，从而自动将任意文本实时转换为自然语言，语音合成的原理如图 10-4 所示。

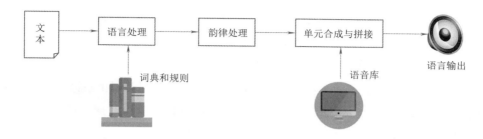

图 10-4　语音合成系统原理框图

从图中可以看到,语音合成系统的合成引擎在完成文本到语音数据的转化过程中可以简单分解为两个步骤的处理。文本首先经过词典和规则的处理,得到格式规范,携带语法层次的信息,传送到后端。后端经过韵律方面的分析处理,得到语音的时长、音高等韵律信息,再根据这些信息在音库中挑选最合适的语音单元,语音单元再经过调整和拼接,就能得到最终的语音数据。语音合成系统主要分为 2 个部分。

（1）文本处理

这一步做的事情是把文本转化成音素序列,并标出每个音素的起止时间、频率变化等信息。作为一个预处理步骤,它涉及很多值得研究的问题,比如拼写相同但读音不同的词的区分、缩写的处理、停顿位置的确定等。

（2）语音合成

这一步专指根据音素序列以及标注好的起止时间、频率变化等信息生成语音,这一步主要有三类方法:

①拼接法,即从事先录制的大量语音中,选择所需的基本单位拼接而成。这样的单位可以是音节、音素。拼接法合成的语音质量较高,但它需要录制大量语音以保证覆盖率。

②参数法,即根据统计模型来产生每时每刻的语音参数,包括基频、共振峰频率等,然后把这些参数转化为波形。参数法也需要事先录制语音进行训练,但它并不需要 100% 的覆盖率。参数法合成出的语音质量比拼接法差一些。

③声道模拟法,是建立声道的物理模型,通过这个物理模型产生波形。这种方法的理论看起来很优美,但由于语音的产生过程实在是太复杂,所以实用价值并不高。

语音合成在整个转化处理的过程中牵涉到大量的中英文语法和韵律知识的运用,以及语法和语义分析的算法,最佳路径搜索,单元挑选和调整的算法,语音数据编码方面的知识。语音合成技术涵盖了语音文字的社会科学、数字信号处理等自然科学,是跨学科的高新技术。

随着人们认知水平和需求的提高,语音合成技术经历了从参数合成到拼接合成,再到两者的逐步结合的发展过程。目前,我国语音合成技术已经达到了在中英文取得国际领先水平基础上,多语种合成正在逐步实现世界语言全覆盖;基于发音模拟技术,可以实现虚拟主持人和针对任意人员的个性化合成服务;在语音合成技术基础上,结合音乐信号处理技术,推出了全新歌唱合成系统。

2.语音合成的方法

语音合成技术经历了一个从参数合成到拼接合成,再到两者的逐步结合,其不断发展的过程。目前,常用的语音合成技术从技术方式讲,可分为波形合成法、参数合成法和规则合成方法。它们各有优缺点,人们在应用过程中往往将多种技术有机地结合在一起,或将一种技术的优点运用到另一种技术上,以克服另一种技术的不足。

(1)波形合成法

波形合成法一般有两种形式,一种是波形编码合成,它类似于语音编码中的波形编解码方法,该方法直接把要合成的语音发音波形进行存储,或者进行波形编码压缩后存储,合成重放时再解码组合输出。另一种是波形编辑合成,它把波形编辑技术用于语音合成,通过选取语音库中采取自然语言合成单元的波形,对这些波形进行编辑拼接后输出。

(2)参数合成法

也称为分析合成法,是一种比较复杂的方法。为了节约存储容量,必须先对语音信号进行分析,提取出语音的参数,以压缩存储量,然后由人工控制这些参数的合成。参数合成法一般有发音器官参数合成和声道模型参数合成。发音器官参数合成法是对人的发音过程直接进行模拟。由于人的发音生理过程的复杂性和理论计算与物理模拟的差别,合成语音的质量暂时还不理想。参数语音合成方法的优点是其音库一般较小,并且整个系统能适应的韵律特征的范围较宽,这类合成器比特率低,音质适中;缺点是参数合成技术的算法复杂,参数多。

(3)规则合成法

这是一种高级的合成方法。规则合成方法通过语音学规则产生语音。合成的词汇表不是事先确定,系统中存储的是最小的语音单位的声学参数,以及由音素组成音节、由音节组成词、由词组成句子和控制音调、轻重音等韵律的各种规则。规则合成系统首先要在大量语音库中,选择最合适的语音单元用于拼接,并在选择过程中往往采用多种复杂的技术,最后在拼接时,要其合成语音的韵律特征进行修改,从而使合成的语音达到很高的音质。

10.2.3 自然语言处理

自然语言处理(Natural Language Processing,NLP),就是用计算机来处理人类的语言。由于语言是人类区别于动物的根本标志,没有语言,人类的思维也就无从谈起,所以自然语言处理体现了人工智能的最高任务与境界。

自然语言理解从20世纪60年代初开始研究,由于 N.乔姆斯基在语言学理论上的突破以及计算机功能的不断提高,已经取得了一定的成果。在人机对话当中,语义理解是关键技术,将人类的自然语言输入进行分析,生成计算机可理解的、统一的结构化表达过程是难度最大的技术环节。

从研究内容来看,自然语言处理包括语法分析、语义分析、篇章理解等。从应用角度来看,自然语言处理的应用包罗万象,例如:机器翻译、手写体和印刷体字符识别、语音识别及文语转换、信息检索、信息抽取与过滤、文本分类与聚类、舆情分析和观点挖掘等。

目前,我国已经掌握了基于识别合成的语言处理算法,研发出完善的人机交互语义词典和语义理解算法体系;在面向移动互联语音应用方面,率先完成达到实用、覆盖衣食住行的中文语义理解系统。

1. 自然语言处理与智能语音的关系

"语音"和"自然语言处理"都是人工智能的研究领域,语音处理是自然语言处理众多应用中的一个方向,"语音"只负责声音与文字之间的相互转化,真正的语义理解和处理由自然语言处理技术实现。类比于人来说,"语音"让机器模拟的是:人的耳神经接收说话者的声音并由脑神经将声音转化为内容;而"自然语言处理"让机器模拟的是:人的大脑对内容的语义理解及反应。通俗地说,语音识别解决的是计算机"听得见"的问题,而自然语言理解实际上就是要解决计算机"听得懂"的问题。

听到一个声音信号要如何识别成一句话,需要分为两个模型来计算,一个是语音模型,另一个是语言模型:语音模型计算的是这个信号对应一个单词序列的概率,语言模型计算的是这个单词序列是一句有意义的话的概率,两者相乘就是一个声音信号对应某一句话的概率,然后取概率最高者就是语音识别的输出结果。

2. 自然语言处理技术

下面分别介绍自然语言处理的基础技术、主要研究内容和应用。

(1)基础技术

基础技术主要包括中文分词、词向量和词性标注,是自然语言处理的其他相关技术和应用都必须用到的技术。

分词可能是自然语言处理中最基本的问题,在英文中,天然地使用空格来对句子做分词工作,而中文就不行了,没有特定符号来标志某个词的开始或者结尾,而分词通常对语义的理解是特别重要的,例如:

下雨天留客天留我不留⇒下雨天　留客天　留我不留

⇒下雨　天留客　天留我不留

不同的分词,会造成完全不同的语义理解。常用的分词方法主要有三类:第一类词典匹配、汉语词法和其他汉语语言知识进行分词,如:最大匹配法、最小分词方法等。第二类基于统计的分词方法。第三种是基于理解的分词方法。

词向量是指通过训练的方法,将语言词表中的词映射成一个长度固定的向量。词表中所有的词向量构成一个向量空间,每一个词都是这个词向量空间中的一个点,利用这种方法,实现文本的可计算。相对计算机而言,人要聪明得多,人很容易明白幸福和开心是两个比较近的词,而计算机要想了解,其实是很难的,而在现代计算机中,对语言的理解显得越来越重要,如何去表示一个词,也成为理解语言的基础。

词性标注,又称词类标注或者简称标注,是指为分词结果中的每个单词标注一个正确的词性的程序,也即确定每个词是名词、动词、形容词或其他词性的过程。目前常用的中文词性标注有百度的结巴分词、哈工大社会计算与信息检索研究中心的 LTP、中科院的 ICTCLAS、清华大学自然语言处理与社会人文计算实验室的 THULAC 和复旦大学的 FudanNLP。

(2)研究内容

从研究内容来看,自然语言处理包括语法分析、语义分析、篇章理解等。从应用角度来看,自然语言处理具有广泛的应用前景。特别是在信息时代,自然语言处理的应用包罗万象,例如:机器翻译、手写体和印刷体字符识别、语音识别及文语转换、信息检索、信息抽取与过滤、文本分类与聚类、舆情分析和观点挖掘等,它涉及与语言处理相关的数据挖掘、机器学习、知识获取、知识工程、人工智能研究和与语言计算相关的语言学研究等。

(3)技术应用

"NLP +"是仿照"人工智能 +"或"互联网 +"的概念,实际上就是把自然语言处理技术深入到各个应用系统和垂直领域中。比较有名的是搜索引擎、智能客服、商业智能和语音助手,还有更多在垂直领域——法律、医疗、教育等各个方面的应用。

10.2.4 智能语音开发平台

智能语音开发平台的主要功能就是赋予硬件或应用"能听会说,更智能"的能力。目前,各大科技公司都纷纷推出语音开发平台,部分商业公司开放一些基本功能供用户免费使用,意欲占有更大的市场,下面将分析比较各大智能语音开放平台。

1. 商用的语音开发平台

(1)微软 Speech API

微软的 Speech API(简称为 SAPI)是微软推出的包含语音识别和语音合成引擎的应用编程接口(API),在 Windows 下广泛应用。支持多种语言的识别和朗读,包括英文、中文、日文等。所有的调用都是通过调用动态链接库文体来实现的,这样做的目的是使得 API 更为引擎独立化,防止应用依赖于某个具有特定特征的引擎,同时也使得应用程序的开发更为容易。

（2）Nuance

Nuance 通讯是一家跨国计算机软件技术公司，Nuance 语音技术除了语音识别技术外，还包括语音合成、声纹识别等技术。世界语音技术市场，有超过 80% 的语音识别是采用 Nuance 识别引擎技术，其名下有超过 1 000 个专利技术，公司研发的语音产品可以支持超过 50 种语言，在全球拥有超过 20 亿用户。苹果的 Siri 语音识别中应用了 Nuance 的语音识别服务。另外，据 Nuance 公司宣布的重磅消息，其汽车级驱动器 Dragon Drive 将在新奥迪 A3 上提供一个免提通信接口，可以实现信息的听说获取和传递。

（3）科大讯飞——讯飞语音

科大讯飞是一家专业从事智能语音及语音技术研究、软件及芯片产品开发、语音信息服务的企业，在中国语音技术领域可谓独占鳌头，在世界范围内也具有相当的影响力。

科大讯飞作为中国最大的智能语音技术提供商，在智能语音技术领域有着长期的研究积累，并在中文语音合成、语音识别、口语评测等多项技术上拥有国际领先的成果。科大讯飞提供语音识别、语音合成、声纹识别等全方位的语音交互平台。拥有自主知识产权的智能语音技术，科大讯飞已推出从大型电信级应用到小型嵌入式应用，从电信、金融等行业到企业和家庭用户，从 PC 到手机到玩具，能够满足不同应用环境的多种产品，科大讯飞占有中文语音技术市场 60% 以上市场份额，语音合成产品市场份额达到 70% 以上。

2. 开源的语音开发平台

（1）CMU-Sphinx

简称为 Sphinx（狮身人面像），是卡内基－梅隆大学开发的一款开源的语音识别系统，它包括一系列的语音识别器和声学模型训练工具。

最新的 Sphinx 语音识别系统的软件包的可执行文件和源代码在 sourceforge 上都可以免费下载。

（2）HTK

HTK 是 Hidden Markov Model Toolkit（隐马尔科夫模型工具包）的简称，HTK 主要用于语音识别研究，现在已经被用于很多其他方面的研究，包括语音合成、字符识别和 DNA 测序等。

HTK 最初是由剑桥大学工程学院（Cambridge University Engineering Department, CUED）的机器智能实验室于 1989 年开发的，关于 HTK 的实现原理和各个工具的使用方法可以参看 HTK 的文档 HTKBook。

表 10 - 2 是各个语音平台的对比。

表 10-2　智能语音开发平台比较

	平台	编程语言	支持的操作系统	中文支持	主要特点
商用平台	微软 Speech API	VB/C/C＋＋/C#	Windows	是	深度封装，二次开发商快捷
	Nuance	C/C＋＋	Windows/Linux	是	商业应用广泛，市场占有率较高
	科大讯飞	Java	Android	是	主要用于 Android 的 App 开发
开源平台	CMU-Sphinx	C/Java	Windows/Linux/ios/Android	是	既有 C 版又有 Java 版，还有针对嵌入式的 PocketSphinx
	HTK-Cambridge	C	Windows/Linux/iOS	是	做 SR 研究的很好工具，也可用于工程开发，文档较详细，版本更新慢

10.3　智能语音在医疗领域中的应用

全球医疗保健开销占全世界 GDP 的 10%，而其中至少 10% 也就是大概千亿美元用于医疗诊断，如癌症检测、动脉斑块检测和 X 光片检查等。通过人工智能辅助医疗诊断不仅可以节省数十亿美元，而且可能帮助许多目前无力负担专家诊断的病人。由于人工智能的应用，人们将会活得更长久、更健康。

将人工智能技术应用于医疗领域的优势显而易见。对患者而言，高度智能化的医疗条件使得看病更加方便，还能大幅降低医疗成本，减轻负担；对医生而言，人工智能技术可以大幅降低因主观判断或操作误差产生的风险，让诊断更加精准。智能语音技术在医疗领域发挥了非常重要的作用。目前医疗智能语音领域的应用主要体现在以下几个方面。

10.3.1　智能语音电子病历

如果问医生最想要哪种形式的人工智能，答案大部分都是电子病历语音转录。医生在临床诊断时使用专业麦克风，可将诊断信息实时转化成文字，录入医院 HIS（Hospital Information System）系统，让医生把更多的时间和精力用在与患者的沟通交流上，提高医生工作效率。

电子病历语音转录之所以备受期待，主要原因是医生的工作任务通常比较繁重，除了跟病人沟通交流，还要花费大量时间和精力书写病历，文字录入是影响医生工作效率、工作体验的重要因素。书面工作是严重影响医院的工作效率、增加医院人力成本的因素之一。利用语音识别技术将医生和病人的对话自动转录成文本，可以帮助医生腾出时间来为更多患者服务，提升工作效率。

另外，医患纠纷是医疗行业的一大难题，一旦出现医患纠纷，语音材料可以为医患纠纷提供材料佐证。现在很多保险公司正在大力推进"双录"机制，即录音、录像，作为解决投诉纠纷的证明材料。语音录入病历不仅是将医生和病人的对话转成文字和结构化的数据进行存储，便于后期查询和智能化分析；同时也会保留原始的录音文件，作为处理医患纠纷的证明材料。

1. 智能语音电子病历实现原理

现在大多数语音识别公司采用的都是深度学习算法，语音识别基础算法在识别普通话和带方言的普通话，准确率都差不多。实现效果主要的差距在于数据的规模、归集和行业化的定制。通常掌握的数据规模越大，语音识别模型的适应性越强。用于电子病历语音转录模型训练的数据主要有两大来源：一是来自互联网的大量医学专业知识和文献资料；二是医生在真实工作场景中产生的数据。医生在诊疗过程中使用的都是专业规范的语言组织和表达，由于医生面对的是来自全国各地的病人，所以他们工作中基本使用的是普通话或带口音的普通话，识别起来相对容易。利用互联网上的数据初步训练出模型之后，就可以投入医院试用，在实际应用场景中进一步学习和优化。

电子病历语音转录光有语音识别还不够，必须结合具体的业务场景。医生门诊或查房时环境往往比较嘈杂，要求医生必须在嘴边佩戴一个麦克风。使用引入麦克风阵列技术，只记录特定方向传来的语音信息，从源头上消除噪声。医生门诊时只需要在桌上放置一个类似鼠标的设备，通过声源定向、语音增强、降噪以及远场识别等一系列核心技术，即可实现优秀的语音转录效果。

2. 智能语音电子病历的应用现状

国外语音巨头 Nuance 最早推出的英语语音识别辅助病历抄写系统 10 个小时的语音可以在 5 分钟内完成转录。美国临床应用智能语音录入应用比例较高，很受医技科室的欢迎。据 Nuance 2015 年公布的数据，Nuance 基于云计算的临床语音识别技术已经帮助医生平均每年记录一亿病人的数据，这一数字比上年增长 30% 多。

国内智能语音在医疗领域的应用也开始起步，讯飞和云知声是该领域典型代表。讯飞正在和安徽省立医院、上交大附属第六医院南院以及北大口腔医院等合作，让医生使用定制麦克风，通过定向和降噪，先将语音转成文字，再用 NLP 技术对文字进行结构化处理，医生只需再做简单修改即可形成电子病历。云知声的智能医疗语音录入系统也已经在协和医院、西京医院上线,同时,其医疗语音技术还上线了"平安好医生"20多个科室,让医生通过语音方式,更便捷地与患者进行线上沟通。

电子病历语音转录技术给医生带来便利,但目前在我国还处于市场培育阶段,相信语音转录病历未来的发展会非常迅速,未来市场规模一定很大。

10.3.2 智能问诊

智能问诊可充当家庭医疗顾问、医生诊疗助手、医学知识库三大医疗角色。其中家庭医疗顾问主要服务于家庭场景,为用户提供智能轻问诊、诊疗服务个性化推荐、个性化体检咨询与智能推荐等服务;医生诊疗助手可以在医生诊疗过程中对医生进行提示,防止医生漏掉诸如罕见病特征等重要信息,也可以帮助医生对患者信息进行高效采集,以及向患者解释诊疗信息。医学知识库则是为教育和培训场景提高服务,方便医学生或是年轻医生更加快速地获得准确的医学知识。

为了解决问诊中存在的诊断逻辑复杂、用户表达困难等技术难点,医生对患者疾病的判断来源于医生对疾病症状的判断映射,机器为了实现这一映射,需要深入学习一个很复杂的系统。在多轮询问中将无关的疾病排除掉、判断相关疾病的可能性。患者对自己病症的表达也是多样的,比如说食欲不振这个词,病人通常会说"吃不下东西""胃口不好",医生将这样的表述转化为"食欲不振",机器需要进一步深度学习才能识别不同风格的用户表达。

我国大医院医生看病量很大,据统计三甲医院每个医生每天需要问诊120至180人,对医生和患者来说体验都不好。通过智能问诊解决方案推动分级诊疗,可以改善医疗服务体验,提升现有的医院资源利用率。我国目前智能问诊的产品很多,典型应用有百度大脑、九大夫等。例如,百度医疗大脑可通过海量医疗数据、专业文献的采集与分析进行人工智能化的产品设计,模拟医生问诊流程,并通过多轮交互最终给出参考意见,从而辅助基层医生完成问诊。依托开放云平台,百度医疗大脑将云计算、大数据和人工智能与传统医疗行业相结合。

10.3.3 导诊机器人

导诊机器人主要目的是解决门诊导医人数较少、重复问答较多的现实情况。在医院业务高峰期人满为患的情况下,导诊机器人及时响应,可以指导患者就医、引导分诊,同时向患者介绍医院就医环境、门诊就诊流程和医疗保健知识等。导诊机器人作为智能语音技术在医疗领域中的应用,是医院智慧医疗的重要组成部分和体现。

导诊机器人具有人脸识别、语音识别等人机交互功能,并通过装载摄像头、触摸屏、身份证阅读器、IC插卡器、热敏打印机等外设可实现迎宾取号、咨询接待、业务引导、信息查询、自助缴费等业务功能。主要功能有以下几点。

（1）语音交互

导诊机器人具有声源定位、回声消除等功能,能够与客户进行语音交流,通过语音提示形式进行咨询接待、业务引导、信息查询、自助缴费等业务操作。

（2）人机交互

导诊机器人具有高性能触摸屏,使用者可以根据屏幕显示内容与机器人进行互动,实现业务引导、信息查询、自助服务等业务功能,无人使用时可播放企业宣传、业务办理流程等内容。

（3）人脸识别

机器人可通过前置摄像头对使用者信息进行采集识别,具有人脸检测,人脸识别,人脸追踪,人体检测等多种功能。

（4）自主避障

机器人在自主运动遇见障碍物时,能够提前检测障碍物,自主规划避让路径,提前改变运行轨迹,实现自主避让、柔性运动。

（5）自主导航

机器人采用先进的 SLAM 技术对环境进行建模,感知外界环境,可以按照指定路径进行自主运动,也可以在地图环境内随意自主漫游运动。

（6）自主充电

智能服务机器人可以进行自主充电,当机器人电量低时,机器人自主寻找充电站进行充电,充电完成后,机器人继续投入使用。机器人充电电量可以调节,根据实际需求,灵活安排机器人的充电时间。

（7）安全保护

机器人通过激光、声呐、避碰传感器等多种传感器融合,全方位对周边环境进行检测,保证机器人和用户的安全。

目前应用导诊机器人已经在 301 医院、西京医院、湘雅医院、合肥市第一人民医院、云南新昆华医院、浙大一院、乌鲁木齐医院等多家医院开始使用。

10.3.4 家庭 AI 医生

设想一个未来场景,当身体出现不适,通过语音呼唤开启"家庭 AI 医生",在语言交流中就能解决问诊、开药、健康管理计划等一系列问题,并获得更人性化、有温度的就医体验,这就是家庭 AI 医生。

AI 医生从大量病例、指南中去找出最符合当下病人的诊断和治疗方案,给医生做辅助决策参考。这个过程其实跟人脑的思考类似,从已有的经验中找出最符合的。但是计算机只能机械地从资料库里查找,不能进行联想,或其他开放式思考。家庭 AI 医生涵盖了智能辅助诊疗系统、智能健康硬件等战略,可用于在线医疗的预诊分诊、问诊环节,将真人医生从重复性、初级咨询工作中解放出来,让有限的医疗资源可以发挥更大的效果和价值。

目前进入应用阶段的医疗人工智能,以感知这一类为主。总体来说是医生原本能做的事,AI会更有效率,成本更低,但目标简单,不能直接扩展。只要大量数据训练,计算机在这种单一数据源的诊断正确率上,一定会远高于普通医生。尤其是对于医疗复杂问题的决策,对于一些临床病人,有经验的医生往往能大致判断出其发展和转归,但都是很粗略和不确定的,并且无法将经验直接传递给别的医生,所以每个医生都要学习、摸索无数年。AI医生在这方面的优势就非常明显。例如用AI预测2年的自杀倾向,准确率高达80%~90%。该方法在越接近某人的可能自杀日期时还会变得更加准确,针对一般的医院病人,在试图自杀的前一周准确率攀升到92%。而这个"经验"让所有医生以极低成本直接采用成为可能,而且使用越多准确率越高。

随着人工智能与智能语音技术的结合,智能语音向产业化加速。我国智能语音企业纷纷推出自己的医疗智能语音产品,涉及智能语音电子病历、智能问诊、分诊与导诊机器人、陪护机器人药物推荐等多类应用场景。表10-3列出我国目前医疗智能语音领域企业推出的产品。

表10-3 我国的医疗智能语音产品

应用类型	具体应用
语音电子病历	中科汇能"医语通"语音录入、云知声、科大讯飞"云医声"
智能问诊	百度医疗大脑 – 智能问诊模板、美乐医智能问诊平台、卓健科技的"掌握健康"与上海长虹医院联合开发"掌上上海"、搜狗明医、康夫子、科大讯飞智医助理、平安好医生、半个医生、小壹医疗客服、药师小乔、九大夫、医国医堂
分诊与导诊机器人	科大讯飞晓医/晓曼、小胖机器人、杭州百世伽、若水医生 – 康宝、小壹医疗客服导医服务机器人
	好人生、掌握健康掌上上海、搜狗明医、康夫子、平安好医生、Airdoc
药物推荐	三宝机器人、医国医堂、半个医生、九大夫、药师小乔、大白AI机器人、自测用药
陪护机器人	小壹家庭健康陪护机器人;华人医佳;照护士;HUSKY机器人

●●●●●● 本 章 小 结 ●●●●●

智能语音技术是人工智能的研究领域之一,其技术原理涉及声学、语言学、数字信号处理、计算机科学等多个学科。从智能语音技术的发展历程来看,其应用的主要推动力之一是计算机芯片技术的不断进步,另一个主要动力是语音技术核心算法的不断进步。20 世纪 90 年代,建立在统计建模和机器学习理念基础之上的语音技术核心算法逐步成熟,基于隐马尔可夫模型(HMM)的语音合成及识别技术在实用中逐渐占据了主导地位。如果未来核心算法能在自然语言理解上取得突破,则有望通过智能语音技术真正实现人机智能交互,从而使语音技术得到更加广泛的应用。

　　智能语音技术作为最自然的人机交互方法,其用途非常广泛,从最终应用前景来看,未来随着技术进步和机器对人工替代程度的提高,只要是需要机器与人进行交互的场合均可运用智能语音技术。目前语音合成市场已较为成熟,在自动应答呼叫中心(包括金融、电信和政府等)、电话信息查询(包括天气、交通和旅游等)、汽车导航以及电子邮件阅读等方面得到广泛的应用。语音识别市场则处于快速成长期,语音识别技术的应用包括语音拨号、语音导航、室内设备控制、语音文档检索、简单的听写数据录入等。语音识别技术与其他自然语言处理技术如机器翻译及语音合成技术相结合,可以构建出更加复杂的应用,如语音到语音的翻译。智能语音技术在医疗领域也有诸多应用,一个典型的应用就是语音电子病历,另外还有不少语音助理产品,例如智能问诊、分诊与导诊、药物推荐等多类应用。

第 11 章

远 程 医 疗

目前我国医疗发展水平不够，医疗资源分布不均，基层医疗机构的服务能力不足等因素使远程医疗成为发展的必然。随着国家大健康战略规划的陆续发布与深入实施，医疗健康行业与信息化深度融合的进一步升级，信息技术成为推动医疗改革的重要驱动力。随着信息技术的快速发展，特别是 5G 技术的快速全面铺开加速远程医疗蓬勃发展，远程医疗可以在很大程度上突破时空的限制，为患者提供方便快捷、经济高效的医疗服务。

本章涉及远程医疗的概述、发展历程、远程医疗信息系统、存在问题与对策和发展趋势与展望等几个方面，为深入研究远程医学提供知识背景和基础理论。

●●●●●● 11.1 远程医疗概述 ●●●●●

远程医疗是互联网技术在医疗领域的转化和应用，旨在提高医疗诊断水平、降低医疗开支、满足更多民众卫生保健需求的一项医疗照护方式。随着信息技术的日渐成熟，基于互联网通信的医疗应用发展重点已经从信息技术时期转成了临床应用时期，即远程医疗重点正在从"远程"转向"医疗"。远程医疗应用范围很广，不仅仅局限于某一学科，而是有效于所有学科。远程医疗旨在提高诊断与医疗水平、降低医疗开支、满足广大人民群众保健需求的一项全新的医疗服务。目前，远程医疗技术已经从最初的电视监护、电话远程诊断发展到利用高速网络进行数字、图像、语音的综合传输，并且实现了实时的语音和高清晰图像的交流，为现代医学的应用提供了更广阔的发展空间。

1. 远程医疗的概念

远程医疗（Telemedicine）是指通过计算机技术、遥感、遥测、遥控技术为依托，充分发挥大医院或专科医疗中心的医疗技术和医疗设备优势，对医疗条件较差的边远地区、海岛或舰船上的伤病员进行远距离诊断、治疗和咨询。简单来讲，远程医疗是指应用远程通信技术、交互式传递信息，开展远距离的医疗服务，是一种现代医学、计算机技术和通信技术紧密结合的新型医疗服务模式。

2.远程医疗的研究内容

远程医疗主要包括远程医疗会诊、远程监护、远程教学等(如图11-1所示)。远程医疗会诊在医学专家和病人之间建立起全新的联系,使病人在原地、原医院即可接受远地专家的会诊并在其指导下进行治疗和护理,可以节约医生和病人大量时间和金钱。远程医疗运用计算机、通信、医疗技术与设备,通过数据、文字、语音和图像资料的远距离传送,实现专家与病人、专家与医务人员之间异地"面对面"的会诊。远程医疗不仅仅是医疗或临床问题,还包括通信网络、数据库等各方面问题,并且需要把它们集成到网络系统中。

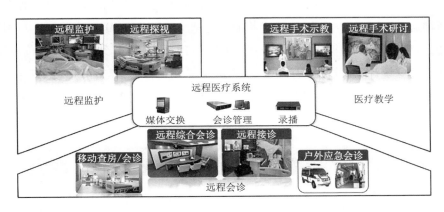

图11-1 远程医疗系统

3.远程医疗的主要特点

①使用远程医疗可以极大地降低运送病人的时间和成本。

②良好地管理和分配偏远地区的紧急医疗服务。

③突破地理范围的限制,共享病人的病历和诊断照片,从而有利于临床研究的发展。

④为偏远地区的医务人员提供更好的医学教育。

●●●●● 11.2 远程医疗发展历程 ●●●●●

远程医疗技术是顺应现代信息社会发展和人们对医疗保健的需求而发展起来的。国际上有人称远程医疗是解决发展中国家医疗梦魇的灵丹妙药,但是在远程医疗实施过程中仍然存在许多障碍,尽管如此,近十年来,远程医疗已经在中国广泛地传播开来。可以预期,随着技术的发展和配套措施的逐步建立,在不久的将来,通过远程医疗技术,人们随时随地都能获得所需的医疗服务。

11.2.1 国外发展历程

1906 年心电图发明者 Wilhelm Einthoven 开始通过电话线进行远程咨询的试验。20 世纪 50 年代美国学者 Wittson 首先将双向电视系统用于远程医疗,主要是用在放射医学。同年,Jutra 等人创立了远程放射医学。20 世纪 60 年代末至 70 年代中期,放射科医生 Boston 建立了第一个病人和医生能够互动的远程医疗系统。医务工作者以远程通信方式交流经验,并将远程医疗的组织形式、实施环境、人力需求等方面作为主要研究重点。随着通信技术、电子技术和互联网技术的不断发展,这些技术将不断运用于医学领域。该技术可为太空中的宇航员提供远程医疗服务。随后的 80 年代,美国远程医疗系统开始进入机场、偏远农村,提供交互式视频以及传输心电图、血压,开展远程精神病学、放射医学和基础医疗等服务。进入 20 世纪 90 年代,随着互联网的迅速发展,出现远程家庭康复监护、电子病历等多种远程医疗形式,其应用范围逐步扩大。据不完全统计,在欧洲已有超过 50 个国家建立了较为成熟的远程医疗系统,拓展到的应用领域包括放射学、眼科、心脏科、口腔科、监护、救护、手术等不同的方面,如图 11-2 所示。

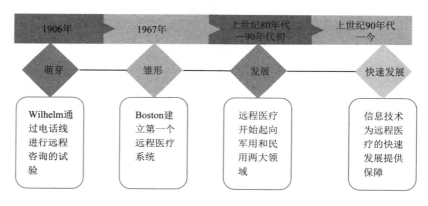

图 11-2 国外远程医疗发展历程

11.2.2 国内发展历程

我国的远程医疗技术开展较晚,但发展迅速。1988 年 301 医院的专家通过卫星与德国的一家医院进行神经外科远程病历讨论。1995 年上海教育科研网和上海医科大学联合成立远程医疗会诊研究室。1997 年原卫生部卫星专网—中国金卫医疗网络正式开通。进入 2000 年以后国内多家著名医院和医学院校相继成立远程医院中心,开展多种形式的远程医疗工作。1988 年 301 医院的专家通过卫星与德国的一家医院进行神经外科远程病历讨论。2010 年以来,中央财政投入 8 428 万元,支持 22 个中西部省份和新疆生产建设兵团建立了基层远程医疗系统,并安排 12 所原卫生部部属(管)

医院与12个西部省份建立高端远程会诊系统,共纳入12所原部属(管)医院、98所三级医院、3所二级医院和726所县级医院,有力推动了远程医疗的发展。根据国家卫生和计划生育委员会于2013年的数据统计,全国开展远程医疗服务的医疗机构共计2 057所。2015年12月,在我国乌镇互联网医院,开出首张电子处方,已经成功实现赋予远程医疗医生的处方权。国家卫生部、中国医学基金会和解放军总后卫生部先后启动了金卫网络工程、中国医学基金会互联网络和军卫Ⅱ号工程。在经过几十年的快速发展后,远程医疗在我国逐渐由传统的学术研讨模式转向了服务患者的医疗应用模式,如图11-3所示。

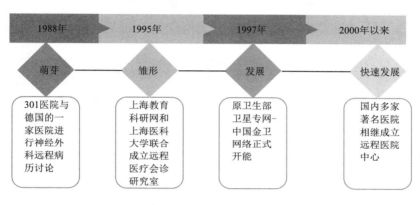

图11-3 国外远程医疗发展历程

●●●●●● 11.3 远程医疗信息系统 ●●●●●●

远程医疗信息系统的应用促进医疗卫生信息化建设与发展,通过互联网企业与医院机构合作,充分发挥互联网、大数据等技术在诊疗的作用,促进医疗卫生服务体系的完善。打通基层医院与专家医院的数字通道,病历资料可互相共享,诊断报告可实时查看,提高基层医疗卫生服务能力,缓解"看病难、看病贵"等民生问题符合未来超一流数字化医院建设的规划思路,标志着未来医院的智能化水平迈上一个新的台阶。

11.3.1 信息系统构架

远程医疗平台总体架构共分为五大部分,如图11-4所示:

①远程医疗平台支持各种类型的终端,包括Web、Android、iOS。

②子系统包括远程会诊、远程监护、远程教学、影像文件服务与数据管理、远程心电、远程影像和双向转诊等。

③平台层提供基础服务和基础能力,基础服务包括应用管理、用户管理、接口服务、字段维护、授权管理、认证服务、数据支撑服务等。

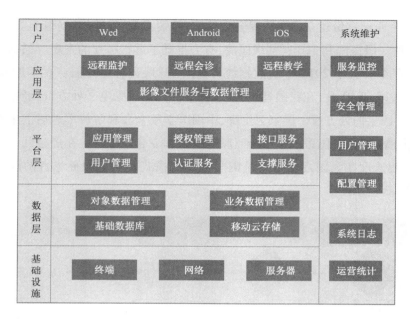

图 11-4 远程医疗平台总体架构

④数据层包括对象数据管理、业务数据管理、基础数据库和移动云存储等。

⑤平台依托于基础硬件设施,如网络、存储、服务器等,在运维管理方面,提供安全管理、配置管理、服务监控、系统日志、运营统计等功能。

11.3.2 关键技术

1.远程医疗通信技术

移动通信和多媒体网络技术保障了远程医疗中数据、文字、视频、音频和图像等信息稳定、快速地传输。目前医院医疗通信技术主要有专线方式、视联网和移动通信等方式连入数据中心。SDH 专线基于时分复用技术,具有网络时延小、稳定性高等特性。对用户来说,SDH 在链路上相当于一个透明的物理通道,只要带宽允许,用户可以开展各种业务,如语音、数据、数字视频等。视联网则是由运营商建设,基于国产自主知识产权的全国性视频交换专网,可以实现数万路以上的超大规模视频会议、视频监控、视频点播、远程培训、手术示教等高清视频应用移动通信方面,目前支持 3G/4G 接入,不受地理条件限制,尤其适用于山区等不适宜部署有线网络的场景。通常准 4G LTE 技术在链路中使用正交频分复用技术、多天线技术,有效对抗频率选择性衰落并显著提高系统吞吐量,低资源消耗且易于硬件实现。

2.多点控制单元 MCU 的实现

媒体资源主要为多方视频会诊时需要的 DSP 资源,协作行业内称为媒体交换系统(MCU),通过多点控制单元 MCU 实现不同地点间的连接,完成多个成员协同工作,形成媒体资源池。MCU 是远程医疗系统的关键设备,它完成远程医疗系统的控制和管理,实现音频、视频、数据的实时交互传输控制,将来自终端的消息流同步分离后,抽取音频、视频、数据等信息,最终完成音频、视频和数据流的交换、处理。此外,它还具有统一传输速率、多点会议控制等功能,MCU 的工作流程如图 11-5 所示。

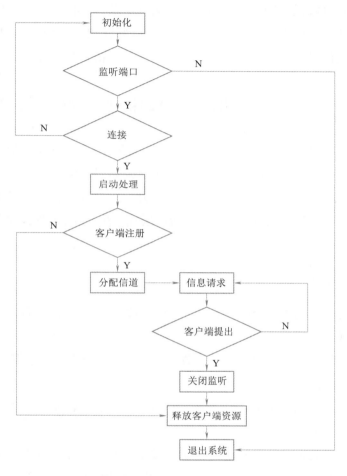

图 11-5　MCU 工作流程

当远程医疗系统启动后,进行初始化,开始监听与客户端相连端口,并进行注册。注册成功后,客户端信息以组播方式传递。客户端数据库根据会议情况不断更新。此外,可通过令牌控制方式阻止由于各个客户端同时发言引起的混乱。两个通信进程可采用面向连接的方式,使用每个客户端的 IP 地址。当客户端关闭时,服务器会组播一个信息报文,通知该事件的发生。当所有客户端离线时,服务器释放资源。

11.3.3　医院信息化支撑

远程医疗技术的发展为医院信息化建设提供了实施手段,医院信息化是一种基于计算机网络将医院临床科室和专家进行统一整合,形成以医生为基础、以网络平台为依托、以指导患者合理化就医为住院服务内容的创新性医疗服务模式。网络医院可采用一个云平台中心和多样化接入终端的模式,将任何时间、地点的个人协作、移动应急协作、固定会议室协作统一整合到一个平台之上,充分发挥软件易扩展的优势。通过使用虚拟化技术,将设备资源自动分配,根据端口需求、呼叫带宽、地理位置等自动选择最佳 MCU。此外,虚拟云部署支持冗余备份,在网络医院进行医疗活动发生故障时,可以自动调用其他媒体资源替代,不需要人工干预,确保网络医院的稳定性。

●●●●●● 11.4 远程医疗发展中遇到的问题 ●●●●●●

目前,我国经济持续快速发展,但仍然是一个发展中国家,向国民提供的卫生资源有限,特别是城乡医疗资源严重失衡,综合性医院及高、精、尖的医疗设备基本分布在大、中城市,城市的医疗条件要明显优于农村。为了建设覆盖城乡居民的医疗服务和保障体系,为群众提供安全、有效、方便、廉价的医疗卫生服务,远程医疗是一条有效的途径之一。

11.4.1 用户问题

用户的接受度对远程医疗的传播非常关键。数据显示,我国远程医疗面临四个与用户相关的问题:

①远程医疗服务的费用超出了平均收入水平家庭的支付能力。因此远程医疗市场非常小,尤其是在农村。

②远程医疗与中国医学文化有冲突。中国传统医学比较注重医患双方面对面交流,然而远程医疗却是远距离的沟通。

③医生没有实施远程医疗的动力。远程医疗服务的大部分费用由电信运营商以通信费用收取,而医院只收取很少一部分会诊咨询费用,咨询专家的劳务技术价值没能得到公平合理地体现,很难有效调动医生参与的积极性。

④医院缺乏可以操作和维护远程医疗系统的 IT 人员。

针对上述问题有以下对策:

①政府可以针对不同用户制定相应的优惠政策,让他们可以享受廉价的远程医疗服务。对于偏远农村地区的远程医疗服务应重点采用费用较为低廉的存储—发送模式。

②加大临床研究宣传,向用户显示远程医疗的效果和高性价比。

③医院应该建立适当的激励机制来促进远程医疗的实施。

④加强对从业人员的培训,培养与配备既懂医疗基础知识又懂计算机多媒体知识和操作技术的人员,以保证远程医疗的顺利实施。IT 厂商在系统设计过程中也应邀请医生参与,从而确保系统便于医生使用。

11.4.2 系统问题

远程医疗的开展还存在着技术障碍：

①有一些贫困地区没有足够的远程通信基础设施。

②远程医疗系统建设缺乏统一的医疗规范和技术标准，各家医院重复开发软件，系统不能兼容，使得医疗信息不能有效共享，要实现全国远程医疗单位的开放性交互式联网较为困难。

③目前，国际上被广泛采纳的卫生数据标准主要有 HL7（美国卫生信息传输标准）、DICOM 和 SNOMED（标准医学参考术语），但这些标准是英文平台，不能直接应用到中文远程医疗系统中。

为了克服以上障碍，应该从以下几个方面着手：

①应该大力发展落后地区的技术基础设施建设，帮助发展他们的远程医疗基础设施。

②需要一套兼容国际标准的全国性标准。卫生部已经组织了医学院所和学术机构来发展以上标准。尤其是要在研发这些标准时，注意中文以及中国卫生保健体制的特点。

11.4.3 外围环境问题

远程医疗不能脱离国家和医疗机构这两个背景。因此环境对远程医疗的传播有重要的影响：

①在国家层面上，缺乏相应的法律和法规，在一定程度上制约了远程医疗发展。我国仅在 1999 年制定了一项有关远程医疗的法规，但这对解释远程医疗实施过程中出现的法律纠纷远远不够。

②在医疗机构层面上，医院的高层通常缺乏信息技术知识，并不能完全理解远程医疗的优点。大部分高层管理者不能推动远程医疗的发展，不愿意投资。

为了克服这两个困难，应该从以下几个方面着手：

①完善法律法规，明确医疗责任。针对远程医疗发展中出现的法律和责任问题，主管部门及时制定出相关法律和法规。从现有条件出发，邀请计算机、网络、医学及法律方面的专家共同参与，有前瞻性地做好有关法律问题的研究和法规的制定，保护远程医疗过程中的各方，包括提供服务的医生、请求委托服务机构、患者、电信运营商。

②医院高层应该分配更多的资源优先发展远程医疗项目。在高层管理团队中，应该有一个通晓信息技术的主管来帮助将信息技术整合到医院的总体战略当中。

●●●●●● 11.5 远程医疗发展趋势与展望 ●●●●●●

互联网与包括医疗服务在内的相关行业紧密结合,深刻改变着医疗服务的理念和模式,不断创造着新的业态。依托互联网、云计算、大数据的新型健康服务模式已现端倪,这将为健康事业与健康产业发展插上信息化的翅膀。

11.5.1 发展趋势

以患者为中心的服务理念将是智慧远程医疗的发展方向,"智慧"元素将深入到医院的全部诊疗流程中以及居民的日常健康管理中,将提供更加便捷更顺畅的就诊体验。未来全国的医疗机构将融入更多传感技术、人工智能等高科技,实现护理智慧化、药房智慧化、管理智慧化、医疗服务智慧化,并推动医疗事业的快速健康发展,为我国居民健康保驾护航。

1.“互联网 + 远程医疗”

“互联网 + 远程医疗”有着广阔的发展前景。在全国医疗卫生服务体系规划纲领(2015—2020)中,已经明确提出要开展“健康中国云服务计划”,积极利用移动互联网、物联网、云计算、可穿戴设备等新技术,推动惠及全民的健康信息服务和智慧医疗服务;同时,还提出推动健康大数据应用,逐步转变服务模式。远程医疗机构应用互联网和信息技术,不仅可以逐步丰富和完善远程医疗的服务内容和服务方式,同时可以进一步强化精准管理、优化服务模式、提高服务能力和管理水平。

远程医疗与互联网技术的深度结合,既缓解我国医疗不均衡的现状,也缓解了偏远地区患者转诊比例高、就医费用高的问题。随着远程医疗在我国推广应用,其优势逐步体现,远程会诊在心脏、脑外、精神病、眼科、放射科等专科治疗中发挥了积极作用,远程教学、远程指导外科手术等也得到了广泛开展,使得医生在实践的同时可以继续丰富自己的知识。远程医疗还能够实现全国乃至全球医学权威专家一起,开展对疑难重症疾病的病理讨论,促进医学教育的可持续发展。

2.可穿戴设备与智慧远程医疗

伴随可穿戴医疗设备的广泛普及,由迅速发展的各种穿戴设备产生的运动监测数据、血氧血压血糖、睡眠记录数据等个人健康数据量也越来越大。而大数据技术及数据挖掘技术的发展,也为可穿戴设备的进一步发展提供了良好的基础。可穿戴设备也只有结合数据挖掘,才能为用户提供更多有价值的信息,进而增加数据的可靠性和实用性。随着低功耗芯片技术、无线通信技术和传感技术的发展,医用可穿戴产品研究吸引了越来越多的企业和研究者的参与。相信可穿戴医疗设备产品将很快进入市场,成为移动医疗重要的支撑,进而影响将来的医疗服务模式。未来实现医疗数据的互相认可,可穿戴医疗设备将不再只是健康管家,将在真正的智慧医疗中发挥更大的作用。

智慧远程医疗系统主要针对家庭智慧养老体系。智慧远程医疗能全方位监测老人的健康状况,时刻保护老人的安全。通过老人定位卡、手机、智能腕表多种形式实时定位老人位置,可形成活动轨迹,及时将外出活动、子女不在身边的老人的位置信息报与子女,贴身陪伴,保持联络。当老人健康指标出现异常时,智慧平台就会通知医护人员为老人进行体检等相关服务,充分做到安全防范于未然。平台也会进行用药提醒、主动关怀等。老人健康信息会存入档案库,跟随老人一生,并可随时查看调用。

3. 医学信息共享与智能远程医疗

医学资源信息共享将会打破现有信息孤岛和信息烟囱的局域性。将计算机软件技术、云计算、可视化技术、遥感遥控、光纤电缆、手机、全息摄影等所有功能融为一体,实现跨区域、跨领域和跨专业的高速互联互通,能推动医疗卫生事业发展,改变医疗卫生行业的现状和医院的管理模式。随着"互联网+"在医疗领域呼声的加强,越来越多的医疗机构开始尝试创新医疗发展模式,充分加大医院的信息化程度,例如建设网上问诊平台,使得越来越多的人能够在互联网的另一端享受到与在医院一样的医疗服务。还有医疗社交平台,通过社交平台上的问诊等多方面的交流,病患以及广大用户都能够通过与他人的分享交流来实现疾病的交流。同时,很多互联网公司与医疗机构形成战略合作,开展与医疗机构相关的应用平台,有效地解决患者看病难的问题,极大地提高了挂号、收费、问诊的效率。

4. 5G 与远程医疗

远程医疗的技术支撑关键是确定性通信网络的支撑,互联网的通信质量和信息安全成为重要关注点。华为联合电信运营商,在全国各地医院快速部署了 5G 网络覆盖,5G 远程会诊系统在全国多家医院落地,专家通过远程会诊、远程 CT 与 B 超,有效提升了救治效率,各地医院纷纷开展互联网复诊和在线药事服务,互联网 + 医疗的应用大幅度提升。

5G 与大数据、互联网 +、人工智能、区块链等前沿技术在远程医疗方面得到了充分整合和应用,5G 智慧医疗模式逐渐清晰,应用实践不断涌现,跨界技术成熟度也得到了大幅度提升。

11.5.2 展望

随着网络连接的加速发展,智能手机的普及和保险业准则的不断变化,越来越多的医疗服务提供者开始使用电子通信设备来完成工作,远程医疗行业得到前所未有的发展机遇。

1. 远程医疗行业规模进一步壮大。一方面,我国老龄化人口的不断增多,慢性病人数增长迅速,且治疗时间长,服务需求大,刺激市场对远程医疗市场需求增加。另一方面,移动医疗终端普及、医疗物联网发展、医疗机构参与度提高,也将推动远程医疗规模的持续扩大。前瞻产业研究院预计,到国内远程医疗行业在 2023 年的市场规模将突破 230 亿元。

2. 医疗报销比率有望稳步提升。虽然医疗报销不足总被认为是远程医疗实施的主要障碍,但目前的变化正不断推动远程医疗的扩展。未来,将看到更多的医疗保险机构和医疗保险优势计划在远程医疗服务的覆盖。

3. 远程医疗服务不断增多。成熟的远程医疗服务,其范畴可以包括心理咨询、补充处方药、糖尿病、慢阻肺和充血性心力衰竭等慢病管理,也可以包括影像资料等数据传输和储存等,获得第二咨询建议,还包括急诊、创伤、中风、重症监护等远程双向视频指导治疗等。

4. 远程医疗服务技术水平大幅提升。下一代远程医疗系统将集成各类信息系统、网络技术、医疗影像设备、传统医疗体系等,向新一代集成远程医疗系统发展演变。在新一代集成远程医疗系统中,远程医疗将成为网络信息环境下的全新医疗体系模式,并进一步发展更有效的以病人健康为中心的多样化远程医疗服务,提供了良好的启示。

5. 远程医疗领域将涌现更多创业风口。未来在行业前景看好的基础上,会有更多创业项目得到资本的青睐。其中,随着医药体制改革,网上售药即将破冰,医药入口类型的企业将显著增加。在更多医生参与到远程医疗过程之中,医生入口型和健康管理监测咨询型的企业也将显著增加。

●●●●● 本 章 小 结 ●●●●●

远程医疗已在我国的农村和城市逐渐得到广泛的应用。并且在心脏科、脑外科、精神病科、眼科、放射科及其他医学专科领域的治疗中发挥了积极作用。远程医疗所采用的通信技术手段可能不尽相同,但共同的因素包括病人、医护人员、专家及其不同形式医学信息信号。远程医疗具有强大的生命力,也是经济和社会发展的需要。随着信息技术的发展、高新技术(如远程医疗指导手术、电视介入等)的应用,以及各项法律法规的逐步完善,远程医疗事业必将会获得前所未有的发展契机。

本章主要讲解了从远程医疗的概念、国内外发展现状、远程医疗技术、发展中遇到的问题及解决办法和未来展望进行整体叙述,随着信息技术的不断发展和进步必将对远程医疗起到强大支撑和技术支持,让我们期待远程医疗美好明天的到来。

第 12 章

"人工智能 + 医疗"产业化发展分析

图像识别、深度学习、神经网络等关键技术的突破带动了人工智能新一轮的大发展。与互联网不同,人工智能对医疗领域的改造是颠覆性的。从变革层面讲,人工智能是从生产力层面对传统医疗行业进行变革;从形式上讲,人工智能应用在医疗领域是一种技术创新;从改造的领域来讲,人工智能改造的是医疗领域的供给端;从驱动力来讲,人工智能主要是技术驱动,尤其是底层技术的驱动;从创新的性质而言,人工智能属于重大创新;从对市场影响而言,人工智能带来的是增量市场,且随着智能程度不断提升,理论上潜在的市场空间无限。

●●●●●● 12.1 人工智能 + 医疗产业化概述 ●●●●●●

12.1.1 什么是人工智能 + 医疗产业化

有关人工智能,不论是学术界还是市场研究机构,对其概念都有着不同的界定。从行为和功能的角度来看,可将人工智能定义为人工智能机器的外在行为和能够实现的功能;从学科和科学的角度来看,可将人工智能定义为一门研究、开发用于模拟、延伸和拓展人类智能的理论、方法、技术及应用系统的技术科学。

目前,国内医疗产业宏观环境表现出医疗需求不断上升、医疗资源严重缺乏、卫生人员整体素质有待提升、卫生支出相对不足以及医疗资源浪费严重等特点,急需新技术的注入;而政策、资本、社会、技术等方面前所未有的优越发展条件,助推了人工智能医疗的发展。人工智能医疗是人工智能技术对于医疗产业的赋能现象。所谓"赋能",字面意义上就是指为某个主体赋予某种能力和能量;人工智能对于各行业各领域的赋能,技术在生产环节表现为生产效率的提升和生产成本的降低;在赋能效果方面表现为传统行业的升级、新兴行业的出现,最终导致相关产业链的整体变化;人工智能在医疗领域的赋能与上述表现一致,各应用场景下的医疗人工智能公司所开发的产品及服务,不仅使传统医疗生产活动成本降低、效果增强,而且为医疗相关产业链带来新变化乃至革命性变化。

12.1.2 人工智能＋医疗对医疗产业发展的影响

人工智能＋医疗对整个产业领域的改造无疑是革命性的,将极大提升医疗行业的整体效率。主要体现在以下三个方面:

1.提升现有医疗机构和医务工作者效率

目前医疗数据中有近九成来源于医学影像,对这些医疗影像数据进行人工分析,牵涉了医院、医生极大精力。而借助 AI 技术对这些医学影像开展分析,同时结合医学大数据进行交叉对比,能很好地提升诊断效率,并在分析诊断精准性方面带来质的飞越。例如,2017 年年底,斯坦福大学吴恩达教授率领的机器学习团队开发的一种名为CheXnetd 的算法,能够准确地捕捉胸部 X 光片中肺炎迹象,在诊断肺炎的竞赛中,击败4 名放射科专科医生。国内在 AI 结合医学影像方面的热度更高,产生了如 Deepcare、推想科技、图玛森维等 40 多家专注医疗影像的人工智能企业。

此外,随着语音技术在医疗行业的普及,语音电子病历、智能问诊系统等 AI 应用也正在将越来越多的普通医生从日常机械式的医案录入工作中解脱出来。例如,科大讯飞针对医院所有科室开发的智能语音产品,依托自然语音处理技术,直接将语音医嘱转化成文字进行结构化处理,进而形成结构化病历,其智能语音转录系统的准确率达到97%,显著提升了医生的诊疗效率。

2.提升医生的培养效率

我国目前医生培养主要是"5＋3"模式,即在"5 年医学类专业本科教育,3 年住院医师规范化培训",结业考核合格后即具有医生的从业资格,最短年限也需要 8 年。AI ＋医疗将在以下两方面提升医生的培养效率。

一是借助人工智能技术,为医生培训提供更科学的培养手段。人工智能的发展,特别是虚拟现实、增强现实和混合现实技术的出现,催生了交互式临床模拟培训设备的产生和远程医疗资源交互的平台,高端模拟医学教育设备的应用改变了过去依靠书本教学、师傅帮带、行业协会培训等传统医生培养模式,帮助受训人员在视觉、听觉以及触觉等感官在虚拟环境当中各类临床手术能获得准确感知,提升其实际操作技术水平和学习效率。远程医疗资源交互平台的产生,使基层医生能通过 AR、VR、直播等方式与专家远程会诊和交流,在有效改善医疗资源不足,推动优质医疗资源精准下沉之外,客观上也有利于提升基层医疗水平。

二是借助人工智能技术,在短时间内培养合格的 AI 医生。通过涵盖智能语音、临床大数据、自然语言处理、超级计算等技术搭建的"AI 医生",可在短时间内增加医疗服务的整体供给,将医生从机械化、初级咨询工作中解放出来,提升其人均服务能力。例如平安好医生携手云知声,致力于打造面向普通家庭的"AI 医生",就是基于此的尝试。基于平安好医生大量真实患者的问诊数据,结合云知声提供的医疗行业的语音服务及医疗知识图谱,为用户提供从问诊、专家预约到健康管理、情感陪伴、中医养生等一站式大健康专属服务。

3. 提升我国医疗资源调配效率

当前,我国医疗资源调配效率偏低,医疗保险基金收支不平衡成为常态,医保控费刻不容缓。从目前来看,国内医保控费主要为限制药价和支付环节。政府技术和维护能力欠缺,导致医院在医疗信息孤岛面前没有足够的大数据支持,医保控费的系列举措难以触及核心矛盾。而伴随人工智能技术的发展,医疗大数据的兴起,医保控费审核走向智能化成为可能。

相较于传统的医保监管形式,医保智能监管优势明显——借助医保信息化系统而建立的科学医疗保险监管体系,可覆盖诊疗全过程,对参保人、医生、医院、药店等实现全程透明化管理。一旦出现违规行为,系统可及时预警,医保机构会立即采取措施。当前,由政府机构牵头引入具有医疗信息背景的专业公司,来对医保基金使用的全流程进行监管,已发展成为行业主流。

●●●●●● 12.2 人工智能+医疗产业化发展条件分析 ●●●●●●

12.2.1 政策驱动

1. 人工智能被纳入国家发展战略

自2016年起,人工智能领域建设已上升至国家战略层面,相关政策进入全面爆发期,中共中央、国务院、文化部、科技部等国家机关密集发布人工智能相关政策。2017年3月,人工智能首次被写入全国政府工作报告;7月,国务院正式发布《新一代人工智能发展规划》;2017年10月,人工智能被写入十九大报告;2017年12月,工信部发布《促进新一代人工智能产业发展三年行动计划(2018—2020年)》;2018年3月,人工智能再次进入《政府工作报告》。可以说,我国人工智能政策密集出台,为构筑我国人工智能发展的先发优势,加快建设创新型国家和世界科技强国提供支撑,也为人工智能技术和相关科技公司带来发展机遇。

2. 国家对医疗领域提出人工智能发展要求

2016年以来,国家对医疗、健康及养老方面提出明确的人工智能发展要求,并配套一系列指导政策。2016年6月,出台《国务院办公厅关于促进和规范健康医疗大数据应用发展的指导意见》,支持研发健康医疗相关的人工智能技术。2016年10月,出台《国务院关于加快发展康复辅助器具产业的若干意见》,提出推动"医工结合",支持人工智能技术在康复辅助器具产品中的集成应用。2017年1月,出台《国家卫生计生委关于印发"十三五"全国人口健康信息化发展规划的通知》,要求充分发挥人工智能技术和装备产品在人口健康信息化和健康医疗大数据应用发展中的引领作用。2017 年 7 月,出台《新一代人工智能发展规划》,要求发展便捷高效的智能服务。可以说国家发展战略所提出的具体规划带来丰富的行业创业机会,为人工智能 + 医疗产业发展提供了优越的政策环境。

12.2.2 资本驱动

人工智能领域投资受到热捧,投资热度不断上升,投资总额总体呈上升趋势。根据前瞻产业研究院发布的《2017—2022 年中国人工智能行业市场前瞻与投资战略规划分析报告》数据显示,2012—2016 年,中国在人工智能领域的投资总额与投资频次均明显加快,2016 年,中国在人工智能领域共开展投融资 284 次,投融资总额达 26 亿美元,成为全球人工智能领域第二大"吸金"地,如图 12-1 所示。2017 年 1—7 月我国人工智能行业共发生 181 起融资事件,仅 7 月份就发生 46 起。

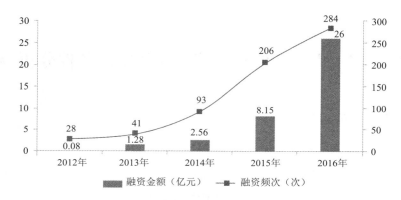

图 12-1　我国人工智能领域投资金额和投资频次变化表(2012—2016)

12.2.3 社会发展

(1)城乡居民人均医疗保健支出不断增长,医疗支付能力不断提升

我国居民在医疗保健方面普遍有所保障。国家统计局数据显示,2017 年全年全国居民人均消费支出 18 322 元,比 2016 年增长 7.1%,其中人均医疗保健消费支出 1 451 元,占人均消费支出的比重为 7.9%,同比增长 11.0%,高于人均消费支出增速。据前沿产业研究院的数据统计,2006 年以来,我国城乡居民人均医疗保健支出呈不断上升的态势,平均增长率分别为 8.6% 和 18.2%;表现出我国居民医疗支付能力不断提升,这将为人工智能 + 医疗产业带来良好的发展基础,如图 12-2 所示。

(2)专业人才培养不断推进

人工智能技术研究与产业发展,人才是必不可少的因素。从上世纪末至今,我国部分高等院校,陆续设立人工智能研究所、实验室,开设人工智能相关专业。统计数据显示,目前国内有 37 个高校设立了智能科学学科(即 AI 方向的学科),7 个高校成立了机器人学院,60 余个高校在建机器人专业。人工智能人才毕业数量前五名的院校分别是:哈尔滨工业大学、北京邮电大学、中国科学院、中国科学技术大学、浙江大学;此外,我国海归人工智能人才补充了全行业人才的 5% 左右,为行业填补人才空缺有所贡献;尽管如此,我国人工智能人才缺口依旧很大。

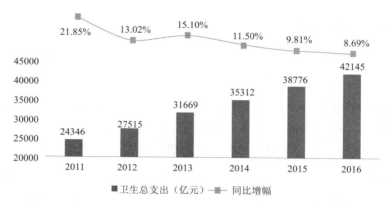

图 12-2 2011—2016 年我国卫生总支出(亿元)及同比增幅

12.2.4 技术应用

①"互联网+"贡献海量数据,数据资源是机器学习训练的基本素材,为机器学习提供"生产资料"。近年来,随着互联网和物联网,特别是移动互联网的飞速发展,线上产生的数据呈现爆炸增长。根据数据统计,全球数据资料存储量 2020 年将达到 40ZB。我国"互联网+医疗"从信息服务阶段,发展到咨询服务阶段,再到诊疗服务阶段,保留了大量电子病例数据和电子健康数据;"互联网+医疗"为人工智能的发展奠定了数据基础。

②核心技术加速突破。技术的突破是推动产业升级的核心驱动力。2006 年,"神经网络之父"Geoffrey Hinton 等人首次提出了"深度学习"(Deep Learning)概念。深度学习基于深度置信网络(DBN)提出非监督贪心逐层训练算法,为解决深层结构相关的优化难题带来希望;2012 年,随着深度学习算法逐步实现视觉识别和语音识别,人工智能技术真正开始进入商业化和产品化阶段。

●●●●●● 12.3 我国人工智能+医疗产业发展情况 ●●●●●

12.3.1 企业数量

据统计,截至 2017 年 7 月,我国共有智能医疗企业共计约 139 家,主要集中分布于北京、上海、深圳、杭州、武汉等科技创新高地城市（约占75%），特别是北京达到58家，约4成智能医疗企业集中落地在北京。医疗人工智能领域创业的"学历门槛"较高，其对于创始人的学科素养、技术要求十分之高。公司创始人以博士后与博士学历居多，大多具备生物医学专业背景，在对医疗领域有足够认知的基础之上，探索人工智能技术与医疗的结合于商业化道路。

12.3.2 投融资情况

据统计，截至2017年8月15日，国内医疗人工智能公司累积融资额已超过180亿人民币，融资公司共104家；另有27家公司未获投，或未公布融资信息；此外，通过对106家披露融资阶段信息的公司进行统计，表明行业内的公司大多还处在初创阶段，整个行业呈现出年轻化、集中度低的态势，尚未出现明显的独角兽或者垄断，如图12-3所示。

在医疗人工智能领域，中国资本市场中的活跃投资机构主要有红杉资本中国、真格基金、北极光创投、经纬中国和软银中国，上述五家投资机构对医疗人工智能企业的关注度最高；目前中国资本市场中的明星企业是华大基因和达闼科技，二者的投资关系数量最多。此外，明码生物科技、安翰医疗、瑞博生物也备受资本市场关注；在资本市场社会网络中，华大基因不仅吸引了大量投资机构的关注，而且处于整个社会网络的中心，成为重要的关系纽带。

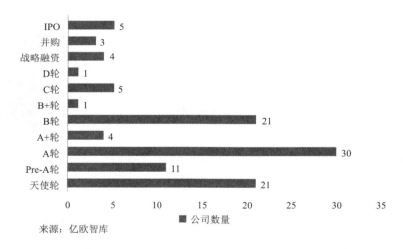

图12-3 我国医疗人工智能公司融资阶段统计（2017年8月数据）

12.3.3 行业巨头产业布局情况

目前以谷歌、微软、苹果和阿里、百度、腾讯等为代表的互联网行业巨头，以科大讯飞等为代表的科技企业和研发机构争相利用各自在领域积累的行业经验，介入AI＋医疗领域，进行行业布局。

1.阿里:阿里云 ET 医疗大脑具备多项医疗能力

阿里云 ET 医疗大脑,采用深度学习技术,通过海量的数据作为示例来训练机器完成特定任务,由计算机通过学习病例数据来提升医术;阿里云 ET 医疗大脑目前已经具备多项医疗能力,主要包括疾病特征图像识别、医生语音工作助手、医院内重急症预警三大业务模块。2017 年,阿里健康联合万里云医学影像中心发布医疗 AI 系统 Doctor You,Doctor You AI 系统包括临床医学科研诊断平台、医疗辅助检测引擎、医师能力培训系统等。

2.腾讯:AI 医学影像产品肿瘤早筛率超过普通医生

2017 年 8 月,腾讯发布 AI 医学影像产品——腾讯觅影,辅助医生对早期食管癌进行筛查,未来也将支持早期肺癌、糖尿病性视网膜病变、乳腺癌等病种。腾讯觅影一共包含 6 个医疗 AI 系统,分别是:早期食管癌智能筛查系统(全球首款食管癌智能筛查系统)、早期肺癌筛查系统、糖尿病性视网膜病变智能筛查系统、智能辅助诊疗系统、宫颈癌筛查智能辅助系统、乳腺癌淋巴清扫病理图像识别系统,早期筛查肿瘤癌肿的准确率已经超过普通医生的水平。

3.百度:打造医疗大脑,建立开放的医疗智能平台

百度医疗大脑是一个人工智能辅助诊疗系统,也是百度大脑最早落地应用的大脑分支,未来将打造成开放的医疗智能平台;百度医疗大脑将为百度医生在线问诊提供智能协助、为医院提供帮助、为患者建立用户画像。人工智能助力下的百度医疗不仅可以为患者、医生和平台创造更多新价值,同时也能推动"智能 + 医疗"平台朝着移动化、聚合化、个性化和服务化演进;2017 年 5 月份,百度医疗大脑与众康云科技合作,将百度医疗大脑智能问诊模块,加载到众康云居家云医院平台,与健康医疗云服务紧密结合,依托区域中心医院,将院内临床诊疗和院外健康管理进行深度融合。

4.科大讯飞:积极布局智能语音、医学影像、辅助诊疗系统

作为中国智能语音与人工智能产业的领导者,科大讯飞在医疗领域布局方面,主要在智能语音、医学影像、辅助诊疗系统三大领域进行布局;2016 年,科大讯飞智能语音产品——"云医声"手机应用正式投入使用,AI + 医疗产品开始落地;在盈利模式上,科大讯飞医疗产品主要有两种模式,第一种是直接向医院销售医疗产品,第二种是和医疗信息化企业合作,与医院信息化系统一起向医院进行销售。目前,科大讯飞在医疗领域的扩展虽然才刚起步,但是随着 AI 运用在医疗领域的发展趋势,科大讯飞在 B 端发展前景广阔。

5.华大基因:致力于用生命大数据结合人工智能,布局精准医疗

华大基因是全球最大的基因组学研发机构,凭借其在基因测序行业深耕多年的优势,致力于用生命大数据结合人工智能,布局精准医疗。2015 年 10 月,华大基因、阿里云、英特尔共同签署战略合作,宣布共建首个定位精准医疗应用的云平台。旨在为公众提供更精准、高效的医疗健康服务和更为个性化的优质诊疗体验,华大基因也将在此基础上构建基因组学的数据中心和分析平台。

12.4 人工智能 + 医疗产业发展趋势

医学人工智能对整个医疗产业领域的改造无疑是革命性的,各应用场景下的医疗人工智能公司所开发的产品及服务,不仅使传统医疗生产活动成本降低、效果增强,而且为医疗相关产业链带来新变化乃至革命性变化。可以断定的是医学人工智能产业整体发展趋势是大步向前的,算法模式将不断成熟,应用场景将不断完善和丰富,应用产品迭代速度将不断加快,产业投融资和人才将进一步聚集,创新创业将进一步活跃。

1. 应用场景发展趋势

(1)虚拟助理应用场景

将出现由纯软向硬结合的实体机器人发展,文字会先于语音被虚拟助理大规模应用的趋势,同时,行业巨头的布局将加快工具和应用的迭代速度,同时各应用市场将被快速瓜分。

(2)医学影像应用场景

领域医学影像产业链将被打通。人工智能将逐步在影像软件、医学影像设备及耗材、独立第三方影像中心、远程影像服务得到应用;其中独立第三方影像中心将大量出现,将是 AI + 医学影像重要结合点。

(3)辅助诊疗应用服务场景

辅助诊疗应用基于电子处方、医学文献、医学影像等数据,因此数据整合是关键,医疗机器人、手术机器人、康复人、辅助机器人,服务机器人四个方向大范围落地。

(4)健康管理应用场景

健康管理将大面积进入养老产业,健康管理平台所收集的用户代谢数据、表型数据,以及行为干预算法,将与保险高度结合,同时可穿戴设备市场将不断发展。

(5)医院管理应用场景

随着医改不断推进,医院开放性和专业程度将进一步提高,将有大量社会资本参与民营医院建设,将出现医院管理整套解决方案,出现"人工智能医院"。

(6)辅助医学平台应用场景

将有更多公司切入该场景,辅助医学研究平台将成为医疗智能公司作为数据获取、产品落地的重要手段。

2. 市场发展趋势

①人工智能 + 医疗新领域的出现,创造了与医疗相关的产业链新模式,在逐步解决医疗产业各大痛点的同时,也创造着市场需求和相关企业新的增长突破点。

②医疗人工智能企业目前主要以 B 端业务为主,极少健康类产品面向 C 端市场。医疗人工智能公司因其刚性技术与服务需求,也为解决方案提供商带来了新的服务方案和商业机会。

综合来看,医疗人工智能拥有广阔市场需求与多元业务方向,发展机会将十分丰富。

3.人才发展趋势

随着"人工智能 + 医疗"发展逐步迈入正轨,人才是关键所在。目前人工智能技术人才极度短缺。产业人才培养将着眼于产业公司与进行人工智能相关研究的国内外高等院校进行科研合作共同培养,通过在产品技术应用方向进行算法模型的开发,在公司产品化进程中,培养未来的算法人才。

4.技术发展趋势

相比国内,海外特别是美国成熟算法模型更多,并且产品化和产品落地速度普遍趋于领先。今后国内人工智能公司将进一步拓宽与海外公司的战略合作,携手进行基于中国市场环境的模型训练和产品研发;另外,资金雄厚的行业巨头也可以通过战略投资、资产并购等方式,直接获得整个技术与产品研发部门。

5.创业发展趋势

可以预见,AI + 医疗产业人才数量将在未来几年内出现爆发式增长。目前有一大批 AI + 医疗产业人才正走在"成才之路"上,这些人才包括正在高等院校进行深造的青年学生,已经具备一定算法开发工作经验的、正在接受人工智能相关培训与学习的算法工程师。这些人才将有较大可能进入人工智能创业浪潮,未来几年,AI + 医疗产业创业公司的数量将会不断增长。同时可以预见的是,谷歌、腾讯等巨头对初创企业甚至中型公司形成的压制会越来越明显,在今后,竞争会非常激烈。

6.投融资趋势

目前国内投资界,仍然十分看好医疗人工智能未来的发展前景和市场表现,虽然 AI 的泡沫已然吹起,医疗也很难独善其身,但是 AI + 医疗领域的投融资依然会在未来几年保持一定幅度的增长。应该说只有将研究成果尽快进入临床,并获得大范围应用,给医疗带来切实改进,才能撑起领域公司的估值,打破医疗 AI 公司"C 轮死"的魔咒。但产品真正落地到大规模市场推广的周期有多长,目前仍是未知数,这个周期内也必定会有一大批公司创业失败或业务转型。

●●●●●● 12.5 人工智能 + 医疗产业发展挑战分析 ●●●●●●

1.产业壁垒有待打破,产业协同有待加强

在数据为王的时代,政府部门之间,医疗机构之间,医疗机构和服务企业之间仍然存在不同程度的数据壁垒,导致患者就医行为难以充分数字化,医疗数据的价值不能有效挖掘,实现精准医疗、个性化医疗、全方位全周期健康服务的数字化基础依然薄弱。例如,目前 AI + 医学影像公司主要以科研合作的方式从医院获取影像数据,而大量医院并不愿意进行数据共享,这造成了影像数据的短缺,科学研究的成本较高。由此可见,AI + 医疗产业壁垒有待打破,需建立一个跨部门、跨领域健康医疗机构间的数据共享机制,搭建健康医疗大数据的规范采集、集成共享和合规应用平台。可考虑成立国家层面平台,使用市场化手段协调和整合 AI 产业资源,打破产业发展政策、标准、法规和技术壁垒,建立政府、学术科研机构和企业之间协同机制。

2. 认证和监管挑战,影响技术创新和产品化速度

凡用于临床的医疗人工智能产品,在实现产品合法销售前,都需要申请经营许可证、生产许可证、医疗器械证,并且要通过 FDA 认证。FDA 的审批流程较为烦琐,例如"AI + 医学影像"公司需要同国家指定的三甲医院合作进行临床测试(前提是要通过医院的医学伦理委员会审查),需要同做临床试验的每一个病人签订合同,还要在国家专业机构做检测和报备,然后才能获得 FDA 认证。FDA 认可进展缓慢,注册和审批周期长,对于企业来讲时间成本较高。我国的医疗器械监管比美国更严格。例如:手术机器人在美国被分在第二类医疗器械,而在中国则被分为第三类,都要求临床试验,而美国对于第二类医疗器械则是部分需要临床试验。诸如此类的认证与监管内容,一定程度上影响企业技术创新与产品化速度。

3. 医生深入参与度不高,缺乏合理的商业模式

替代医生诊断,是医疗 AI 的一个终极目标。目前中国从事 AI + 医疗的创业型公司具有较高的同质性,不少公司过于沉醉于算法,炫耀技术,在医学领域结合上缺乏深度,再加上中国医疗工作者特别是高端医疗工作者工作繁忙,较少深入参与行业发展,导致很难建立完全符合实际的应用场景,同时也缺乏保持应用的粘附性与持续性。此外,AI + 医疗企业普遍缺乏良好的商业模式,只有探索出建立真正意愿支付行为的商业模式,才能切实得到发展和壮大。

4. 产品可靠度有待提升,受众市场有待进一步培育

智能医疗产业目前处于培育和发展阶段,大部分产品的成熟度不高,实际产品可能无法实现部分宣传中提到的功能,导致用户的信任度和满意度打折扣。因此,产业健康发展需要进一步提升产品的可靠度,才能进一步培育和拓展受众市场。

5. 配套法律尚未健全,面临道德伦理挑战

我国保护个人数据(如基因数据)安全的法律体系尚未建立,这将是医疗人工智能产品落地过程中的隐形挑战;由于模型训练中使用的数据多样性有限,导致无形中构成对部分社会群体的歧视。例如,某些语音识别产品无法识别一些方言,使这些方言使用者被排除于产品使用范围以外;由于医疗人工智能产品的价格普遍较高,可能会首先被收入水平较高的群体使用,尤其当癌症等致死率较高的病症通过人工智能手段找到治愈方法后,价格问题会加剧患者间的机会不平等,导致人工智能医疗面临道德伦理的挑战。

●●●●● 本 章 小 结 ●●●●●

放眼未来,人工智能与医疗的不断结合将对医疗产业产生更加深刻的影响,一方面体现在 AI 将不仅仅成为提升行业生产效率的工具,而是会与医疗行业整个业务流程深度结合,改造和深化现有医疗业务流程。另一方面表现在,AI 产品将不再是医院的单一产品,而是与行业上下游深度结合的产品,特别是将以"AI 云服务 + 多应用"的方式存在。

人工智能已经在 60 年的发展中迎来了三次热潮,也经历了两次寒冬。前两次中国都没能参与其中。这一次热潮来袭,对于中国来讲,把握住"人工智能 + 医疗"这场热潮中的"风口",将是一次弯道超车的好机会。

第13章

智能医学应用与展望

　　提起智能,很多人马上联想到人工智能,首先想到的便是围棋软件 AlphaGo。而在围棋之外,人工智能已经在人类生活工作的各个领域展现着令人惊叹的潜力,其中最为引人注目的便是医疗领域。

　　人工智能是计算机科学中研究、设计和应用智能机器的一个分支,涉及的领域包括语音识别、图像识别、自然语言处理、机器人、专家系统等。当前人工智能技术的迅速发展,得益于三个领域的进步:强大的计算能力、合理的优化算法和高质量的大数据。要让机器像人类那样思考,就必须"喂"给它大数据,希望它能从中找出规律。中国庞大的人口基数以及在基因组学、影像学和临床领域等积累的大数据,是智能医学发展最可依赖的资源之一,未来的智能医学前景美好。医疗领域的应用包括人工智能在内的智能研究成果,形成智能医学这一领域。

●●●●●● 13.1　智能医学应用概述　●●●●●●

　　智能医学在临床诊疗领域应用虽然起步不久,但应用已非常广泛,列举几个人工智能医学应用如下。

13.1.1　人工智能预测阿兹海默病风险

　　作为一类慢性中枢神经疾病,阿兹海默病越来越严重地影响了现代社会。2015年,全世界约有 3 000 多万人被诊断患有这种疾病。因为需要花费巨大人力物力来妥善护理病人,它也给世界各地的卫生保健系统带来了很大的经济负担。虽然目前没有已知的方法在晚期病例阶段中制止该疾病的恶化,但有证据表明,如果早期发现,相应治疗有望使疾病进展获得减慢或停止。所以,如何找到一种可靠的方法来提早发现那些有可能具备疾病风险的潜在病人,逐步成为医学研究和临床护理的重要目标。

　　韩国高科技科学院(Korea Advanced Institute of Science and Technology)和 Cheonan 公共卫生中心的科学家们通过深度学习(deep learning)开发出一项技术,能以超过 84% 的准确度识别未来三年可能发展成为阿兹海默病的潜在病人。

医生会非常热衷于能够发现可能发展成为阿兹海默病的潜在人群,因为他们最有可能受益于早期干预治疗。一般来说,其中一种方法是研究大脑的正电子发射断层扫描(PET)图片。众多医学研究显示,阿兹海默病患者的大脑部位大量产生一种被称为淀粉样蛋白斑块的特征性蛋白质团块,它能负面影响大脑使用葡萄糖的能力,于是显著降低脑代谢速率。利用这一原理,某些类型的PET扫描可以显示出上述两种情况的大脑迹象,因此可以被用于发现最有可能发展成为阿兹海默病的轻度认知障碍患者。

遗憾的是,这一理论在操作中难以得到适当实践:认读解释PET图像很不容易。研究人员通过长期培训可以寻找一两个大的生物学标记,但是这种方法不仅耗时且容易出错。

近年来,世界各地的阿兹海默病研究人员一直在建立一个健康人群与阿兹海默病患者脑图像的数据库。Hongyoon Choi 博士和 Kyong Hwan Jin 博士使用这个数据库来训练卷积神经网络,并且在此基础之上识别它们之间的区别。该数据集由 182 位 70 多岁的健康人大脑图像和 139 位相似年龄的确诊阿兹海默病患者大脑图像组成。通过培训,该机器软件系统很快就学会了识别差异,精确度几乎达到了 90%。接下来,Hongyoon Choi 博士和 Kyong Hwan Jin 博士使用他们的机器来分析不同的数据集。这里面包括了 181 位 70 多岁轻度认知障碍患者的脑部图像,其中 79 人在三年内继续发展为阿兹海默病——显然机器学习的任务是发现这些易患疾病的个体。

这一机器深度学习的结果是非常鼓舞人心的:软件系统识别轻度认知障碍患者转化成为阿兹海默病的预测精度高达 84.2%,优于常规基于特征的人为量化方法(P<0.05),显示出了深度学习技术使用脑图像预测疾病预后的可行性。

13.1.2　人工智能诊断皮肤癌

斯坦福大学一个联合研究团队开发出了一个皮肤癌诊断准确率媲美人类医生的人工智能,相关成果刊发于《自然》杂志的封面论文,题为《达到皮肤科医生水平的皮肤癌筛查深度神经网络》(*Dermatologist－Level Classification of Skin Cancer With Deep Neural Networks*)。他们通过深度学习的方法,用近 13 万张痣、皮疹和其他皮肤病变的图像训练机器识别其中的皮肤癌症状,在与 21 位皮肤科医生的诊断结果进行对比后,他们发现这个深度神经网络的诊断准确率与人类医生不相上下,在 91% 以上。

研发者们是以谷歌的一个能在 128 万张图像中识别 1 000 种物体的算法为蓝本进行加工。现在,研究者们需要训练它区别良性脂溢性角化病(Benign Seborrheic Keratosis)和角化细胞癌(Keratinocyte Carcinomas)、普通的痣和恶性黑色素瘤(Malignant Melanomas)。

他们选出了 129 450 张皮肤病变图片,其中包含 2 032 种不同的疾病。每张照片是作为一个带有相关疾病标签的像素输入进算法的。这样,研发者省去了许多前期的图像分组工作,大大提高了数据量。

在测试中,人工智能被要求完成三项诊断任务:鉴别角化细胞癌、鉴别黑色素瘤,以及使用皮肤镜图像对黑色素瘤进行分类。研究者通过建构敏感性(Sensitivity)-特异性(Specificity)曲线对算法的表现进行衡量。敏感性体现了算法正确识别恶性病变的能力,特异性体现了算法正确识别良性病变,即不误诊为癌症的能力。在所有三项任务中,该人工智能表现与人类皮肤科医生不相上下,敏感性达到91%。

算法诊断不同数量的角化细胞和黑色素细胞图片时的敏感性,均在91%以上。除了媲美人类医生的诊断敏感性之外,该算法还有一大亮点,它的敏感性是可以调节的。研究者可以依据想要的诊断效果对敏感性进行调整。

13.1.3　人工智能走进 ICU:可预测病人死亡

医院对于自家的重症监护室(ICU),往往有一个不成文的期望:减少"患者在病床上去世"事件的发生。这种想法乍一听有点奇怪,但可以理解。这个期望可能很快就能实现了。基于监测患者生命体征,各种设备所提供的实时数据,ICU 似乎是人工智能的完美使用场景,可以用来判断患者的实时病情以及病情何时恶化。

儿科重症监护室(PICU)内的场景,总是让人心痛。在洛杉矶儿童医院,数据科学家 Melissa Aczon 和 David Ledbetter 提出了一种人工智能系统,这个系统可以让医生们更好地了解哪些孩子的病情可能会恶化。

Aczon 和 Ledbetter 都在一个名为"虚拟 PICU"的医院研究部门内工作。在这里,他们和那些渴望看到操作上有改进的临床医生合作,共同开发人工智能系统。Aczon 说:"他们的观点是,在 ICU 里,医患之间的接触一直在发生,并产生数据。我们有道德责任从这些病例中学习,并将所学到的经验来更好地治疗接下来的患者。"

他们使用了 PICU 里超过 12 000 名患者的健康记录,机器学习程序在数据中发现了相关规律,成功识别出了即将死亡的患者。该程序预测死亡的准确率达到了 93%,明显比目前在医院 PICU 中使用的简单评级系统表现更好。Aczon 和 Ledbetter 在 Arxiv 上发表了相关论文,公布了他们的研究成果。

他们实验的创新点是使用了一种称为循环神经网络(RNN)的机器学习方法,这种方法擅长处理持续的数据序列,而不是从某一个时刻的数据点直接得出结论。"RNN 网络是处理临床数据序列的一种有效方法。"Aczon 说,"它能够整合新产生的信息序列,得到准确的输出。"所以在程序中,RNN 网络表现得更好,因为它能够随着时间的推移,根据病人最近 12 小时的临床数据,做出最准确的预测。

虽然这个系统还处于实验阶段,但 Aczon 和 Ledbetter 提到,这样的工具将在 PICU 中有很大的用途。当然,如果这个死亡率预测软件在医院投入使用,医生不会满足于只是获得病人的死亡风险评分。"风险评估只是第一步。"Ledbetter 说,"一旦你知道了病人将会发生什么,你就可以基于患者病情思考如何进行干预和防止患者病情恶化情况的发生。"

13.1.4　谷歌研发人工智能眼科医生：用深度学习诊断预防失明

谷歌的人工智能已经比人类更好地掌握了古老的围棋，学会了识别人脸和口语，能帮你在网络中智能地筛选答案，甚至还能将你说的话翻译成上百种语言。而除了玩游戏和提供更便捷的智能手机应用之外，谷歌的人工智能还能做一些更为严肃的事，比如疾病诊断。实际上，谷歌已经严肃起来了。谷歌研究了自动识别糖尿病性视网膜病变（Diabetic Retinopathy），相关论文已经发表在美国医学协会杂志（Journal of the American Medical Association）上。

论文《用于检测视网膜眼底照片中糖尿病性视网膜病变的深度学习算法的开发和验证》（*Development and Validation of a Deep Learning Algorithm for Detection of Diabetic Retinopathy in Retinal Fundus Photographs*）中，谷歌团队提出了一种可以解读视网膜照片中 DR 发病迹象的深度学习算法，这有望能帮助资源有限地区的医生正确地筛选出更多的病人。

谷歌团队使用了一种被称为深度卷积神经网络的专为图像分类而优化过的神经网络类型，该网络使用 128 175 张视网膜图像的可追溯的开发数据集进行了训练，其中的每一张图像都针对糖尿病性视网膜病变、糖尿病性黄斑水肿和图像等级进行了 3 到 7 次评估，来自 54 个美国有执照的眼科医生和眼科学资深专家在 2015 年 5 月到 12 月之间所作出的评估。所得到的算法使用 2016 年 1 月和 2 月的两个互相独立的数据集进行了验证，其中的每张图像都至少经过了 7 位美国认证的眼科医生的高度一致性的评估。

这种用于检测可发病的糖尿病性视网膜病 RDR（Referable Diabetic Retinopathy，中度和更糟糕的糖尿病性视网膜病）、可发病的糖尿病性黄斑水肿或同时两者的算法的灵敏度（Sensitivity）和特异性（Specificity）是基于眼科专家小组中大多数决策的参考标准。该算法在为两个开发集所选择的 2 个操作点上进行了评估，其中一个是为高特异性选择的，另一个则是为高灵敏度选择的。

在这项成人的糖尿病性视网膜眼底照片的评估中，基于深度学习的算法对可疑糖尿病性视网膜病变检测时具有高灵敏和特异性。进一步的研究是必要的，这将确认此算法应用在临床中的可行性，并确定与目前的眼科评估相比是否使用该算法可以改善治疗和诊断结果。

●●●●● 13.2　智能医学研究必须遵循的原则 ●●●●●●

从事智能医学研究的科研人员或医生都必须清楚地认识到，如何让人工智能和人类医生来一起实现任何单一方都无法提供的临床效果，才是关键。智能医学研究必须遵循的原则如下。

1.尊重医学临床指南

做临床,不是发明创造,是很具体的实际操作,临床指南就是圣经。做人工智能产品就是要在临床指南的范围才有意义。因为这些产品将优化临床医疗的具体步骤和环节,无论是降低漏诊,还是帮助医生更快速、更准确地作出诊断,都是有价值且有价格的事情。

在临床指南之内,其实有很多可以实现且值得去做的智能医学项目。以眼科图像 AI 为例,因为医生的肉眼和经验毕竟是有局限性的,所以突破这些局限性,就是临床价值的落点。计算机视觉三大领域:分类(Classification)、检测(Detection)和分割(Segmentation),不同的临床问题下分别都会有用武之地,同时具体的临床需求也会需要用不同的计算机视觉方法。例如,糖尿病视网膜病变的自动识别:按照国际分级,如果确诊为重度非增生性病变,需要医生能够从大约 4 000 * 4 000 分辨率的眼底照片每个象限中至少能数出 20 个出血点,还有静脉串珠等其他病灶。这些病灶小到只有几十个像素,那么帮助医生快速锁定和计数这些微小的目标,检测(Detection)就是最合适的手段,而做分类(Classification)只能够起到核对诊断结果的作用,不能够有效辅助医生做出诊断;而此处做分割(Segmentation)就显得没有太大的必要性。

读者可能会想起 Google 在美国医学会期刊 JAMA(影响因子 44.405)上发表的学术成果,对糖尿病视网膜病变的分级就是对整张图片的分类,而并非对病灶的检测。但是试想一下,当临床指南发生些许变化,比如改为要数出 30 个出血点时,Google 这项成果的所有工作,包括前期十几万张眼底图片的标注,都要完全重来一遍。

2.使用医学的评价体系

使用医学而不是计算机工程的评价体系来衡量人工智能系统是否靠谱。在此需要介绍几个概念:

①Sensitivity(敏感度):描述系统正确的判断阳性的能力,计算方法为系统正确判断为阳性的数量除以所有阳性数量。敏感度越高,说明系统的漏诊率越低。

②Specificity(特异度):描述系统正确的判断阴性的能力,计算方法为,系统正确判断为阴性的数量除以所有阴性数量。特异度越高,说明系统的误诊率越低。

我们希望系统能够在漏诊最少的情况下误报也最少,也就是要求高敏感度和高特异度,但是在任何系统,"明察秋毫"和"枉杀千人"总需要找一个平衡点。临床要追求整体的运行效率,牺牲敏感度、追求特异度会造成漏诊率提高,致使筛查或检查不达目的;牺牲特异度、追求敏感度可能导致医疗资源浪费投入到假阳性的案例中。

计算机工程界常用的评价指标有:

①Accuracy(准确率):判断正确的样本数与总样本数之间的比例。计算方法为,系统正确判断为阳性与正确判断为阴性的数量之和除以总样本数量。

②Precision(精确率):系统判断为阳性的情况中正确的比例。计算方法为,系统正

确判断为阳性的数量除以系统判断为阳性的总数量。

③Recall(召回率):等同于敏感度。

准确率和精确率严重依赖于样本总数阳性和阴性的配比,举个极端的案例,设计一个系统,对于所有的输入都报阳性,即敏感度为100%,特异度为0,这就是个没有实际用处的系统,那么此时取100个测试样本中,99个为阳性,1个为阴性,此时计算出的准确率为99%,精确率也是99%。

现实中,做出一个敏感度高特异度不高,或者反之的系统是很容易的,可以轻松地调整测试样本的阳性阴性比例来优化其准确率和精确率值。

不难理解,为什么公关软文中最常出现"准确率超过95%""精确率超过98%",云云。下次再读到"准确率超过95%"的时候,我们可以这么想,准确率95%可能意味着系统随机选答案的时候主要选A选项,然后测试样本中的A占绝对多数;那么再读到"精确率超过98%"的时候,系统的敏感度可能只有30%,在它能够报出为阳性的时候,绝大部分是对的。

评价智能医学系统是否有用,要同时看其正确的判断阳性的能力和正确的判断阴性的能力,即敏感度和特异度。只有符合上述两点的智能医学研究成果,才能受到广大一线医务人员的欢迎。

13.3　人工智能代替不了医生

虽然人工智能在医学领域的应用越来越广泛,但人工智能终究不能代替医生。人工智能这项技术,其最大的作用在于整合海量的信息,从中筛选出有价值的数据作为医生诊断的辅助。而到真正的治疗阶段,则更多需要医生对患者面对面的沟通、交流,来确定合适的治疗方案。而患者也更需要医生亲切的关怀,是有血有肉的交流方式,而不是机器冷冰冰的问答。

人工智能在医学领域中发挥的作用还取决于当前的医学研究水平,也就是说,人类医学水平有多高,人工智能的有效性就会有多高。而未来,机器也为医生的诊断提供建议,而采取哪种方式治疗还需要医生来决断。

此外,人工智能并不等同于智慧,其缺乏人类的情感。对于医学来说,临床经验、逻辑思维也是十分重要的。这样的能力不是靠储存多少海量的医学数据、病历档案就能够提高的,而是需要直觉、情感、思考、分析等积累起来;但这些人工智能并不具备,所以其很难替代医生。

况且,就人工智能的技术而言,实现诊断,乃至治疗这一阶段,其精确性还不够。简单而言,人工智能就是一组参数不确定的函数,参数的确定需要海量的数据来完成。数据越多,参数的范围也就会越小,人工智能在医学上的精确性也就越高。但目前来说,要达到精确性极高的程度,需要的数据量将是一个难以估算的程度。

另一方面,业内有不少人士对人工智能的保密性持怀疑态度。在信息化高速发展的时代,遭黑客攻击,信息泄露的现象也屡见不鲜。如何保障患者的隐私,也是困扰智能医学发展的一个问题。

医学技术不断发展的今天,我们面临的医学难题也在不断增加,滥用抗生素导致的超级细菌、基因变异导致越来越多的罕见病等现象屡见不鲜。而人工智能在医学领域的应用,也将辅助医生诊断,为更多的患者制定个性化的精准治疗方案,解除患者的痛苦。

任何声称"人工智能代替医生"的言论都是极其荒谬和无知的。

●●●●●● 13.4　智能医学研究的展望　●●●●●

回顾国内外智能医学的研究历史、研究现状,以及世界各国的科技型公司、医学医疗机构对智能医学的研究现状和研究水平,结合作者所在的智能医学团队和医学人工智能重点实验室的研究成果,我们可以对智能医学研究的发展趋势作如下分析与预测:

①智能医学临床研究成果广泛落地应用,将成为医院和医师的得力助手,不难发现其首先取得示范效应必定是在广大的基层医疗单位。基层医疗单位正是基本医疗的主力军。通过基层单位对智能医学成果的示范及实践,最大程度地推广研究成果,助力于健康中国规划。

②智能医学研究未来的两个主要系统方向:

注重适合医学场景的智能研究和以商业应用为目的的智能医学应用及相关研究。未来的智能医学研究大多以上述两个方向为主导。高校等研究团队会以前者为主,智能医学企业则以后者为主。

③智能医学在医学诊断、治疗、康复等方面的应用不断深化,在其他医学领域如健康教育不断拓展,成为临床医生的得力助手。从目前的部分学科的较多应用延伸到更多医学学科的成熟应用。因为医疗涉及人的健康、疾病,对智能医疗的探索甚至属于对自然界未知世界的探索,而这些都不是我们原本就有涉足和创造的。

④医学专家参与甚至主导智能医学研究的作用愈发重要。初期的智能医学研究医务人员深度参与不多,导致很多智能医学研究成果限于论文,不能贴合临床需要,无法在医学领域中落地应用,对临床工作帮助甚小,无法引起广大临床医务工作者的关注和参与。在国际竞争的大形势下,随着更多的医学专家深度参与或主导智能医学研究,提供更多的智能科学与技术在医学领域的应用场景,使未来的智能医学研究将会更加符合医学临床客观和实际需求,能够解决医学临床工作中的迫切和重大问题,保

障国民健康。

　　不过随着智能医学的发展越来越成熟,随之带来的伦理和道德问题也成为了社会讨论的焦点问题之一。比如人工智能的自动化对未来经济会造成什么影响,以及人类开发的智能系统需要遵循哪些伦理道德价值观等。不可忽视的是,智能医学发展的不确定性也会带来新挑战。智能医学是影响面广的颠覆性技术,可能带来改变医学医疗结构、冲击法律与医学社会伦理、侵犯个人隐私等问题,将对医院管理、患者安全产生深远影响。在大力发展智能医学的同时,必须高度重视可能带来的安全风险挑战,加强前瞻预防与约束引导,充分规划智能医学研究和应用中的医学伦理学问题,最大限度降低风险,确保智能医学安全、可靠、可控并且健康发展。

　　综上所述,要实现上述的目标,现在看来还要走相当漫长的道路。我们可以期待,新一代的智能医学成果迟早会到来的。届时,肯定会对传统的医学领域带来一些颠覆性的革新。革新的结果应该是医学更发达、更先进,人类社会会更加受益!

●●●●●● 本 章 小 结 ●●●●●●

　　中国庞大的人口基数以及在基因组学、影像学和临床领域等积累的大数据,是智能医学发展最可依赖的资源之一,未来的智能医学前景美好。医疗领域的应用包括了人工智能在内的智能研究成果,形成智能医学这一领域。

　　本章提出,从事智能医学研究的科研人员或医生都必须清楚地认识到,如何让人工智能和人类医生来一起实现任何单一方都无法提供的临床效果,才是关键。智能医学研究必须遵循的两大原则:尊重医学临床指南、使用医学的评价体系。

　　本章对智能医学领域的人工智能提出展望,其在医学领域中发挥的作用还是取决于当前的医学研究水平,也就是说,人类医学水平有多高,人工智能的有效性就会有多高。虽然人工智能在医学领域的应用越来越广泛,但人工智能终究不能代替医生。

　　面对新形势新需求,必须主动求变应变,牢牢把握智能医学发展的重大历史机遇,紧扣发展、研判大势、主动谋划、把握方向、抢占先机,在智能医学研究领域投入大量人力、物力,在智能医学研究和应用领域取得突破性研究成果,引领世界智能医学发展新潮流,服务广大患者的诊断和治疗,成为医务人员的得力助手,取得良好的社会效益和经济效益。

智能医学概论

●●●●● 参 考 文 献 ●●●●●

[1] 互联网医疗健康产业联盟.2018年医疗人工智能技术与应用白皮书.2018.

[2] 娄岩.虚拟现实与增强现实技术导论[M].北京:科学出版社,2017.

[3] 娄岩.虚拟现实与增强现实应用指南[M].北京:科学出版社,2017.

[4] 娄岩.大数据技术应用导论[M].沈阳:辽宁科学技术出版社,2017.

[5] 娄岩.医学大数据应用概论[M].北京:科学出版社,2017.

[6] 娄岩.虚拟现实与增强现实技术[M].北京:科学出版社,2017.

[7] 王万良.人工智能导论[M].4版.北京:高等教育出版社,2017.

[8] 马创新.论知识表示[J].现代情报,2014,34(03):21-24+28.

[9] 蔡自兴,刘丽珏,蔡竞峰,等.人工智能及其应用[M].5版.北京:清华大学出版社,2016.

[10] 蔡恒进.行为主义、联结主义和符号主义的贯通[J].上海师范大学学报(哲学社会科学版),2020,49(04):87-96.

[11] 贾向桐,胡杨.论符号主义人工智能的框架问题及其出路[J].社会科学,2020(06):138-146.

[12] 冯锐张,君瑞.人工智能进路的范式转化[J].现代远程教育研究.2010(1).

[13] 杜庆东.智能科学的现在与发展趋势[J].沈阳师范大学学报(自科版).2011(1).

[14] 卢培佩,胡建安.计算机专家系统在疾病诊疗中应用和发展[J].实用预防医学,2011(06):25.

[15] 李峰,庄军,刘侃,等.医学专家决策支持系统的发展与现状综述[J].医学信息,2007(04):05.

[16] 叶枫.基于CBR-RBR集成方法的临床决策支持系统研究[D].杭州:浙江大学,2011.

[17] 庄军.基于临床合理用药的数据挖掘技术和应用研究[D].重庆:重庆大学,2006.

[18] 刘存德.肝病数据挖掘与专家系统的研究[D].南宁:广西大学,2015.

[19] 叶枫.基于CBR-RBR集成方法的临床决策支持系统研究[D].杭州:浙江工业大学,2011.

[20] 徐莹莹,沈红斌.基于模式识别的生物医学图像处理研究现状[J].电子与信息学报,2020,42(1):201-213.

[21] 俞益洲,石德君,马杰超,等.人工智能在医学影像分析中的应用进展.中国医学

218

影像技术[J].2019,35(12):1808-1812.

[22] 韩冬,李其花,蔡巍,等.人工智能在医学影像中的研究与应用[J].大数据,2019,(1):39-67.

[23] 陈永晔,张恩龙,张家慧,等.基于影像学的多种人工智能算法在肿瘤研究中的应用进展[J].磁共振成像,2018,9(10):796-800.

[24] 王弈,李传富.人工智能方法在医学影像处理中的研究新进展[J].中国医学物理学杂志,2013,30(3):4138-4143.

[25] ERIC SMALLEY. AI-powered drug discovery captures pharma interest[J]. Nature Biotechnology 2017,35(1038):604-605.

[26] 谭晓东,祝淑珍."健康中国"背景下健康管理的发展思路[J].公共卫生与预防医学杂志,2015,26(6).

[27] 黄建始,陈君石.健康管理在中国的历史、现状和挑战[J],中华全科医师杂志,2007,6(1):45-47.

[28] 李江,陶沙.健康管理的现状与发展策略[J].中国工程科学杂志,2017,19(2).

[29] 白书忠,武留信.中国健康管理创新理论与实践[J].中华健康管理学杂志,2014,8(2):75-78.

[30] 黄建始.什么是健康管理[J].中国健康教育杂志,2007,23(4).

[31] 徐勇,刘继恒.宜昌市"互联网+健康管理"新模式[J].公共卫生与预防医学杂志,2016,27(6).

[32] 吴会东,田军章.健康医学是健康管理的未来发展方向[J].医学与哲学杂志,2017,38(3A).

[33] 周洲,孔斌.基于物联网的区域健康管理服务模式初探[J].中国卫生事业管理杂志,2016,340(10).

[34] 张佩嘉,谭洁.互联网技术用于慢性肾脏病健康管理的研究进展[J].护理学杂志,2017,32(1):99-101.

[35] 王惠来,雷寒.基于大数据的智能健康管理信息模型研究[J].重庆医学期刊,2017,46(10).

[36] 张莹.机器人技术在健康管理领域中的应用[J].医学信息学杂志,2016,37(11).

[37] 高奇琦,吕俊延.智能医疗:人工智能时代对公共卫生的机遇与挑战[J].电子政务杂志,2017,179(11).

[38] 汤浔,苏红键.我国健康产业发展现状、趋势与对策研究[J].城市杂志,2016,(11):57-65.

[39] 戴星原.机器人在医疗康复中的应用现状与展望[J].医疗与电子技术杂志,2014,(8):88-89.

[40] 庞玉芳,黄莉雯.居家养老电子健康档案管理体系构建[J].中国卫生质量管理杂志,2017,24(5):103－105.

[41] 张涛.美国医疗保障运行机制及其对中国医疗体制改革的借鉴研究[D].北京:北京交通大学博士学位论文,2013.

[42] 苏婕.脑血管病健康管理模式的研究进展[J].护理学报杂志,2011,18(12A):9－11.

[43] 陈思,周忠.老年高血压患者实行健康管理的效果研究[J].中医药管理杂志,2015,23(9):116－117.

[44] 王志琴.脑血管病患者健康管理的研究进展[J].中医药管理杂志,2016,24(10):132－133.

[45] MAXAMA M,GOLBERT W. A new method for sequencing NDA[J]. Proceedings of the National Academy of Sciences of the Unit-ed States of America, 1977, 74 (2): 560－564.

[46] SANGER F, NICKLEN S, COULSON A R. DNA sequencing withchain-terminating inhibitors[J]. Proceedings of the National A-cademy of Sciences of the United States of America,1977,74(12):5463－5467.

[47] 郭奕斌.基因诊断中测序技术的应用及优缺点[J].遗传,2014,36(11):1121－1130.

[48] JEFFREY G,ELIEZER M,VAN A. Next-generation sequencing toguide cancer therapy [J]. Genome Medicine,2015,7(1):80.

[49] MARGULIES M,EGHOL M,ALTMAN W E,et al. Genome se-quencing in microfabricated high-density picolitre reactors[J]. Na-ture,2005,437(7057):376－380.

[50] HODKINSON B P,GRICE E A. Next-generation sequencing:a re-view of technologies and tools for wound microbiome research [J]. Advances Wound Care, 2015, 4 (1):50－58.

[51] HONEYMAN J N,SIMON E P,ROBINE N,et al. Detection of arecurrent DNAJB1-PRKACA chimeric transcript in fibrolamellarhepatocellular carcinoma [J]. Science, 2014,343(6174):1010－1014.

[52] SALVIANTI F, ROTUNNO G, GALARDI F, et al. Feasibility of aworkflow for the molecular characterization of single cells by nextgeneration sequencing [J]. Biomolecular Detection and Quantifica-tion,2015(5):23－29.

[53] SPEICHER M R. Single-cell analysis:toward the clinic [J]. Ge-nome Medicine, 2013,5(8):74.

[54] FENG H,WANG X,ZHANG Z,et al. Identification of geneticmutations in human lung cancer by targeted sequencing[J]. Cancer Inform,2015,14:83－93.

［55］ JANNE P A,YANG J C,KIM D W,et al. AZD9291 in EGFR in-hibitor-resistant non-small-cell lung cancer［J］. The New Eng-land Journal of Medicine,2015,372(18): 1689－1699.

［56］ NATHANSON D A,GINI B,MOTTAHEDEH J,et al. Targetedtherapy resistance mediated by dynamic regulation of extrachro-mosomal mutant EGFR DNA［J］. Science,2014,343 (6166):72－76.

［57］ LO Y M,COBETTA N,CHAMBERIAIN P F,et al. Presence offetal DNA in maternal plasma and serum［J］. The Lancet,1997,350(9076):485－487.

［58］ SPARKS A B,WANG E T,STRUBLE C A,et al. Selective analy-sis of cell-free DNA in maternal blood for evaluation of fetal triso-my［J］. Prenat Diagn,2012,32(1):3－9.

［59］ NEUFELD-KAISER W A,CHENG E Y,LIU Y J,et al. Positivepredictive value of non-invasive prenatal screening for fetal chro-mosome disorders using cell-free DNA in maternal serum: inde-pendent clinical experience of a tertiary referral center ［J］. BMCMedicine,2015,13(1):1－11.

［60］ BIANCHI D W, PARKERR L, WENTWORTH J, et al. DNA se-quencing versus standard prenatal aneuploidy screening［J］. TheNew England Journal of Medicine, 2014,370(9):799－808.

［61］ CHIN C S, ALEXANDER D H, MARKS P, et al. Nonhybyid, fin-ished microbial genome assemblies from long-read SMRT sequen-cing data［J］. Nature Methods, 2013,10(6):563－569.

［62］ WANG Y,ZHU J,CHEN Y,et al. Two cases of placental T21 mo-saicism:challenging the detection limits of non-invasive prenataltesting［J］. Prenatal Diagnosis,2013,33 (12):1207－1210.

［63］ KASIANOWICZ J J,BRANDIN E,BRANTON D,et al. Charac-terization of individual polynucleotide molecules using a mem-brane channel［J］. Proceedings of The National Academy of Sci-ence of The United States of America,1996,93(24):13770－13773.

［64］ CHERF G M, LIEBERMAN K R, RASHID H, et al. Automatedforward and reverse ratcheting of DNA in a nanopore at 5-A pre-cision［J］. Nature Biotechnology,2012,30 (4):344－3.

［65］ KANG X F,GU L Q,CHELEY S,et al. Single protein pores con-taining molecular adapters at high temperatures［J］. AngewandteChemie,2005,117(10)1519－1522.

［66］ FENG Y,ZHANG Y,YING C,et al. Nanopore-based fourth-gen-eration DNA sequencing technology［J］. Genomics,Proteomics &Bio-informatic,2015,13(1):4－16.

［67］ FARIMANI A B,HEIRANIAN M,ALURU N R. Electromechanicalsignatures for DNA

sequencing through a mechnosensitive nano-pore [J]. Physical Mhemistry Letters,
2015,6(4):650 – 657.

[68] CLARKE J, WU H C, JAYASINQHE L, et al. Continuous base i-dentification for
single-molecule nanopore DNA sequencing[J]. Nature Nano-technology,2009,4(4):
265 – 270.

[69] ACHARYA S, EDWARDS S, SCHMIDT J. Research highlights:nanopore protein
detection and analysis[J]. Lab on a Chip,2015,15(17):3424 – 3427.